Spielarten der (Auto-)Pathographie

Roman Mikuláš

Spielarten der (Auto-)Pathographie

Interdiskursive Analysen zur Komplementarität von Literatur und Medizin

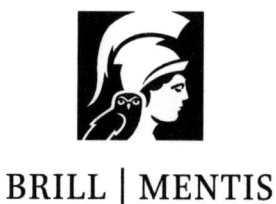

BRILL | MENTIS

Bibliografische Information der Deutschen Nationalbibliothek

Die Deutsche Nationalbibliothek verzeichnet diese Publikation in der Deutschen Nationalbibliografie;
detaillierte bibliografische Daten sind im Internet über http://dnb.d-nb.de abrufbar.

Alle Rechte vorbehalten. Dieses Werk sowie einzelne Teile desselben sind urheberrechtlich geschützt. Jede
Verwertung in anderen als den gesetzlich zugelassenen Fällen ist ohne vorherige schriftliche Zustimmung
des Verlags nicht zulässig.

© 2025 Brill mentis, Wollmarktstraße 115, D-33098 Paderborn, ein Imprint der Brill-Gruppe
(Koninklijke Brill BV, Leiden, Niederlande; Brill USA Inc., Boston MA, USA; Brill Asia Pte Ltd, Singapore;
Brill Deutschland GmbH, Paderborn, Deutschland; Brill Österreich GmbH, Wien, Österreich)
Koninklijke Brill BV umfasst die Imprints Brill, Brill Nijhoff, Brill Schöningh, Brill Fink, Brill mentis,
Brill Wageningen Academic, Vandenhoeck & Ruprecht, Böhlau und V&R unipress.

www.brill.com
E-Mail: info@fink.de

Einbandgestaltung: Anna Braungart, Tübingen
Herstellung: Brill Deutschland GmbH, Paderborn

ISBN 978-3-95743-338-1 (hardback)
ISBN 978-3-96975-338-5 (e-book)

Inhalt

Einleitung VII

Teil I

Kapitel 1
Verhältnis von Literatur und Wissen(schaften) 3

Kapitel 2
Komplementarität von Literatur und Medizin 13

Kapitel 3
Interdiskurstheorie und Interdiskursanalyse 16

Kapitel 4
Pathographie und Autopathographie 21

Kapitel 5
Metaphernproblematik im Vor- und Umfeld des Konzepts der
Kollektivsymbolik 35

Kapitel 6
Metaphern im Krankheitsdiskurs und Krankheitsmetaphorik 43

Kapitel 7
Zur Frage nach der Identität der kranken Person 49

Teil II

Kapitel 8
Wege durch die Krebserkrankung 57
   8.1   Fritz Zorn: *Mars* 58
   8.2   Peter Noll: *Diktate über Sterben und Tod* 65

Kapitel 9
Konzepte der Identität und Hybridität bei Organtransplantation 78
    9.1   David Wagner: *Leben* 82
    9.2   Susanne Krahe: *Adoptiert. Das fremde Organ* 93
    9.3   Peter Cornelius Claussen: *Herzwechsel* 97
    9.4   Hans-Rudolf Müller-Nienstedt: *Geliehenes Leben* 104

Kapitel 10
Schleichende Erosion des Individuums bei Demenz und Alzheimer-Krankheit 108
    10.1   Arno Geiger: *Der alte König in seinem Exil* 114
    10.2   David Wagner: *Der vergessliche Riese* 119
    10.3   Tilman Jens: *Demenz. Abschied von meinem Vater* 123

Kapitel 11
Auslöschung der Person durch Amnesie 128
    11.1   Urs Zürcher: *Alberts Verlust* 137
    11.2   Katharina Beta: *Katharsis. Aus dem Wasser geboren* 146

Kapitel 12
Zurückfinden ins Leben nach Schlaganfall und bei Hirnaneurysma ... 156
    12.1   Renate Welsh: *Ich ohne Worte* 157
    12.2   Joachim Meyerhoff: *Hamster im hinteren Stromgebiet* 164
    12.3   Kathrin Schmidt: *Du stirbst nicht* 169
    12.4   Sobo Swobodnik: *Gaza im Kopf* 176

Kapitel 13
Zusammenfassung 182

Literaturverzeichnis 197

Namensregister 217

Einleitung

Die vorliegenden Untersuchungen an deutschsprachigen (Auto-)Pathographien sind vordergründig im Forschungsfeld der Komplementarität von Medizin und Literatur verortet.[1] Die Art und Weise, wie das Verhältnis zwischen Literatur und medizinischen Wissenschaften zu beschreiben ist, kann aus verschiedenen Blickwinkeln erfolgen. Dabei ist die Richtung des Transformationsprozesses bestimmter Ideen (Theorien, Forschungsmodelle usw.) nicht unerheblich. Mithilfe des Forschungsmodells der Interdiskursanalyse, die in dieser Arbeit hauptsächlich zur Anwendung kommt, lässt sich die Komplexität der Verhältnisse methodisch absichern. Wir haben es im Grunde mit einer doppelten Transformation von Ideen zu tun – einerseits haben wir Transformationen auf der Ebene von Disziplinen innerhalb der Hierarchien von wissenschaftlichen Diskursen und andererseits gibt es solche, die auf der Ebene der sich überschneidenden Diskurse zu finden sind. Unser Interesse gilt explizit der Frage, welche Effekte auftreten, wenn Ideen durch entsprechende Transformationen die Grenzen eines Spezialdiskurses überschreiten und (vor allem in Form von analogen Konzepten) in Kontexte von Diskursen eintreten, die von dem ursprünglichen Spezialdiskurs relativ weit entfernt sind. Eine wichtige Frage dabei lautet, wie die Literaturwissenschaft Literatur als ein Phänomen des Interdiskurses, also als ein Phänomen der Kommunikation zwischen dem System Literatur und dem System Medizin auf verschiedenen Ebenen dieser Wechselwirkung beschreiben kann. Voraussetzung für eine analytische Modellierung ist dann die Bestimmung dieser Ebenen.

Ausgangspunkt der Untersuchungen ist der jeweilige schriftlich fixierte literarische Text. Literatur wird hier als ein Bereich aufgefasst, der auf interdiskursive Integration angelegt ist. Zugleich kann Literatur aber ebenso als Spezialdiskurs funktionieren, weil sie, wie jedes beobachtbare System, eigenen Regeln der Autopoiesis unterliegt. Der interdiskursive Charakter von literarischen Texten ist im Rahmen des Literatursystems insgesamt nicht zu unterschätzen. Literatur akkumuliert Wissen aus verschiedenen Wissenschaftszweigen und verarbeitet dieses komplexe Diskursmaterial so, dass der Grad der Kontingenz der Kopplungsmöglichkeiten von Wissenselementen zunimmt und die gesamten für die jeweiligen Spezialdiskurse charakteristischen Wissensstrukturen ([Meta-]Theorien, wissenschaftliche Paradigmen etc.) in Form von Diskursmaterial zum Tragen kommen.

---

1 This work was carried out at the Institute of World Literature of the Slovak Academy of Sciences in Bratislava, with support by the Slovak Research and Development Agency under the Contract no. APVV-20-0179.

Wir gehen davon aus, dass die medizinischen Wissenschaften Erkenntnisse (Spezialwissen) hervorbringen, die sowohl innerhalb des Diskurses, in dem sie entstanden sind, als auch außerhalb dieses Diskurses – entweder innerhalb des Systems der Wissenschaften (bekannt unter dem Begriff Interdisziplinarität) oder über verschiedene soziale Funktionssysteme hinweg durch Interdiskurse (Literatur und Kunst, Journalismus, Politik usw.) – kommuniziert werden.

Ein wichtiges Mittel zur Schaffung von einem solchen interdiskursiven Wissen sind Analogien. In diesem Sinne wird es in den Werkanalysen literarischer Texte darum gehen, zu beschreiben, wie Literatur in interdiskursiven Konstellationen mit ihren spezifischen Mitteln (vor allem durch den Einsatz von bestimmten Denkbildern, Symbolen, Projektionen, Analogien oder Metaphern) Wissen aus dem Bereich der medizinischen Wissenschaften literarisiert.

Die vorliegende Arbeit rekonstruiert ebenso die Verbindungen literarischer Werke mit breiteren Erfahrungskoordinaten. Im Sinne der Interdiskurstheorie ermöglicht Literatur die Zirkulation von Wissen (von Begriffen, Symbolen, Paradigmen, Sprachbildern, Denkstilen etc.) zwischen den Diskursen. Dabei erschließt sie einen Zugang zu oft unerwarteten Wissensbereichen und ermöglicht die Vermittlung von Erfahrungen auf eine neue Art und Weise. Die Literatur verwertet nicht nur Spezialwissen und verhandelt es in neuen Zusammenhängen, sie hinterfragt vielmehr auch Bedingungen dieses Wissens, weil sie verschiedene Wissensformen (Spezialwissen und Erfahrungswissen) abwägt und in Beziehung zueinander setzt. Hier kann Literatur als Korrektiv zum im medizinischen Diskurs verhafteten Erfahrungshorizont wirksam werden, eine Funktion, die in Autobiographien (auch ggf. als ‚Erfahrungsbericht' bezeichneten Texten) in vielen Fällen sehr deutlich und explizit formuliert wird. Aus dieser Perspektive kann das Postulat der Entprivilegierung des Wissens von Spezialdiskursen durch Interdiskurse geltend gemacht werden. Somit können wir wohl von einer kompensatorischen Funktion von Interdiskursen sprechen, indem dieses Wissen in Kontexte gesetzt wird, die für den jeweiligen Spezialdiskurs sonst undenkbar oder im normativen Sinne unhaltbar wären. Wissenschaftliches Wissen kann durch Literatur aber auch privilegiert werden, indem sie dessen Gültigkeit bestätigt bzw. veranschaulicht, was beispielsweise mit Hilfe von Zitaten, Anspielungen oder quasipathographischen Erzählformen etc. geschieht. Intertextualität und Interdiskursivität bedingen und bestätigen sich hier gegenseitig. Die genannten Zuständigkeiten der Literatur kommen dann vor allem zum Tragen, wenn sie diskursive Bedingungen der Wissensproduktion und -vermittlung beleuchtet, die Verbreitung bestimmten Wissens begleitet oder begünstigt, Wege und Umwege des Wissens nachzeichnet sowie den durch Transformationen bedingten Mehrwert an Wissen verzeichnet.

Im Kern der Untersuchung steht die Frage, welche transitorischen Prozesse stattfinden, wenn Wissen die Grenzen von Fachdiskursen überschreitet, bzw. in welchem Verhältnis wissenschaftliches Spezialwissen und dessen literarische Kommunikation zueinander stehen. Mit der Fokussierung auf die genannten Spezifika literarischer Kommunikation, d. h. auf die Integration und Repräsentation des Wissens von Spezialdiskursen mit literarischen Mitteln, betritt man einen Bereich, der für die Literaturwissenschaft eine gewisse Herausforderung darstellen kann.

Es geht in den folgenden interdiskursiven Analysen nicht zuletzt um die Frage, mit welchen spezifischen Mitteln und Techniken sich literarische Werke den Erkenntnissen aus den wissenschaftlichen Spezialdiskursen annähern, wie sie diese in der Transformation für sich reklamieren und mit welchen Folgen für die Erkenntnisgewinnung dies verbunden ist.

In der Gattungsfrage der zu analysierenden Texte geht es um Pathographien und Autopathographien. Der Begriff der Pathographie wird in den untersuchten Fällen oft mit autobiographischen Formen des Schreibens in Verbindung gebracht. Der medizinische Fachdiskurs spielt bei der Textgestaltung eine fundamentale Rolle und er greift entsprechend stark in die Erzählinhalte aber auch in die Darstellungsweisen ein.

In der Autopathographie ist die persönliche Erfahrung von Krankheit ein wesentlicher Aspekt der Definition des Genres. Krankheit wird als ein Phänomen betrachtet, das früheren Erfahrungen und Ereignissen eine neue/andere Bedeutung verleiht. Krankheit bleibt somit im Zentrum aller Reflexionen des erlebenden und erzählenden Subjekts. Sie ist der treibende Mechanismus des Erzählens in der Autopathographie, der die Reflexion über Körperlichkeit, Behinderung bzw. die eigene Sterblichkeit und damit die Reflexion über die eigene Identität und deren Kontingenz anregt. Es handelt sich mithin um eine Gattung, die sich in der deutschsprachigen Literatur in besonderer Weise im Kontext der ‚Neuen Innerlichkeit' konstituiert hat. Die Autoren, die auch als Protagonisten dieser Texte verstanden werden wollen, ob es sich nun um Erkrankungen wie Krebs (Zorn: *Mars*; Noll: *Diktate über Sterben und Tod*), um die Transplantationsthematik (Wagner: *Leben*; Claussen: *Herzwechsel*; Müller-Nienstedt: *Geliehenes Leben*; Krahe: *Adoptiert. Das fremde Organ*), Schlaganfall/Aneurysma (Welsh: *Ich ohne* Worte; Schmidt: *Du stirbst nicht*; Swobodnik: *Gaza im Kopf*; Meyerhoff: *Hamster im hinteren Stromgebiet*), um demenzielle Erkrankungen (Geiger: *Der alte König in seinem Exil*; Wagner: *Der vergessliche Riese*; Jens: *Demenz. Abschied von meinem Vater*) oder um Amnesien (Zürcher: *Alberts Verlust*; Beta: *Katharsis. Aus dem Wasser geboren*) handelt, setzen sich mit Fragen der eigenen Identität, Abgrenzung, Persönlichkeitsveränderungen und Wahrnehmungsstörungen auseinander und verhandeln damit ein durch und durch krisenhaftes Erfahrungs- bzw. Lebenswissen.

Teil I

KAPITEL 1

Verhältnis von Literatur und Wissen(schaften)

Aus dem Forschungsbereich zum Verhältnis von Literatur und Wissen(schaften) sind in den letzten Jahren und Jahrzehnten Modelle hervorgegangen, die mit guten Gründen als paradigmatisch bezeichnet werden können. Die zum Teil widersprüchlichen theoretischen Grundannahmen, die das Verhältnis von Literatur und Wissen(schaften) modellieren, haben weitreichende Auseinandersetzungen über den Literaturbegriff und den Wissensbegriff ausgelöst. Insgesamt deuten die anhaltenden Diskussionen darauf hin, dass sich vereinheitlichende (nivellierende) Wissenskonzepte nicht durchgesetzt haben. Ähnliches gilt für Ansätze, literarisches Wissen naturwissenschaftlichen Wissenskonzepten unterzuordnen. Daraus folgt, dass eine einheitliche Definition des Wissensbegriffs eher unwahrscheinlich bleibt. Konsens besteht jedoch in der Annahme, dass Literatur Wissen aufnehmen, verarbeiten, transformieren oder vermitteln kann. So werden in jüngster Zeit unter dem Stichwort ‚Poetologie des Wissens' verschiedene Fragestellungen diskutiert, wobei von einer prinzipiellen Vergleichbarkeit literarischer und wissenschaftlicher Texte ausgegangen wird.

Folgende Positionen lassen sich aus dem breiten Spektrum der Theorien zum Themenkomplex ‚Literatur und Wissen(schaften)' herausarbeiten:

– Auf der einen Seite ist es die Position, die Literatur und Wissenschaft einander gegenüberstellt. Dabei wird die Wissenschaft als die eigentliche Wissensträgerin angesehen und die Literatur in der Rolle einer Instanz gesehen, die Wissen fremder Provenienz aufnimmt, transformiert und vermittelt. Dabei wird vor allem die Autonomie der Literatur gegenüber wissenschaftlichen Fachdiskursen betont.
– Dem gegenüber steht die Position, die davon ausgeht, dass Literatur über ein eigenes Wissen verfügt oder Wissen generiert, das über die bloße Transformation oder Vermittlung wissenschaftlichen Wissens hinausgeht.
– Der Unvereinbarkeit dieser beiden Positionen stehen konstruktivistisch begründete Modelle entgegen, die den poietischen Aspekt wissenschaftlicher Darstellungsformen betonen und rhetorisch-metaphorologische Perspektiven auf den Forschungskomplex eröffnen, um den relationalen Charakter der verschiedenen Formen der Wirklichkeitskonstruktion zu verdeutlichen.

Wie auch immer sich literarische Texte zu Wissensbeständen aus fachwissenschaftlichen Diskursen verhalten, sie sind in historisch identifizierbare Kontexte von Schreibweisen und Darstellungsformen eingebettet. Ein gewichtiges Argument für die Fokussierung auf die Frage nach dem Verhältnis von Literatur und bestimmten, an der Wissensvermittlung beteiligten Schreibweisen und Darstellungsformen ist die häufig vorgebrachte Behauptung, dass Literatur selbst über Wissensbestände verfüge und somit Wissen generiere. Als konsensfähig wäre auch jene Einsicht einzustufen, dass Literatur sich reflexiv auf systemfremde Fachdiskurse bezieht, indem sie diese auf der Ebene der Intertextualität explizit thematisiert: zitiert, imitiert, parodiert oder auf sie anspielt. Literatur setzt sich aber auch mit wissenschaftlichen Darstellungsformen auseinander und reflektiert diese kritisch in anderen oder größeren Zusammenhängen. Das Interesse an dem, was wir in dieser Arbeit ‚literarisches Wissen' nennen, wird ergänzt durch ein Interesse an den ästhetischen Aspekten wissenschaftlicher Schreibweisen und Repräsentationsformen von Wissen.

Untersuchungen zum Verhältnis von Literatur und Wissen(schaften) sowie Studien zur Wissenspoetologie, zur Wissenspoetik oder zur Analyse interdiskursiver Zusammenhänge sind in der Regel zweifach ausgerichtet: Einerseits rekonstruieren sie die Verbindungen, die literarische Werke mit dem Wissen ihrer Zeit eingehen, andererseits unterziehen sie auch solche Systeme einer philologischen Analyse, die als nichtliterarisch deklariert werden. So lässt sich z. B. sagen, dass in der Literatur ein großer Teil des Wissens gespeichert ist, d. h., dass praktisch alle Wissenschaften in der Literatur vertreten sind. Literatur ermöglicht die Zirkulation von Wissen, sie legt sich auf kein Wissensfeld fest und ermöglicht so die Erschließung von oft ganz ungewohnten Wissensgebieten. Literatur agiert gewissermaßen in einem Zwischenraum, in einem multiplen Grenzgebiet. Sie kann deshalb zu Recht zu den wichtigsten Wissensformen gezählt werden, weil sie sich nicht darauf beschränkt, Fakten zu kumulieren oder Erfahrungen mit Wissensobjekten mitzuteilen, sondern weil sie immer auch – explizit oder implizit – die Bedingungen des Wissens thematisiert, verschiedene Wissensformen miteinander vergleicht und sie in oft unerwartete oder ungewohnte Beziehungen zueinander setzt. Diese Kompetenz dient der Orientierung, etwa wenn sie die diskursiven Bedingungen von Wissenskulturen beleuchtet oder darauf hinweist, dass literarische Praktiken wie die Verwendung von Narration und Rhetorik auch in wissenschaftlichen Denksystemen zum Einsatz kommen.

Bei der Untersuchung interdiskursiver Transformationen zwischen wissenschaftlichem Fachwissen und literarischem Wissen / dem Medium Literatur geht es vor allem um das Aufspüren von wissenskulturellen Zusammenhängen, aber auch um die Ermittlung einer interdisziplinären und interdiskursiv geprägten Begriffsgeschichte. Und es geht auch darum, den wechselseitigen Transfer und Tradierung einzelner Wissenselemente nachzuzeichnen. Der Blick richtet sich dabei auf die Ausdehnung des Wissens über Systeme hinweg, auf die Stationen oder Umwege des Wissens und die damit verbundenen Gewinne, aber auch Verluste (z. B. in Form von logischen Kurzschlüssen oder evidenten Fehlinterpretationen). Wenn aber Imaginationsprozesse oder bestimmte poetische Verfahren wissenschaftlichen Wissensproduktionsprozessen vorausgehen, gelangen Denkparadigmen in die Literatur, um dort gezielt reflektiert, hinterfragt oder weiterentwickelt zu werden. Literaturwissenschaftlich relevante Analyseverfahren, die sich auf die Untersuchung des Verhältnisses von Literatur und Wissen(schaften) konzentrieren, können beide Systeme, Wissenschaften und Literatur, mit narratologischen oder metaphorologischen Kategorien als Übersetzungsprozesse beschreiben, in denen Dinge in eine neue Ordnung gebracht werden.

Die systematische Erforschung des komplexen Verhältnisses von Literatur und Wissen(schaften) intensiviert sich im deutschsprachigen Raum etwa seit der Mitte der 1990er Jahre. Ausgehend von dem vielfach erhobenen Vorwurf der Unübersichtlichkeit bestehender Forschungsmodelle soll im Folgenden in aller Kürze gezeigt werden, wie sich konkrete Forschungsinitiativen in der Vergangenheit koevolutiv entwickelt haben und wie sie (auf metatheoretischer Ebene) miteinander verknüpft sind.

Den Hintergrund für die Erforschung des Verhältnisses von Literatur und wissenschaftlich generiertem Wissen bilden Metatheorien. Im deutschsprachigen wissenschaftlichen Kontext haben sich die Diskurstheorie von Michel Foucault und die Systemtheorie von Niklas Luhmann durchgesetzt, die oft eng miteinander verknüpft und verschränkt werden. Beide Theorien korrespondieren ihrerseits mit zwei Grundtendenzen der Forschung: Einerseits werden die komplexen Interdependenzen aufgezeigt, die zwischen beiden Systemen bestehen, andererseits wird ihre prinzipielle Autonomie stärker betont. Dieser Widerspruch in der Einheit spiegelt sich auch in der Formulierung des Themas ‚Literatur und Wissen(schaften)' wider: Beide Begriffe werden nicht nur polarisiert, sondern auch zu einem gemeinsamen Forschungsgegenstand verschmolzen.

In Anbetracht der intensiven Wechselbeziehungen zwischen Literatur und Wissenschaften muss genauer nach den verschiedenen Funktionen, Formen, Motiven und Manifestationen dieser Wechselbeziehungen und den dabei zur Anwendung kommenden poetischen Strategien, Transformationen und Transfers (auch nach den Selektionen und Reduktionen) gefragt werden, da einerseits Inhalte und Formen wissenschaftlicher Diskurse in der Literatur explizit thematisiert (kritisiert, kommentiert, manipuliert, falsifiziert) werden können und andererseits durch Figuren, Themen, Motive, Verfahren, durch die Integration bestimmter Konzepte, Theorien, Methoden oder konkreter Denkstile usw. realisiert werden. Es wird eine doppelte Perspektive eingenommen, indem einerseits Wissen als Produkt von Spezialdiskursen rekonstruiert (vgl. Link 1988; 1996; 2008; 2013) und andererseits die veränderte Funktion von Wissen in der neuen Umgebung des Literatursystems analysiert wird.

Intersystemische Transfers und Transformationen (intersystemische Kommunikation und strukturelle Kopplung) finden statt, wenn wissenschaftliche Kommunikation an literarische Kommunikation anschließt und umgekehrt. Die Autoren des Modells der historischen Epistemologie der Literatur, Nicola Gess und Sandra Janßen, stellen dazu fest:

> Denn wenn wissenschaftliches Wissen sich von der Erzeugung seiner Gegenstände her in einer Weise erschließen lässt, die Formen von Historizität ans Licht bringt, welche von einer auf das Erkenntnissubjekt zentrierten Perspektive her nicht erfasst werden können, muss es auch möglich sein, zu beschreiben, welche Bedingungen dieser Art das Wissen der Literatur bestimmen. Das schließt die Frage ein, inwieweit diese Bedingungen denen der Wissenschaften, an denen Literatur gegebenenfalls partizipiert, gleichgesetzt werden können (Gess – Janßen 2014, 1–2).

Ähnlich artikuliert Nicolas Pethes die Polarisierung der Herangehensweisen an das komplexe Verhältnis von Literatur und Wissen(schaften) mit der Frage, ob die Sphären des Ästhetischen, Kreativen, Subjektiven oder Diskursiven streng von den Sphären des Rationalen, Logischen, Objektiven und Realen getrennt werden müssen oder ob ihre Funktion nicht vielmehr auf einem gewissen Transfer zwischen diesen beiden beruht. Pethes verweist auf die Kontinuität der Korrespondenz zwischen den beiden Sphären:

> Wer nach der Bedeutung wissenschaftlichen Wissens für literarische Werke bzw. nach der Funktion poetologischer Prinzipien für die Ordnung des Wissens fragt, verfügt über keine trennscharfen Definitionen, sondern versucht diese durch die gleichzeitige Bewegung von Entgegensetzung und Verbindung – Reinigung und Hybridisierung – der Felder zu gewinnen (Pethes 2004, 341).[1]

Die Beobachtung, dass sich Wissenschaft wie Literatur vornehmlich in Textform artikuliert, ist nur dann von Interesse, wenn man danach fragt, wie sich Wissenschaft als Wissenschaft und Literatur als Literatur in den jeweiligen

---

[1] Die doppelte Optik von Pethes steht in direktem Zusammenhang mit Charles Percy Snows These von der Existenz zweier Kulturen.

Texten manifestieren. Nur wenn in beide Richtungen gedacht wird, lassen sich die wechselseitigen Konturierungen von Wissenschaft durch Poetik und Poetik durch Wissenschaft auch historisch nachvollziehen. Dabei ist zu berücksichtigen, dass das Verhältnis von Literatur und Wissen(schaften) nicht nur Gegenstand literaturwissenschaftlicher Forschung ist, sondern auch im Kontext von Soziologie, Erkenntnistheorie/Philosophie, Wissensgeschichte etc. reflektiert wird.

Die in dieser Arbeit diskutierten Forschungsmodelle sind das Ergebnis eines konkreten disziplinspezifischen Ansatzes,[2] und es ist unser Anliegen, vor diesem Hintergrund aufzuzeigen, wie die unterschiedlichen Herangehensweisen strukturiert werden können. Wir haben jeweils eine bestimmte Topologie von Forschungsmodellen im Fokus, wenn wir entweder über ihre Stellung im Forschungsfeld und in Bezug auf Forschungstraditionen oder über ihre metatheoretischen Grundlagen nachdenken. Während sich bis ins 18. Jahrhundert hinein eine Nähe zwischen Kunst und Wissenschaft feststellen lässt, führt der spätere Prozess der sozialen Differenzierung dazu, dass sich angrenzende Wissenschaftsbereiche als eigenständige Disziplinen mit einer je spezifischen Fachkultur und begrifflichen Eigenständigkeit zu entwickeln begannen. Die von Charles Percy Snow 1959 in seinem Vortrag *The Two Cultures and the Scientific Revolution* formulierte These von den zwei Kulturen, die das Verhältnis von Literatur und Wissenschaft prägt, hat sich in den letzten Jahren als ein Bezugspunkt und Polarisierungsfaktor für die Forschungsanstrengungen der Literaturwissenschaft als einer Kulturwissenschaft herauskristallisiert. Gerade innerhalb der literaturwissenschaftlichen Forschung zum Verhältnis von Literatur und Wissen(schaften) zeigt sich eine Wiederbelebung von Snows These. Sie betrifft das Thema der wechselseitigen Bezugnahme und Beeinflussung von Literatur und Wissenschaft als Gegenstand einer interdisziplinären Literaturwissenschaft bzw. einer kulturwissenschaftlich orientierten Literaturwissenschaft (vgl. Schößler 2006; Voßkamp 2008; Engel 2001). In der kulturwissenschaftlichen Literaturwissenschaft erscheinen Literatur und Wissenschaft nicht mehr als getrennte Kulturen, sondern als komplex aufeinander bezogene Diskursfelder, die sich auf eine gemeinsame Kultur beziehen und in diese ihre spezifischen Inhalte einbringen. Auch in den diskurstheoretischen Initiativen von Jürgen Link (Link 1988; 1996; 2008; 2013), die sich in seinem Konzept der Interdiskursivität und der Theorie der Kollektivsymbole verdichten, finden sich solche Überlegungen wieder.

---

2 Daher stellt Pethes zu Recht fest: „Das Problem der Konstellation von *literature and science* ist ein Problem der Literaturwissenschaft, nicht der Naturwissenschaft" (Pethes 2004, 357; Hervorh. im Original).

Viele Initiativen zur Erforschung der Literatur- und Wissenschaftskommunikation sind textwissenschaftlicher Art, wobei die Unterscheidung zwischen Literatur- und Wissenschaftstexten in der Regel erst auf der textlinguistischen Ebene geklärt wird. Zugleich wird das Bewusstsein für die impliziten poetologischen und epistemischen Voraussetzungen bestimmter geschichtlicher Konstellationen geschärft, die sich in metaphorischen Konzepten für die wechselseitigen Beziehungen der beiden Systeme niederschlagen (Transfers, Interpenetrationen, gegenseitige Erhellungen, Überlappungen etc.).

Die Forschung zur Literarisierung wissenschaftlichen Wissens (einschließlich wissenschaftlicher Theorien und Methoden) stellt rein quantitativ betrachtet nur einen Teilbereich des Forschungsspektrums zum Verhältnis von Literatur und Wissen(schaften) dar. Insofern handelt es sich um ein Thema mit sehr begrenztem Horizont, und die entsprechende Forschung beschränkt sich weitgehend auf die Identifizierung wissenschaftlicher Motive und Inhalte in literarischen Texten. Demgegenüber erweitert sich der Horizont, wenn strukturelle Korrelationen (Analogien) zwischen literarischen und wissenschaftlichen Texten zum Gegenstand wissenschaftlicher Untersuchungen werden.

In den letzten Jahren hat sich das Interesse an der Erforschung der komplexen Beziehungen zwischen Literatur und Wissen in den Wissenschaften verstärkt, und zwar sowohl in der Diskurstheorie Michel Foucaults als auch in der Systemtheorie Niklas Luhmanns. Mit der Verknüpfung der beiden Metatheorien wird das komplexe Verhältnis von Wissenschaft und Literatur neu konturiert. In der Diskurstheorie von Michel Foucault werden bekanntlich alle Aussagen einer bestimmten Epoche in der so genannten Episteme verortet, die eine einheitlich strukturierte Ordnung bildet, welche die einzelnen Wissensbereiche transzendiert. Der Vorteil des Foucaultschen Modells ist, dass es das Wissenskonzept weit über die Grenzen der Disziplinen hinaus erweitert und es zu einer grundlegenden Matrix aller Äußerungen erhebt. Die Beziehung zwischen Aussagen und ihrer Matrix ist also komplementär. Auch dass literarische und wissenschaftliche Texte als gleichwertige Elemente eines gemeinsamen Diskursraums behandelt werden, ist ein Vorteil des diskurstheoretischen Ansatzes.[3] Olav Krämer (2011, 85 ff.) nennt die einschlägigen Forschungsinitiativen, die an der Nahtstelle zwischen Systemtheorie und Diskursanalyse angesiedelt sind, korrelationistisch: Die Annahme, dass Literatur Funktionen innerhalb eines größeren kulturellen Ganzen erfüllt und dass die Konstitution dieses kulturellen Ganzen auch für das Wissenschaftssystem bestimmend ist, liegt diesen Ansätzen zugrunde. Dabei geht es nicht um die Analyse einzelner literarischer Werke, sondern um die globale Erfassung der Charakteristika

---

3 Dabei besteht jedoch die Gefahr, dass die grundlegenden Unterschiede zwischen Wissenschaft und Literatur in diesem gemeinsamen diskursiven Raum unberücksichtigt bleiben.

der Literatur einer bestimmten Epoche. Literatur und Wissenschaften werden als Systeme oder Diskurse begriffen, die innerhalb des größeren Ganzen der jeweiligen Zeit gemeinsame Charakteristika aufweisen.

Es wurden zahlreiche Versuche unternommen, die Literatur den Wissenschaften anzunähern und eine Art Gleichrangigkeit der beiden Systeme (zumindest in poetologischer Hinsicht) zu postulieren. Im Sinne der Theorie autopoietischer Systeme ist die Kommunikation des Kunstsystems jedoch funktional von der des Wissenschaftssystems getrennt. In der Luhmannschen Konzeption sind die Systeme also in keiner Weise substituierbar. Mit anderen Worten: Literatur kann nicht zur Wissenschaft mutieren und Wissenschaft nicht zur Literatur. Die Betonung der endogenen Elemente sozialer Systeme bei Luhmann hat den Anschein einer Marginalisierung der Interaktionen eines Systems mit anderen Systemen (die als seine Umwelt wahrgenommen werden). Eine solche Marginalisierung droht aber nur, wenn die grundlegende Bedeutung der Kategorie der strukturellen Kopplung übersehen wird. Literatur und Wissenschaften werden hier als zwei Systeme betrachtet, die über Perturbationen miteinander interagieren. Auf der Ebene der Interaktion der Systeme kann von Funktionen und der Funktionalisierung von Wissen in der Literatur die Rede sein, wie dies in der Wissensgeschichte in ihrer klassischen Form der Fall ist, in der man der Literatur das Potential zur Generierung von Wissen aufgrund der Nichterfüllung des Kriteriums des Wahrheitsanspruchs abspricht. Hier wird mit dem grundsätzlich fiktionalen Charakter der Literatur argumentiert. Tilmann Köppe stellt diesbezüglich fest: „Ein literarischer Text besteht demnach aus Sätzen, die bestimmte Auffassungen zum Ausdruck bringen können, aber Wissen enthält er nicht" (Köppe 2007, 403).

Eine spezifische Sichtweise dieses funktionalen Widerspruchs bzw. Verhältnisses bietet die Wissenspoetik, die sich auf die historische Epistemologie stützt. Demnach bedienen sich Wissenschaft und Literatur im Grunde der gleichen (bzw. analogen) Verfahren. Wissen im wissenshistorischen Sinne wird als intersubjektiv begründeter Wahrheitsanspruch verstanden, der abstrakt gilt, aber in einem bestimmten historischen Kontext spezifische sprachliche Formen annimmt. Damit stellt sich die Frage nach der Funktion und epistemischen Wirksamkeit dieser ästhetisch-literarischen Formen. Thomas Klinkert und Monika Neuhofer führen daher aus: „Das Wissen der Literatur liegt also in ihrer sprachlichen Form begründet und ist von dieser nicht ablösbar" (Klinkert – Neuhofer 2008, 5). Der Schwerpunkt der Forschung in diesem Bereich liegt auf der Untersuchung der Praktiken des Schreibens als Ausdruck der Reflexion über die jeweilige Wissenskultur.

In der Forschung zum Verhältnis von Literatur und Wissen(schaften), die eng mit Wissenschaftstheorie und Wissenschaftsgeschichte verbunden ist, ist der Begriff der Wissenskultur gut etabliert. Er rückt die Literaturwissenschaft in die Nachbarschaft einer Kulturgeschichte des wissenschaftsproduzierten Wissens, in die sie ihre Expertise einbringt. Wissenschaftsforschung und Wissenschaftsgeschichte können daher auch literaturwissenschaftlich betrieben werden, d. h. im Hinblick auf die textuelle Verfasstheit dieses Wissens, auf Poetik, Narrativik, Metaphorik etc. Sowohl die Wissenschaften als auch die Literatur sind an der Bildung kulturellen Wissens beteiligt. Vor diesem Hintergrund formuliert Nicolas Pethes die Systematik seines Modells einer Wissenspoetik folgendermaßen:

> Eine ‚Wissenspoetik', die die Frage nach dem Transfer mit Foucault und Luhmann stellen möchte, wird weder von hermetischer Systemgeschlossenheit noch von einem transdisziplinären Einheitsdiskurs ausgehen, sondern zu beschreiben versuchen, wie kommunikative Ereignisse zwischen den Diskursen/Systemen kursieren, sie aber dadurch immer wieder aufs Neue zu einer Redefinition der eigenen Schließung und Homogenität provozieren (Pethes 2004, 369).

Das Konzept der Transfers basiert jedoch auf der Vorstellung, dass es eine Reihe von Gemeinsamkeiten und Verbindungen zwischen Literatur und Wissenschaft gibt, die auf denselben Gesetzen beruhen, sowohl im Hinblick auf die Produktion von Aussagen als auch im Hinblick auf formale Analogien (Verwendung analoger Darstellungsweisen).

Olav Krämer verweist auf Joseph Vogls Modell einer Poetologie des Wissens (1997) als zirkuläre Form der Untersuchung des Verhältnisses von Literatur und Wissenschaft. An dieser Stelle soll die Feststellung genügen, dass die Generierung von Wissen immer innerhalb und auf der Grundlage bestimmter Ordnungen und Regeln und insbesondere auf der Grundlage bestehender Repräsentationsschemata erfolgt. Diese Formen prägen das Wissen, indem sie z. B. bereits die Gegenstände des Wissens und in der Praxis auch die Art und Weise des Umgangs mit ihnen festlegen. Dahinter steht die These, dass jede Wissensordnung über die prinzipielle Sichtbarkeit oder Unsichtbarkeit dieser Gegenstände entscheidet. So konstatieren Roland Borgards und Harald Neumeyer in ihrer Studie *Der Ort der Literatur in einer Geschichte des Wissens*, dass literarische und wissenschaftliche Texte denselben ‚Diskursregeln' unterworfen sind und dieselben „Erzähl-, Argumentations- und Rhetorikfiguren" aufweisen (Borgards – Neumeyer 2004, 213). In diesen Ansätzen wird der Literatur die Fähigkeit zugeschrieben, das sichtbar zu machen, was in der wissenschaftlichen Wissensordnung unausgesprochen oder unerkannt bleibt. Diese Art der Forschung bedient sich vor allem der Diskursanalyse Michel Foucaults.

Einen ähnlichen Bezugsrahmen eröffnen die Untersuchungen von Thomas Klinkert, auf dessen beispielhafte Studie *Literatur, Wissenschaft und Wissen – ein Beziehungsdreieck (mit einer Analyse von Jorge Luis Borges' Tlön, Uqbar,*

Orbis Tertius) aus dem Jahr 2008 wir ausführlicher eingehen wollen, da sie eine ausgearbeitete Grundlage für seine spätere Systematisierung in *Literatur und Wissen. Überlegungen zur theoretischen Begründbarkeit ihres Zusammenhangs* (2011) bildet. Nach Luhmann konstituiert sich bekanntlich jedes System, wie wir oben gesehen haben, auf der Basis einer Anfangsdifferenz und bedient sich sogenannter symbolisch generalisierter Kommunikationsmittel (z. B. Geld im System der Wirtschaft). Luhmann spricht von intersystemischer Kommunikation, bei der jedes autopoietische System die Outputs der es umgebenden Systeme rekodieren muss, um mit ihnen umgehen und sie integrieren zu können. Wir kennen Systeme, deren systemübergreifende Kommunikation mehr oder weniger selbstverständlich und allgemein bekannt ist – so kommunizieren beispielsweise Politik und Wirtschaft systemübergreifend miteinander, aber auch Wirtschaft und Literatur koexistieren auf der Basis systemübergreifender Kommunikation, wobei es, wie Klinkert betont, zu vielfältigen Interferenzen und Konflikten kommen kann. Alles in allem gilt,

> dass innerhalb des jeweiligen Systems ein Gegenstand nur gemäß der systemspezifischen Kodierung beobachtet werden kann. Ein Text wird nicht deshalb zu einem Kunstwerk, weil er sich gut verkaufen lässt. Umgekehrt ist ein Kunstwerk nicht deshalb für das Wirtschaftssystem interessant, weil es künstlerisch innovativ ist. [...] Genauso ist es im Verhältnis zwischen Kunst und Wissenschaft. Die künstlerische Qualität eines Textes kann nicht definiert werden durch seine Erkenntnisleistung. Die Leitdifferenz gilt stets nur innerhalb des Systems (Klinkert 2008, 67).

Wenn man mit Luhmann von der Unmöglichkeit der Substitution zweier Systeme ausgeht, liegt die Frage nahe, was genau diese Substitution verhindert. Für Klinkert liegt das entscheidende Moment in der Pragmatik der jeweiligen Systeme und in der Frage, worin sich das Handeln eines Schriftstellers von dem eines Wissenschaftlers unterscheidet. Ihre jeweiligen Tätigkeiten unterliegen grundsätzlich anderen diskursiven Regeln, aber beide produzieren Texte. Auch für die Rezeption dieser Texte gelten Regeln, d. h. sie betreffen den gesamten Kommunikationsmodus des jeweiligen Systems. In diesem Zusammenhang ist zu beachten, dass es sich bei der Frage nach der Möglichkeit bzw. der Bedingung von Systemkommunikation nicht nur um eine Frage nach der Ausdifferenzierung und funktionellen Spezialisierung der jeweiligen Systeme, sondern auch um eine Frage nach der Möglichkeit bzw. der Bedingung von Systemkommunikation generell handelt.

Was genau bedeutet die Frage nach dem Transfer wissenschaftlichen Wissens in die Literatur? Diese Frage ist unmittelbar mit Forschungsperspektiven verbunden, die an der Schnittstelle des Denkens im Horizont der Diskurstheorie und der Theorie autopoietischer Systeme angesiedelt sind. Das Verhältnis von Literatur und Wissen wird dabei auf zwei Ebenen verortet:

- auf der Ebene der Inhalte (Theorien, Theoreme, konkrete Propositionen, wissenschaftliche Methoden, Konzepte usw.),
- auf der Ebene der Darstellungsformen (sprachliche Mittel, Sprachbilder, Erzähltechniken, rhetorische Elemente usw.).

Denkbar sind wiederum unterschiedliche Forschungsperspektiven auf beiden Ebenen. Zum einen handelt es sich um Forschungen, die sich darauf konzentrieren, den Transfer wissenschaftlichen Wissens in die Literatur zu beschreiben, d. h. es geht hier um die Literarisierung wissenschaftlichen Wissens. Ein großer Teil dieser Initiativen ist der so genannten Motivforschung zuzurechnen. Diese konzentriert sich auf die Beschreibung von Literatur als Gegendiskurs in einem Diskursfeld, wobei sie sich von der Diskursanalyse inspirieren lässt. Es gibt aber auch Forschungsansätze, die von der Annahme ausgehen, dass Literatur generell in der Lage ist, Wissen zu generieren. Eng damit verbunden sind Konzeptionen, die den Wissensbegriff in Bezug auf die Literatur selbst problematisieren. Gerade im Bereich des Transfers von wissenschaftlichen Erkenntnissen in die Literatur eröffnet sich eine Vielzahl möglicher Perspektiven, die sich beispielsweise daran orientieren, wo im System der literarischen Vermittlung dieser Transfer erfolgt (vgl. Köppe 2011). Auch die Rezeption wissenschaftlicher Inhalte im Sinne des Einflusses der Wissenschaften auf die literarische Produktion kann Gegenstand der Forschung sein. Textseitig können durch die Analyse der ästhetischen Modellierung bestimmter Wissensbestände in literarischen Texten strukturelle Korrelationen (Analogien) identifiziert werden. Auf der Systemebene kann man von einer gewissen Koevolution von Wissenschaft und Literatur ausgehen, z. B. von der Übernahme poetischer Formen in das wissenschaftliche Schreiben.

KAPITEL 2

Komplementarität von Literatur und Medizin

Bei der Untersuchung des literarischen Umgangs mit dem Bereich der Medizin (und vice versa) eröffnet sich ein weites Forschungsfeld. Das Verhältnis von Literatur und Medizin wird durch die möglichen und durchaus divergierenden Lesarten der Konjunktion ‚und' bestimmt. Die literarische Darstellung oder Imagination von Phänomenen aus dem medizinischen Kontext, also vor allem die literarische Darstellung von Krankheiten oder Krankheitserfahrungen, ist eine erste und nahe liegende Lesart. Eine andere Perspektive eröffnet sich, wenn man die therapeutische oder selbstreflexive Funktion von Literatur für ihre Autoren wie für ihre Leser einbezieht. Und genau an dieser Stelle kommt auch die Pathographie bzw. die Autopathographie verstärkt ins Spiel. Die Germanistin Miriam Albracht richtet in der Studie *Über das Leid sprechen* ihre Aufmerksamkeit auf die Motivik der Krankheit in der Literatur insgesamt, indem sie über die Autoren, bei denen die Krankheit thematisch omnipräsent ist, schreibt: „Als perfekte Selbstbeobachter inszenieren sie sich auch in ihrem Leid, indem sie [...] ihre Krankheit [...] zur Sprache bringen" (Albracht 2017, 351–352).

Wir gehen von der These aus, dass das Schreiben über das eigene Leiden einen selbsttherapeutischen Effekt haben kann. Der Psychosomatiker Dieter Beck bringt diesen Aspekt auf den Punkt: „Während der Körperkrankheit werden Gefühle am Körper wahrgenommen, die dem Ich neue seelische Erlebnisweisen ermöglichen. [...] Die Krankheit dient einer gefühlsmäßigen Ich-Erweiterung" (Beck 1985, 18). Die Krankheit dient hier quasi dazu, alle denkbaren Facetten des eigenen Seelenlebens und Aspekte der eigenen Persönlichkeit zu entdecken, die unter anderen Umständen nie zum Vorschein kämen. Das Ziel des Erzählvorgangs in den (Auto-)Pathographien liegt also nicht außerhalb dieses kommunikativen Vollzugs, sondern innerhalb desselben.

Nicolas Pethes und Sandra Richter konstatieren im Vorwort ihres vielbeachteten Bandes *Medizinische Schreibweisen*: „Die Aufmerksamkeit für die Nähe zwischen Medizin und Literatur ist in den letzten Jahren in beiden betroffenen Fachdisziplinen beständig gewachsen" (Pethes – Richter 2008, 1). Diese Aussage fällt in eine Zeit, in der die Komplementarität von Literatur und Medizin auch im deutschsprachigen Raum intensiver wissenschaftlich erforscht wird.

Die Komplementarität des Verhältnisses von Literatur und den medizinischen Wissenschaften kann unterschiedlich angegangen werden, was zugleich die Transformationsrichtung bestimmter Ideen (Theorien, Forschungsmodelle etc.) bestimmt. Von funktionaler Relevanz ist in diesem Zusammenhang der Oberbegriff der Medical Humanities, der im Kontext des medizinischen Diskurses ein relativ weites Feld umfasst. Gleichzeitig sind die Medical Humanities für die Untersuchung der Komplementarität des Verhältnisses von Literatur und medizinischen Wissenschaften nur bedingt relevant. Wir müssen anerkennen, dass wir es hier mit einem Teil der Medizin zu tun haben, der Denkmodelle und eine Reihe relevanter Erkenntnisse aus den Geisteswissenschaften integriert. Trotz langjähriger Praxis in der Ausbildung zukünftiger Mediziner ist dieser Bereich institutionell relativ wenig gefestigt und auch die Forschungsbasis ist instabil. Damit verbunden ist die Frage, in welchen Disziplinen der medizinischen Wissenschaften dieses Konzept überhaupt Anwendung findet und wo wir einen Konsens erkennen können. Die Verschränkung der Medizin mit geisteswissenschaftlichen und künstlerischen Perspektiven ist hier also vor allem durch die Interessen der Medizinwissenschaften motiviert. Eine solche humanistische Perspektive innerhalb der Medizin ist jedoch wichtig für die Erforschung kultureller Phänomene wie der Literatur. Die Medical Humanities verknüpfen soziale und kulturelle Kontexte mit fachlichen Ansätzen und fördern damit eine kritische Selbstreflexion, insbesondere in den Medizinwissenschaften. Eine solche Selbstreflexion der medizinischen Wissenschaften kann darüber hinaus anregend für andere soziale und kulturelle Kontexte sein. Bei einer solchen Modellierung der Interaktion zwischen Diskursen kommt es zu einer Zirkulation von Begriffen, für die das Forschungsmodell der Interdiskursanalyse als geeignete Methode erscheint. Die Tendenz zur Integration, die sich in den Medical Humanities manifestiert, ist vor allem auf die Kombination von zwei Grundphänomenen zurückzuführen, die eine Antwort auf die Spezialisierung der heutigen Gesellschaften darstellen: das Phänomen der Interdisziplinarität und das Phänomen der Interdiskursivität. Es soll beschrieben werden, wie Literatur in interdiskursiven Konstellationen mit ihren spezifischen Mitteln (v. a. eben durch Analogiebildung) medizinwissenschaftliches Wissen konzeptualisiert und kommuniziert. In diesem Sinne stellt Hans-Georg Pott fest:

> Ein literarischer (dichterischer) Text kann die verschiedenen Wissensformen und die Diskurse integrieren und transformieren, sei es als wie immer kontextualisiertes Zitat oder verwandelt in unterschiedlichen Formsprachen bis hin zum Gegen- und Metadiskurs der Ironie, Satire usw. (Pott 2014, 159).

In Abgrenzung zu wissenspoetologischen Fragen wenden wir uns in erster Linie den sprachlichen Konzeptualisierungen von Krankheit in der Literatur zu und fragen nicht nach der Konstruktion von Wissen, sondern nach der sprachlichen Repräsentation und Kommunikation von Wahrnehmungen von Eigenzuständen in Konfrontation mit bestehenden Konzepten von medizinischem Wissen.

KAPITEL 3

Interdiskurstheorie und Interdiskursanalyse

Der Begriff des Interdiskurses stellt ein Korrelat zum Begriff des wissenschaftlichen Spezialdiskurses dar. In Anlehnung an die zuvor getroffene Differenzierung ist eine weitere Differenzierung zwischen verschiedenen, in ihrer Spezialisierung variierenden Öffentlichkeiten erforderlich. Die Existenz von Interdiskursen wird von Jürgen Link wie folgt erklärt: „Neben der stets zunehmenden Tendenz zur Spezialisierung und Differenzierung existiert eine gegenläufige, entdifferenzierende, partiell reintegrierende Tendenz der Wissensproduktion, die im Folgenden als ‚interdiskursiv' bezeichnet wird" (Link 2013, 11). Mit dem Begriff des Interdiskurses werden also Diskurse bezeichnet, die außerhalb der Fachdiskurse angesiedelt sind, aber Elemente dieser Fachdiskurse in sich tragen, wodurch diese Elemente einen funktionalen kommunikativen Mehrwert erhalten.[1] Dieses Konzept wurde in Frankreich maßgeblich von Michel Pêcheux entwickelt. Im deutschsprachigen Raum wurde es vor allem von Jürgen Link zusammen mit Rolf Parr weiterentwickelt. Sehr verkürzt könnte man sagen, dass Michel Foucault darauf hingewiesen hat, dass sich einzelne Diskurse durch ihr Verhältnis zu bestimmten Wissensbereichen konstituieren. Durch Vorgaben, was gesagt werden darf, was gesagt werden muss und was nicht gesagt werden darf, werden die Grenzen solcher Diskurse abgesteckt.

Diese Idee eines Grenzdiskurses, die bereits in Foucaults (1969) erwähntem Werk skizziert ist, wurde in Deutschland ab Mitte der 1970er Jahre als Konzept der Interdiskursanalyse systematisch weiterentwickelt. Die Interdiskursanalyse widmet sich der Aufgabe, über die Grenzen von Fachdiskursen hinweg das Verhältnis von Fachdiskursen und Interdiskursen, Prozesse der Wissensspezialisierung sowie Prozesse der Transformation und Diffusion von fachspezifischem Wissen in breiteren kulturellen Kontexten zu untersuchen. Systematisch beschäftigt sich die Interdiskursanalyse vor allem mit dem Wesen und der Funktionsweise von Interdiskursen. Wie die Systemtheorie geht auch die Interdiskurstheorie von der Beobachtung der Spezialisierung moderner

---

[1] Interdiskursive Spezialdiskurse (Inter-Spezialdiskurse) können definiert werden als besondere Formen von Diskursen, bei denen es sich um interdisziplinäre Wissensbereiche handelt, die mehrere Spezialdiskurse integrieren, einschließlich ihrer wissenschaftlichen ‚Besonderheit'. Als Beispiele können die Wissenschaftsphilosophie und die Wissenschaftsgeschichte oder die Lebenswissenschaften genannt werden (Link 2013, 12).

Gesellschaften und der Institutionalisierung einer Reihe von Spezialdiskursen im Wissenschaftssystem aus. Der Raum zwischen diesen Spezialdiskursen ist keineswegs leer, sondern er füllt sich mit einem System der Interdiskurse, das in seiner Unspezifizität die Subsysteme der Gesellschaft verbinden und aufeinander beziehen kann. Die Entstehung der Interdiskurse kann daher als ein Prozess der Kompensation und Reintegration parallel zum Prozess der Spezialisierung gesehen werden. Eine Verständigung über die Grenzen von Spezialdiskursen hinweg wäre ohne eine solche kompensatorische interdiskursive Bewegung höchstwahrscheinlich nicht möglich. In modernen Gesellschaften wird also nicht nur Spezialisierung im Sinne einer funktionalen Differenzierung der Wissensproduktion erzeugt, sondern es etablieren sich auch diskursive Praktiken, die eine Art Gegengewicht zur Divergenz des Wissens bilden. Ihre Hauptmodalität ist die Entdeckung von (oft völlig) neuen und daher unerwarteten Zusammenhängen. Dies ist das Prinzip, das gemeinhin als Analogie bezeichnet wird. Man kann sagen, dass die Hauptmodalität der Interdiskurse die Analogie ist. Wir können also davon ausgehen, dass die Verknüpfungsformen von Wissenselementen über Fachdiskursgrenzen hinweg im Analogieprinzip in ihren sprachlichen Formen (Metaphern oder Symbolen) identifiziert werden können. Analogien führen dazu, dass ein bestimmtes Element eines Fachdiskurses zum strukturbildenden Moment eines anderen Diskurses wird. Sie wirken auf zwei Ebenen, einerseits auf der Ebene der Selektion und Reduktion, andererseits auf der Ebene der Reintegration und Kombination, letztlich aber immer zugunsten der Komplexitätserzeugung. Zugespitzt könnte man sagen, so paradox es klingen mag, dass die Komplexität unserer Orientierungsräume entsteht, indem selektiert und reduziert wird.

Der Begriff ‚Wissen' bezeichnet also eine Auswahl von Wissenselementen, welche als Information zu einer Änderung der Wissensstruktur des betreffenden Systems und des sozialen Systems insgesamt führen, indem sie das alltägliche Wissen verändern. Der allgemeine Rahmen des gesellschaftlichen Diskurssystems wird durch Interdiskurse gebildet. Das System solcher (re-)integrativen Verknüpfungspraktiken kann als Kultur bezeichnet werden.

Jürgen Link, einer der Pioniere der Interdiskursanalyse, knüpft in der Modellierung seiner Konzeption deklarativ an Michel Foucaults Diskurstheorie an. Zugleich geht er aber über Foucaults Denken und die von ihm motivierten Literaturanalysen in mehrere Richtungen hinaus.[2] Vor allem aber geht es ihm um ein Verhältnis, das in der Diskursanalyse zu wenig ausgearbeitet ist: das

---

2 Link definiert Literatur als „gesellschaftlich institutionalisierte Verarbeitung des Interdiskurses" bzw. noch konsequenter: „Wir haben es dabei sozusagen mit der paradoxen Verwandlung des Interdiskurses in einen eigenen Spezialdiskurs zu tun" (Link 1988, 298).

Verhältnis von Spezialdiskursen und Interdiskursen. Auf die Dialektik von Differenzierung und Integration von Diskursen geht Link explizit ein:

> Daher sollen Diskurse im engen Sinne Foucaults, also auf spezifisches und entsprechend streng geregeltes, quasi wissenschaftliches Wissen eingeschränkte Diskurse, hier im folgenden als ‚spezialdiskursiv', die relativ unspezifischen Aussagen [...] dagegen als ‚interdiskursiv' bezeichnet werden (Link 2013, 10).

In jedem Fall konzentriert er sich auf die Mechanismen der Wissensproduktion durch die Regulatorien der Fachdiskurse. Für den medizinwissenschaftlichen Diskurs ließe sich beispielsweise fragen, in welchen Werken all das auftaucht, was Foucault als medizinwissenschaftlichen Diskurs bestimmt und analysiert hat. Link weist darauf hin, dass das medizinwissenschaftliche Wissen in der Literatur nur ein Element neben anderen Wissensbestandteilen anderer Fachdiskurse ist. Er reflektiert daher in dialektischer Weise das Verhältnis zwischen der diskursiven Spezialisierung und der interdiskursiven Reintegration von Wissen. Maßgeblich ist für ihn die historisch spezifische Konstellation der professionellen Spezialisierung und letztlich Monopolisierung von Wissenschaft, ihrer typischen Institutionalisierung in modernen Gesellschaften und der damit einhergehenden ‚Verwissenschaftlichung' des Lebens. Link schlägt in Erweiterung und Vertiefung der Erkenntnisse Foucaults vor, bei der Analyse diskursiver Formationen zwischen fachdiskursiven und interdiskursiven Elementen zu unterscheiden. In Foucaults Dispositiven sieht er jene

> interdiskursive[n] Netzwerke (bzw. Montagen oder Rhizome), durch die auf selektive Weise das Wissen bzw. die Verfahren und institutionellen Rituale verschiedener Spezialdiskurse (etwa medizinische, ökonomische und juristische) gekoppelt und gebündelt zum Einsatz gebracht werden können (Link 1988, 285).

Link sieht in interdiskursiven Dispositionen ein Korrelat zu dem, was in der Literatur explizit nicht nur thematisch, sondern auch strukturell und funktional verwirklicht ist: Interdiskursive Dispositionen sind Formen der Vergemeinschaftung von Wissensbeständen und institutionellen Ritualen. Dabei handelt es sich um Veranschaulichungsformen wie die Kollektivsymbolik, in denen sich die Tendenz, Wissen aus Spezialdiskursen zu reintegrieren, am deutlichsten manifestiert. Link definiert Kollektivsymbole wie folgt:

> Unter Kollektivsymbolen möchte ich Sinn-Bilder (komplexe, ikonische, motivierte Zeichen) verstehen, deren kollektive Verankerung sich aus ihrer sozialhistorischen, z. B. technohistorischen Relevanz ergibt, und die gleichermaßen metaphorisch wie repräsentativ-synekdochisch und nicht zuletzt pragmatisch verwendbar sind (Link 1988, 286).

Er hebt hervor, dass für die Analyse von Literatur neben den kanonisierten Werken auch die Wirkung nicht kanonisierter Texte gerade durch kollektive Symbole relevant sein kann. Für diese Art der Interferenz verwendet er statt des Begriffs der Intertextualität[3] die Begriffe der Interdiskursivität und der interdiskursiven Sprachspiele, die er als ein relativ lockeres „Gewimmel von Diskursinterferenzen und Diskursberührungen" (Link 1988, 288) beschreibt. In Kollektivsymbolen verdichtet sich das Wissen, sie enthalten die Wertorientierungen einer Gesellschaft, ihre Einstellungen, Stereotypen des Denkens etc.,[4] aber immer in der Spannung eines spezifischen Analogieschemas, das endogen als Durchdringung der Grenzen konkreter Bereiche fungiert.

Die Methode der Interdiskursanalyse geht in einem ersten Schritt von der Verortung der zu analysierenden Texte im gegebenen System von Diskursen bzw. einer gegebenen Diskursformation aus. Diese Texte werden innerhalb des so identifizierten Systems in ihrer Logik kontextualisiert und in ihrer Spezifik beschrieben. Alternativ kann diese Rekonstruktion selbst eine Reihe von Spezialdiskursen und Interdiskursen umfassen, sich aber andererseits auch auf die Verwendung nur eines Diskurselements konzentrieren, z. B. eines Symbols oder einer bestimmten Reihe von Symbolen. Darüber hinaus setzt die Methode der Interdiskursanalyse die Untersuchung der in einem gegebenen Interdiskurs geltenden Regeln voraus. Diese werden jedoch erst in der Serialität eines gegebenen empirischen Materials, d. h. auf der Grundlage wiederholter Beobachtungen in Form von Strukturbildungen, aufschlussreich.

Im Rahmen des nächsten Analyseschrittes werden wir der Frage nachgehen, welche Bereiche der diskursiven Praxis oder Elemente von Spezialdiskursen in den konkreten Fällen von Interdiskursivität in einer bestimmten Weise (re)integriert werden und wie sich eine bestimmte Manifestation der Integration auf der Ebene der Imagination zu den Diskursformationen einer gegebenen Zeit verhält. Wir werden dabei affirmative oder subversive Manifestationen bzw. Angebote von Alternativen etc. beobachten. Des Weiteren können wir beobachten, ob ein bestimmter Interdiskurs diskursive Elemente kohärent im Sinne einer gewissen Wertorientierung oder eines Paradigmas (theoretisch, metatheoretisch, epistemologisch usw.) integriert.

---

3 Die Intertextualität stellt eine eigene Existenzform der Interdiskursivität dar. Link formulierte diesbezüglich folgenden beachtenswerten Satz: „Bevor Intertextualität entstehen kann, muß Interdiskursivität stets schon da gewesen sein" (Link 1988, 298).

4 Diese spiegeln sich in der sogenannten Diskursposition, dem wertenden Gebrauch von Kollektivsymbolen, wider (Link 1988, 290). Diskurspositionen sind konstitutive evaluative Oppositionen in Form von ‚Normalität – Anomalität'. Eine solche Normativität erzeugt Dispositive der Inklusion und Exklusion in einem Netzwerk von Diskurskomplexen (Link 2013, 19).

Die nachfolgenden Untersuchungen sind insofern interdiskurstheoretisch motiviert, als dass sich unser Fokus in erster Linie auf diskursverbindende Elemente richtet, von denen angenommen wird, dass sie relativ stabile Teilstrukturen darstellen. Es handelt sich dabei vor allem um Formen der Veranschaulichung wie die Kollektivsymbolik, in denen sich die Tendenz zur Reintegration von Wissen aus Spezialdiskursen wohl am deutlichsten manifestiert. Es ist oft nicht ausreichend, ein bestimmtes Symbol oder eine Metapher im jeweiligen Kontext zu betrachten. Vielmehr wird es notwendig, ein Symbol in einer bestimmten Äquivalenzserie von Symbolen zu sehen oder ein Symbol im Sinne eines bestimmten Aspekts oder eines Paradigmas zu verallgemeinern.

KAPITEL 4

Pathographie und Autopathographie

Die Rede vom Wissen der Literatur oder vom Wissen in der Literatur setzt zweierlei voraus: zum einen die These von der Existenz eines Wissens, das von außerhalb des Systems der Literatur an die Literatur herangetragen wird, und zum anderen die These von der Existenz eines Wissens, das nur in der Literatur seinen Ort hat und ein genuines Phänomen der literarischen Kommunikation darstellt. Mit der Unterscheidung dieser beiden Wissenstypen ist die Annahme verbunden, dass verschiedene Systeme mit ihren jeweiligen Codes interferieren. Damit verbunden ist die Frage, inwieweit die Suche nach solchen wissenschaftlichen Denkformen in der Literatur sinnvoll ist. Diese Sachverhalte wollen wir nun an deutschsprachigen (Auto-)Pathographien untersuchen, in denen medizinisches Wissen und Erlebenswissen ineinandergreifen.

Themen aus dem Bereich der Pathologie sind in der deutschsprachigen Literatur weit verbreitet, und dies gilt auch für die Schreibmotivation bei Werken, die stark autobiographisch geprägt sind. Vor allem die Literatur der 1970er und frühen 1980er Jahre hat im Zuge der ‚Neuen Innerlichkeit' reichlich Textmaterial für diese Tendenz geliefert.

Die Deutungsmöglichkeiten für den Schwerpunkt ‚Krankheit in der Literatur' sind vielfältig. Die Forschung konzentriert sich jedoch vor allem auf thematische Fragestellungen. Dietrich von Engelhardt fasst zusammen:

> Die Erzählungen und Romane beschreiben den Kranken in seinem Verhältnis zur Krankheit, zum Arzt und zur Therapie, in seinen Beziehungen zu Angehörigen und Freunden, an seinem Arbeitsplatz und in seiner gesellschaftlichen Stellung, in seinem Selbstverständnis und Wertgefühl, in seiner Abhängigkeit von kulturhistorischen Voraussetzungen. Einstellung und Verhalten des Kranken werden differenziert und im Zusammenhang geschildert, beachtet werden die Verbindung von Leib und Seele oder objektiver Körperlichkeit und subjektivem Bewußtsein, die Verbindung von Krankheit und Gesellschaft, von Natur und Kultur. Literatur trägt damit wesentlich zu einer anthropologischen Ergänzung oder Fundierung der Medizin bei, nach der in der gegenwärtigen Kritik an der Medizin immer wieder verlangt wird (von Engelhardt 1991, 30).

Gegenüber den oft begrenzten Möglichkeiten der naturwissenschaftlichen Medizin wird Literatur als Korrektiv oder Kompensation verstanden. Aber auch die Zuständigkeit der Literatur muss erkannt werden – und gleichermaßen sollte das anerkannt werden, was Literatur gegenüber dem medizinischen Diskurs leistet, sei es auch nur im Hinblick auf das metaphorische

Potential literarischer Krankheitsdarstellungen, denen gerne auch selbsttherapeutische Funktion zugeschrieben wird. Jedenfalls wird der Literatur ein großer Wirkungsradius hinsichtlich der literarischen Darstellbarkeit pathologischer Phänomene zugeschrieben. Damit wird zugleich die Unfassbarkeit des Lebens durch die Nomenklatur der Biowissenschaften (die den Menschen als biologisch-morphologisches System begreifen) – in diesem Fall für pathologische Sachverhalte – zum Ausdruck gebracht. Daraus ergibt sich auch die folgende Beobachtung von Thomas Anz:

> Ähnlich wie Liebe und Tod und oft in engem Zusammenhang damit hat Krankheit (und mit ihr die Medizin) schon immer einen dominanten Stellenwert im Feld literarischer Themen und Motive [...]. Zur Attraktivität von Liebes-, Todes- und auch Krankheitsgeschichten in der Literatur gehören die vielfältigen Emotionen, die mit ihnen thematisiert, ausgedrückt und vor allem hervorgerufen werden können (Anz 2018, 29).

Von Krankheits-Narrativen geht eine eigentümliche Anziehungskraft aus. Diese ist natürlich nicht nur vom Inhalt, sondern auch von der Art der Darstellung der Krankheit abhängig. Es sei die Frage aufgeworfen, welche Kriterien zur Abgrenzung eines wissenschaftlichen Textes von einem literarischen Kunstwerk herangezogen werden. Die vermeintlich klaren Grenzen lassen sich in Wirklichkeit jedoch nur schwer ziehen. Doch solche Grenzziehungen zwischen Literatur und Fachtexten werden auch in der Literaturwissenschaft zunehmend fraglich. Dies lässt sich unter anderem daran ablesen, dass sich Literaturwissenschaftler nicht mehr auf herkömmliche fiktionale Texte beschränken wie Romane, Erzählungen oder Dramen, sondern zunehmend auch nicht-fiktionale Texte zu ihrem Untersuchungsgegenstand machen. Vielfach wird auch die Künstlichkeit naturwissenschaftlicher Darstellungsformen betont. Die Zweifel, ob sich faktuales und fiktionales Schreiben trennscharf voneinander abgrenzen lassen, werden natürlich umso mehr durch Werke genährt, die sich dezidiert gegen eine Zuordnung zu einer literarischen Gattung positionieren. Gemeint sind hybride Formen zwischen Reportage und Erzählung, Mischformate aus Erzählung und Sachbuch, Fallbericht und Autobiographie etc. Alle können sie als hybride Genres verstanden werden. Sie sind diskurs-, disziplin- und funktionsübergreifend, weil sie sowohl als Forschungsinstrument als auch als literarisierte Erzählform in Erscheinung treten, und sie bieten ihren Autoren die Chance, Aspekte des Spezialwissens, die sich nicht in die formale Sprache der Wissenschaft fassen lassen, zu veranschaulichen. Hingewiesen sei hier explizit auf Fallberichte mit stark autobiographischen Aspekten, in denen Betroffene ihr Leben und vor allem ihr Leiden erzählen.

Sie firmieren in der deutschen Literaturgeschichte als ‚Verständigungstexte', in die sie in den 1970er Jahren als eigenes Genre eingeführt wurden.[1]

Ebenso durchlässig ist ihrerseits die Grenze zwischen Fachtext und Autobiographie (vgl. Anz 1989). Hier spielt ganz offensichtlich die Kategorie der Autorschaft eine zentrale Rolle. Der Autor ist Zeuge und Teilnehmer des zu beschreibenden Geschehens und muss gleichzeitig beim Schreiben einen Autor-Erzähler schaffen, der eine Zeugen- und Teilnehmerrolle innerhalb des Textes ausfüllt. Der Autor ist zudem gefordert, einen Stellvertreter zu schaffen, der die Transformation von Spezialwissen für ihn übernimmt. Die übermittelten Erfahrungen werden automatisch als persönliches Erleben des Urhebers als einer natürlichen Person angesehen und anerkannt.

In Einzelanalysen soll herausgestellt werden, wie autopathographische Texte mit Fachsprache und mit Spezialwissen umgehen und wie sich Konventionen und ggf. Klischees sowie tradierte Handlungs- und Denkmuster in ihnen widerspiegeln. Ausgewählt wurden in erster Linie Werke, die für den jeweiligen thematischen Schwerpunkt (Art der Krankheit) als repräsentativ einzustufen sind.

Beim Umgang mit so unterschiedlichen Texten ist es unerlässlich, eine Theorie zu wählen, mit der das Textkorpus weitestgehend erschlossen werden kann. Es wird erwartet, dass diese Theorie auf einer bestimmten wissenschaftlichen Perspektive beruht. Diese liegt in der Interdiskurstheorie vor und von ihr ausgehend haben wir die Analyse der Sprachbilder (Metaphern, Kollektivsymbole) in den Mittelpunkt der Betrachtung gestellt. Metaphern gelten in dieser Theorie nicht mehr nur als Stilmittel der Sprache, sondern vielmehr als Basis für Erkenntnisprozesse und der Strukturierung der Wahrnehmung und des Erlebens. Mit Hilfe von Metaphern werden Paradoxien zum Ausdruck gebracht und sie sind ebenso ein Ausdrucksmittel für etwas, das wir rational zwar nicht erklären können, was wir aber jeden Tag erleben. Nicht zuletzt liegt der Vorteil des offenen Metaphernkonzepts der Interdiskurstheorie in seiner genuinen Interdisziplinarität. Hier öffnet sich eine konzeptionelle Brücke, über die sich biomedizinische Forschung und kulturelle sowie persönliche Erfahrung zu einem eigenen Erkenntniswert verbinden. Dabei geht es nicht darum, biomedizinische Ergebnisse auf kulturelle oder psychische Phänomene zu übertragen. Es gibt nur zwei Richtungen, in denen solche Übertragungen erfolgen können. Insbesondere die Neurowissenschaften dringen in Bereiche vor, die traditionell der Philosophie – oder allgemeiner den

---

1 Den Begriff ‚Verständigungstexte' prägte bekanntlich der Suhrkamp-Lektor Hans-Ulrich Müller-Schwefe Ende der 1970er Jahre.

Geisteswissenschaften – zugedacht waren. In Fragen nach dem kulturellen Erleben, nach der ästhetischen Wahrnehmung überschreiten die Biowissenschaften oft die Grenzen zu anderen wissenschaftlichen Disziplinen, indem sie versuchen nicht nur zu erforschen, wie das Gehirn als Organ funktioniert, sondern wenn sie auch versuchen zu verstehen, wie das Bewusstsein bzw. der Geist beschaffen ist. In (Auto-)Pathographien wird also ein Wissen verhandelt, das die Biowissenschaften mit ihren reduktionistischen Methoden nicht ermitteln können, ein Wissen, das nicht nur als organischer Prozess, sondern vielmehr als Bestandteil oder Bedingung individueller Biographien beschreibbar ist. Aus diesem Grenzbereich heraus entsteht ein sog. interdiskursives Wissen (Jürgen Link). Es ist eine neue Art von Wissen, das erst durch die mediale, in unserem Fall literarische Vermittlung hervorgebracht wird. Damit wird die von der Literaturwissenschaft bislang vernachlässigte Kategorie der ‚Verständigungstexte' und die Stellung autopathographischer Texte, die durch Paratexte als Erlebnis-, oder Fallberichte gekennzeichnet sind, neu beleuchtet.

Das in Frage stehende Textkorpus ist einigermaßen heterogen, und es erweist sich als schwierig, verallgemeinernde gattungstheoretische Aussagen über ein so heterogenes Untersuchungsobjekt zu treffen. Hinzu kommt, dass die Autoren der Betroffenheits- und Verständigungsliteratur nur selten zum Kreis der renommierten Berufsschriftsteller gehören. Auch sind sie nicht in erster Linie prominente Persönlichkeiten des öffentlichen Lebens, d. h. durch die Veröffentlichung der eigenen Geschichte wird in der Regel das Schicksal dieser Menschen erst öffentlich bekannt. Es wird darin auch nicht der gesamte Lebensweg dargestellt, sondern ein einschneidendes und krisenhaftes Erlebnis herausgegriffen. Ein künstlerischer Qualitätsanspruch an diese Texte wird in der Regel gar nicht erst gestellt.

Der Trend zur verstärkten Publikation von Erfahrungsberichten hat sich im deutschsprachigen Raum in den 1970er und 1980er Jahren entwickelt. Die Konjunktur dieses Genres ist bis heute ungebrochen und auch die Literaturwissenschaft und Autobiographieforschung sowie Medizinethnologie und -soziologie beschäftigen sich seit einiger Zeit intensiv mit dieser Art von Texten, in denen die individuelle Krankheitserfahrung, Therapie, ggf. aber auch Rückfall, Sterben und Tod im Mittelpunkt des Berichteten stehen. Die individuellen und gesellschaftlichen Funktionen von (Auto-)Pathographien, Hinterfragung der eigenen Identität, Kritik oder Korrektur der biomedizinischen Perspektive durch die Patientenperspektive sind dabei ebenso Gegenstand der Analysen wie wiederkehrende Erzählmuster, Denkbilder, Symbole, Analogien und Metaphern. Körpertheoretische, identitätstheoretische, erkenntnistheoretische und nicht zuletzt ethische Fragen werden aufgeworfen, die dementsprechend neue, auch poetologisch herausfordernde Repräsentationsweisen erfordern.

Trotz des Verzichts auf ästhetische Kriterien für die zu beschreibenden Werke sind folgende Fragen berechtigt: Mit welchen Techniken werden Krankheiten in diesen Texten beschrieben? Welchen Erkenntniswert hat die literarische Repräsentation der vorliegenden Krankheiten? Was bedeutet die Einbeziehung biologischer Realitäten für traditionelle Vorstellungen von gegebenen Krankheiten?

Die Auswertung der vorliegenden (auto-)biographischen Texte, in denen individuelle Krankheitserfahrungen verhandelt werden, zeigt ein breites Genrespektrum. Es gibt zahlreiche Fallberichte, Berichte aus dem weiten Feld der so genannten narrativen Medizin[2], viele populärwissenschaftliche Texte zum Thema, aber auch fiktionale Autobiographien und Romane, die medizinische Themen aufgreifen. Bei Fallberichten handelt es sich um sachlich-medizinische Texte, in denen Ärzte aus psychologisch-medizinischer Sicht über das Schicksal ihrer Patienten berichten. In (Auto-)Pathographien hingegen berichten Menschen in Form einer autobiographischen Erzählung über ihr eigenes Schicksal bzw. über das Schicksal von nahen Verwandten.

Von der Autopathographie ist die Pathographie zu unterscheiden, G. Thomas Couser definiert den Begriff Pathographie einfach als Schreiben über Krankheiten (Couser 1997, 133). Jeffrey K. Aronson verweist dabei auf die Tradition von Fallberichten, die bis zu Hippokrates zurückreicht. Aronson stellt jedoch fest, dass die Patienten eigene Wege gefunden haben, sich auszudrücken, als stellvertretend durch die Interpretation des Arztes (vgl. Aronson 2000, 23). Aronson nennt diese Art des Schreibens „autobiographische medizinische Erzählungen" (Aronson 2000, 23).[3] Nach Dietrich von Engelhardt wurde der Begriff ‚Pathographie' um 1900 von dem deutschen Neurologen und Psychiater Paul Julius Möbius geprägt (von Engelhardt 2002, 200).[4] Aronson macht auf die kategorische Unterscheidung zwischen Pathographie und Autopathographie aufmerksam und stellt fest: „However, no one has, to my knowledge, made the important distinction between pathography and autopathography; indeed the latter term seems not to have been coined at all" (Aronson 2000, 23). Die Pathographie ist ein medizin- und kulturgeschichtliches Genre. Es handelt sich um

---

2   Dieser Begriff bezieht sich auf einen methodischen Ansatz in der Medizin, der sich mit der Bedeutung von Erzählungen von Patienten über ihre Erfahrungen mit ihrer eigenen Krankheit befasst (vgl. Goyal 2014).
3   Die erste Definition der Pathographie überhaupt findet sich in Robley Dunglisons *Medical lexicon* von 1853 als Beschreibung von Krankheiten oder als "the study of the effects of any illness on the writer's (or other artist's) life or art, or the effects of an artist's life and personality development on his creative work" (zitiert nach Aronson 2000, 23).
4   Unter Hinweis auf die Arbeit Paul Julius Möbius: *Stachyologie*, Leipzig 1901; ders. Ausgewählte Werke, Bd. 1–7, Leipzig 1911.

eine integrative und interdiskursive Kategorie mit langer Tradition. Als Genre weist sie ein breites Spektrum unterschiedlicher Ausprägungen auf. Pathologische Phänomene stehen in einem immanenten Zusammenhang mit der jeweiligen kulturellen Epoche. Eine umfassende Definition der Pathographie liefert Dietrich von Engelhardt in seinem Überblick *Pathographie – historische Entwicklung, zentrale Dimensionen*:

> Die Pathographie, ein Begriff aus der Zeit um 1900, hat eine bis in die Antike zurückreichende Tradition als Beschreibung eines kranken Menschen im Kontext seines Lebens und seiner Aktivitäten. Ein richtiges Verständnis beruht auf der Behandlung mehrerer wichtiger Dimensionen: Geschichte, Geschichte der Krankheit versus Geschichte des Kranken, Ontologie der Krankheit, Kausalität der Beziehung, Krankheit-Leben, Status des Kranken, Funktion der Medizin, Gesellschaft-Kultur, Kunst und Literatur (von Engelhardt 2002, 199).

Im deutschen Sprachraum wurde der Begriff, wie oben ausgeführt, von Paul Julius Möbius neu interpretiert und später von dem Psychiater Wilhelm Lange-Eichbaum an der Wende vom 19. zum 20. Jahrhundert weiterentwickelt, – das Genre hat jedoch tiefere Wurzeln (vgl. Fürholzer 2019, 23). Im 20. Jahrhundert spielten die allgemeine Psychopathologie von Karl Jaspers[5] sowie die spätere anthropologische Medizin, für die die Subjektivität in der pathographischen Darstellung wesentlich wird, eine wichtige Rolle im Gegensatz zur objektivierenden Betrachtungsweise pathologischer Phänomene, die für das 19. Jahrhundert typisch sind (vgl. Fürholzer 2019, 24). Pathographie entsteht überwiegend im Kontext und in Verbindung mit Biographie und ist somit eine spezifische Form biographischen Schreibens, die auf die Darstellung von Krankheitserfahrungen abzielt. Pathographie ist gekennzeichnet durch die Reflexion, inwieweit Krankheit die menschliche Ontogenese beeinflusst. Diese Blickrichtung rückt im Gegensatz zur Objektivierung pathologischer Phänomene im Rahmen des aktuellen medizinisch-wissenschaftlichen Diskurses die subjektiven Aspekte von Krankheit in den Vordergrund. In diesem Sinne stellt Dietrich von Engelhardt fest: „Die Klassifikationen der Krankheiten bestätigen sich am individuellen Verlauf oder werden durch diesen korrigiert und relativiert" (von Engelhardt 2002, 205). Gleichzeitig spiegeln Pathographien zeitgenössische Tendenzen im Denken über Krankheit wider. Pathographien sind

---

5 Karl Jaspers bezeichnet Pathographien als „biographische Krankengeschichten" (Jaspers 1920, 330). Die Pathographie sei eine Darstellungsform der individuellen Entwicklung der historischen Persönlichkeit, die vor allem Störungen pathologischer Natur widerspiegelt.

daher auch für die Medizingeschichte von zentraler Bedeutung (vgl. auf der Horst 2006, 122). Von Engelhardt schreibt:

> Lebensgeschichte ist immer zugleich Ideengeschichte. [...] An der Medizin der Romantik lässt sich begreifen, daß der Gegensatz von Objektivität und Subjektivität nicht zwingend oder unüberbrückbar ist; Äußeres und Inneres können ebenso miteinander verbunden werden wie Allgemeinheit und Individualität, Physik und Metaphysik, Krankheit und Politik (von Engelhardt 2006, 202 und 204).

An einer anderen Stelle führt von Engelhart aus, dass die Pathographie schließlich stets der Gefahr einer Vermischung von Seins- und Werturteilen ausgesetzt sei (von Engelhardt 2002, 200). Auf diese Weise erhält das Genre eine reflexive Funktion, die diskursübergreifend ist. Die Pathographie führt über die Beziehung zwischen der Krankheit und dem Leben eines bestimmten Individuums hinaus, indem sie die breiteren Verbindungen zwischen dem erkrankten Individuum und dem soziokulturellen Hintergrund offenlegt. Sie beschreibt die Krankheit im Kontext des Lebens eines Individuums, aber auch im Kontext der Gesellschaft und der Kultur in ihrer historischen Entwicklung.

Persönlichkeiten des öffentlichen Lebens, Gelehrte, Künstler, Schriftsteller, Staatsmänner und andere historisch bedeutsame Persönlichkeiten, insbesondere nach ihrem Ableben, sind traditionell Gegenstand von Biographien (vgl. auf der Horst 2007, 105–120). Ziel ist die Hervorhebung der Bedeutung, Einzigartigkeit und Unverwechselbarkeit dieser Personen. Von Engelhardt stellt jedoch fest:

> Pathographie muß vom Begriff her nicht nur auf produktive oder kulturell bedeutende Menschen bezogen werden, was allerdings in den entsprechenden Beiträgen seit dem Ende des 19. Jahrhunderts überwiegend der Fall ist. Auch von einem Postbeamten, Friedhofswärter, einer Hausfrau oder einem Kind lassen sich Pathographien verfassen. Das Genie wie der Spießbürger eignen sich für Pathographien. Ebenso können über Heilige wie Verbrecher Pathographien geschrieben werden (von Engelhardt 2002, 208).

Pathographien spiegeln in hohem Maße den Stand des Diskurses in den medizinischen Wissenschaften und verwandten Disziplinen wider. Bei den Pathographien handelt es sich nicht um eine exklusive Domäne der medizinischen Disziplinen. Bei den Autoren handelt es sich aber häufig um ausgebildete Mediziner, Psychologen, aber auch um Philologen, Philosophen, Juristen oder Naturwissenschaftler mit Bezügen zu den Geisteswissenschaften. Die Tradition der Pathographie in der medizinischen Kasuistik ist kein Zufall, da sie neben generalisierenden Darstellungen auch Einzelerscheinungen bestimmter Krankheiten beinhaltet. Von Engelhardt bemerkt dazu:

> Anlage und Durchführung der Pathographie, insbesondere wenn sie aus der Medizin stammen, werden von den unterschiedlichen nosologischen und symptomatisch-syndromatischen Konzepten geprägt. [...] Pathographie lenkt den Blick auch auf die Funktion oder Bedeutung der Medizin, das heißt auf die Auswirkungen der Diagnostik, Therapie und Arzt-Patienten-Beziehung auf die Krankheit, die Lebensbereiche sowie die Produktivität des kranken Menschen (von Engelhardt 2002, 206 und 209).

Die detaillierte Analyse einzelner Aspekte des Krankheitsbildes und des Krankheitsverlaufes ist in der Pathographie mit Zusammenhängen außerhalb des medizinisch-wissenschaftlichen Interesses verwoben. Zudem sind die Erläuterungen pathologischer Zusammenhänge so formuliert, dass sie für Laien verständlich sind. Die klassischen Pathographien der Neuzeit, so von Engelhardt, stammen aus dem 17. und 18. Jahrhundert und geben eher ein generalisiertes Krankheitsbild als die individuelle Krankheitserfahrung eines Menschen wieder (von Engelhardt 2002, 201).

Pathographien finden sich nicht nur in der Medizin, sondern auch in Werken der Kunst und Literatur. Damit treten die betreffenden Werke in den medizinwissenschaftlichen Diskurs ein. Hier findet eine Wechselwirkung zwischen Literatur und Medizin statt (vgl. Jagow – Steger 2005, 1–6). In Pathographien werden häufig literarische Werke als Informationsquelle über die Erscheinungsformen von Krankheiten herangezogen. Dies ist der Fall bei der überwiegenden Mehrheit der Psychopathographien.[6] Bei der Pathographie handelt es sich um ein Grenzgenre zwischen Literatur und Wissenschaft.[7] Dies hängt mit der Geschichte des Genres zusammen, die etwa bis in die Mitte des 19. Jahrhunderts zurückreicht und bei der es sich um ein vor allem europäisches Phänomen handelt. Mit der Entwicklung der Psychiatrie erlebte das Genre im ersten Drittel des 20. Jahrhunderts eine Blütezeit, und prominente historische Persönlichkeiten wie Goethe, Schopenhauer und Nietzsche wurden zu Schlüsselfiguren des Genres.[8] Eine Reihe von Pathographien Friedrich Nietzsches, deren zentrales Thema die Verbindung von Genie und Wahnsinn

---

[6] Vgl. Anz 1977; Kraft 2003; 2008; Hilken 1993; Podol 2006; Stern 1910.
[7] Die Anwendung des Konzepts der Pathographie auf Texte mit hoher literarischer Qualität, wie es bei Büchners Erzählung *Lenz* oder Goethes Roman *Die Leiden des jungen Werthers* der Fall ist, kann jedoch zu einer Übergewichtung der in diesen Texten enthaltenen pathologischen Aspekte führen.
[8] Vgl. Paul Julius Möbius: *Über das Pathologische bei Goethe* 1898.

ist, wird von Tobias Dahlkvist zitiert.⁹ Von Engelhardt führt aus: „Krankheit kann nicht selten künstlerische Produktivität hervorbringen oder auslösen, aber ebenso diese zum Erliegen bringen oder nivellieren" (von Engelhardt 2002, 209).

Die Pathographie als Genre hat sich durch medizinische Fachzeitschriften etabliert, aber auch die Literaturwissenschaft profitierte von Arbeiten über Heinrich von Kleist (Sigismund Rahmer 1903), E. T. A. Hoffmann (Otto Klinke 1903), Friedrich Hebbel (Isidor Sadger 1913) oder Gottfried Keller (Eduard Hirschmann 1919) etc. Diese Werke wurden von den raschen Fortschritten beeinflusst, die zu Beginn des 20. Jahrhunderts sowohl in der Psychiatrie als auch in der analytischen Psychologie (Psychoanalyse) erzielt wurden. Die Zugehörigkeit der Pathographie vor allem zu den Fachdiskursen der medizinischen Wissenschaften lässt eine Tendenz zur Neugier und zur methodischen Strenge dieses Genres erkennen. Die Verbindung von künstlerischer oder intellektueller Hochbegabung mit Wahnsinn[10] bzw. die Reduktion des Genies auf eine kranke Psyche und die generelle Pathologisierung bedeutender Künstlerpersönlichkeiten werden als Thema in der zweiten Hälfte des 20. Jahrhunderts angegangen.

Neue Pathographien tauchen in der deutschsprachigen Literatur in den 1970er Jahren auf, im Zuge der Durchsetzung der ‚Neuen Subjektivität'. Sie zeichnen sich dadurch aus, dass die Autoren nicht mehr, wie in der engagierten Literatur der 68er-Generation, politisch programmieren, sondern nach innen blicken und ihre eigenen Gefühlswelten und seelischen Traumata reflektieren. Diese Texte sind meist autobiographisch und erfassen die eigene Krankheit als Konsequenz der Sozialisation.

Im neuen Jahrtausend erlebt die pathographische Literatur eine Renaissance, aber dabei handelt es sich nicht mehr primär um Erzählungen, die von der Vorstellung ausgehen, dass fehlerhafte gesellschaftliche Strukturen direkt in die Krankheit führen (z. B. Fritz Zorn: *Mars*). In den Arbeiten der Gegenwart wird Krankheit oder Körperbehinderung nicht mehr als Folge sozialer Einflüsse, sondern als Bestandteil des Menschseins beschrieben. In diesen Fällen

---

9   Tobias Dahlkvist nennt folgende Beispiele: Genio e follia (1862); L'uomo di genio (1887); Genio e degenerazione (1897); Nuovi studi sul genio (1901/02); deutsch: Genie und Irrsinn (1887), Der geniale Mensch (1890), Entartung und Genie (1894), Studien über Genie und Entartung (1910) (vgl. Dahlkvist 2012, Anm. 1, 173).

10   Das Verhältnis von Krankheit und Kunst ist Gegenstand einer Reihe von Untersuchungen. (vgl. von Engelhardt 2002, 207). Die Idee einer Verbindung zwischen Wahnsinn und Kunst ist in der Antike weit verbreitet (vgl. von Engelhardt 2002, 201). Zur Verbindung von Literatur und Wahnsinn vgl. das klassische Beispiel der *Biographien der Wahnsinnigen* des deutschen Dramatikers Christian Heinrich Spiess (vgl. auch Wübben 2012).

spricht man von Autopathographie. Dabei handelt es sich um eine Kombination aus Pathographie und Autobiographie. Im literaturwissenschaftlichen Diskurs der Gegenwart ist der Begriff der Autopathographie recht mehrdeutig. Diego León-Villagrá definiert Autopathographie wie folgt: „Die Autopathographie soll als autobiographische Form konstituiert werden, die besonderen Fokus auf den individuellen, linearen Krankheits*prozess* und seine Semiotik legt" (León-Villagrá 2022, 305; Hervorh. im Original). Oft wird das Genre der Pathographie also mit Formen des Schreibens in Verbindung gebracht, die von der Lebensgeschichte der Autorin oder des Autors selbst zeugen, d. h. autobiographische Züge aufweisen. In diesem Zusammenhang verweist León-Villagrá auf eine einschlägige Studie von Karl Birnbaum aus dem Jahr 1933. In seiner Studie definiert Birnbaum die Pathographie als Biographie aus der Perspektive der Pathologie und verweist gleichzeitig auf den ergographischen Aspekt dieses Schreibprozesses. Katharina Fürholzer argumentiert in diesem Sinne wie folgt: „Als ‚Pathographie' bezeichnet man in der Regel die schriftliche Auseinandersetzung mit einer eigenen oder fremden Krankheitserfahrung und der Bedeutung, die dieser Erfahrung im Kontext des eigenen oder fremden Lebens zukommt" (Fürholzer 2019, 4). Der Autor versteht unter diesem Begriff „sowohl fiktionale als auch faktuale (also nichtfiktionale) Texte, sowohl narrative als auch berichtende Formate und [...] sowohl pathographische Schreibarten als auch pathographische Lesarten" (Fürholzer 2019, 4).

Als Autopathographie wird eine literarische Gattung bezeichnet, die einen persönlichen und authentisch-reflektierenden Blick auf das Erleben der eigenen Erkrankung richtet. In diesem Sinne führt Irmela Marei Krüger-Fürhoff aus:

> In der (Auto-)Pathographieforschung werden Erfahrungsberichte gerne als Artikulation einer Patientenperspektive gewürdigt, die ein Gegengewicht zur Schulmedizin darstellt oder sogar explizit dagegen anschreibt, indem sie den kranken Körper und seine Geschichte vom herrschenden medizinischen Diskurs zurückfordert (Krüger-Fürhoff 2012, 85).

Der medizinische Fachdiskurs nimmt demnach eine fundamentale Rolle ein und manifestiert sich entsprechend stark in den Erzählinhalten. Literatur und Medizin (wissenschaftliches Spezialwissen) sind interdiskursiv (funktional) miteinander verknüpft und ihr Verhältnis zueinander ist als komplex zu bezeichnen. In der Autopathographie konstituiert die persönliche Erfahrung von Krankheit einen wesentlichen Aspekt der Definition des Genres. Krankheit verbleibt folglich im Zentrum aller Reflexionen des erlebenden und erzählenden Subjekts. Dieser Prozess wird in der Literatur als Dekonstruktion bezeichnet (vgl. Frank 1994, 13). Krankheit fungiert somit als treibende Kraft des Erzählens in der Autopathographie. Sie stimuliert die Reflexion über die körperliche Dimension, die Behinderung und die eigene Sterblichkeit. Infolgedessen wird die Reflexion über die eigene Identität und deren Kontingenz angeregt. Es lässt sich festhalten, dass es sich um eine spezifische Form der deutschsprachigen Literatur handelt, die sich in besonderer Weise im Sinne der ‚Neuen Innerlichkeit' konstituiert hat. Marion Moamai führt aus: „Tagebücher oder tagebuchähnliche Aufzeichnungen mit teilweiser sorgfältiger literarischer Ausformung, die größtenteils mit dem Ausbruch der Krankheit beginnen und enden, wenn die Kraft zum Schreiben fehlt" (Moamai 1997, 24).

Die Autopathographie als Genre hat eine recht reiche Tradition. Johanna Zeisberg beschreibt in ihrer Studie *Zwischen Rettung und Unrettbarkeit. Biochemische Ich-Irritationen in Autopathographien der Gegenwart* (2018) genau die Verschiebung vom pathographischen Schreiben um 1900 bis in die heutige Zeit. Der Fokus ihrer Untersuchung liegt auf der Auseinandersetzung der Autoren mit Fragestellungen bezüglich Identität, Abgrenzung, Persönlichkeitsveränderungen und Wahrnehmungsstörungen. Eine Analyse der Thematik offenbart eine Ähnlichkeit mit literarischen Werken um 1900, wobei neuere Formen der Autopathographie dem professionellen Diskurs der medizinischen Wissenschaften näherstehen und alternative Möglichkeiten zur Konzeptualisierung und Betrachtung von Krankheit bieten. Die Werke, die mittlerweile etwa 40 Jahre nach der Welle des autobiographischen Schreibens im Kontext der Neuen Subjektivität entstanden sind, und die in dieser Arbeit hauptsächlich reflektiert werden, bezeichnet Anne-Kathrin Reulecke als neue Pathographien, bei denen die Grunderzählung nicht darin besteht,

> dass ‚falsche' gesellschaftliche Strukturen direkt zu psychischen Defekten und mehr oder weniger direkt zu körperlichen Krankheiten führen. Vielmehr beschreiben zeitgenössische Autoren in ihren Werken körperliche Krankheiten oder körperliche Defizite, die nicht mehr als unvermeidliche Folgen einer antihumanen Gesellschaft bewertet, sondern als Teil des menschlichen Lebens, als Teil der *condition humaine* anerkannt werden (Reulecke 2018, 465).

In der Literaturgeschichte lässt sich spätestens seit der Romantik der Zusammenhang zwischen individueller Anamnese, Biographie und Werk eines Autors nachweisen. Ein wachsendes Interesse an pathologischen Phänomenen ist seit der Wende vom 19. zum 20. Jahrhundert im Rahmen der Psychoanalyse zu beobachten. Der Begriff der Pathographie, der üblicherweise auf diese Art des Schreibens angewandt wird, wird mit autobiographischen Schreibformen in Verbindung gebracht. León-Villagrá rekonstruiert die Geschichte des Begriffs Autopathographie und weist darauf hin, dass Joyce Carol Oates den Begriff Pathographie 1988 in einer Rezension für die New York Times verwendet hat. Er weist darauf hin, dass Thomas Couser den Begriff Pathographie aus Oates'

Rezension übernimmt und mit dem selbstreferenziellen Präfix ‚auto' versieht, den Begriff Autopathographie aber vage für alle autobiographischen Texte verwendet, deren zentrales Thema Krankheit ist. Im zeitgenössischen literarischen Diskurs hat sich der Begriff der Autopathographie also relativ wenig verändert. Auf diesen Umstand weist auch Hayley Mitchell Haugen hin: „Whether we call works in this genre ‚pathographies', ‚autopathographies', ‚auto/body/ographies', or just ‚life writing'" (Haugen 2011, 41). Jeffrey Aronson zitiert Mark Lawson und macht eigene Vorschläge: „The critic Mark Lawson, recognising the genre, has called autopathographies ‚medical confessionals', but I prefer to call them ‚patient's tales' – or [...] ‚plain tales from the ill'" (Aronson 2000, 1599). Es handelt sich somit im Wesentlichen um eine autobiographische Erzählung der eigenen Krankheit, wie Thomas Couser schreibt: „autopathography is [...] an exploration of our condition as embodied selves" (Couser 2011, 134). Autobiographen nehmen im Prozess der Reflexion über pathologische Zustände im Hinblick auf die Authentizität ihrer Erfahrung eine spezifische Position ein. Diese Position kann der Pathograph nicht einnehmen.

Ein wesentlicher Aspekt der Definition des Genres Autopathographie ist die persönliche Erfahrung von Krankheit. Krankheit wird als ein Phänomen gesehen, durch das alle bisherigen Erfahrungen und Geschehnisse einen neuen/anderen Sinn erhalten. Wenn Krankheit in Autobiographien erwähnt wird, dann geschieht dies durch das Prisma der Krankheitserfahrung, und sie bleibt auf diese Weise im Zentrum aller Reflexionen des Subjekts, das sie erlebt und erzählt. Krankheit bedeutet, so Arthur W. Frank in Anlehnung an Judith Zaruches, den Verlust des Ziels und der ‚Landkarte', die das Leben des Patienten in der Vergangenheit geleitet haben (Frank 1995, 1). Das Kernmotiv der Autopathographie ist „the need of ill people to tell their stories, in order to construct new maps and new perceptions of their relationships to the world" (Frank 1995, 3). Nach Frank ist die postmoderne Erfahrung der eigenen Krankheit mit dem Motiv der Rückforderung der individuellen Geschichte durch das Subjekt verbunden, die durch den Diskurs der medizinischen Wissenschaft annektiert worden ist (Frank 1995, 10). Generell spiegeln Autopathographien vielfältige Motive wider: das Streben nach Selbsterkenntnis ebenso wie den Willen, für Rezipienten in ähnlichen Lebenssituationen eine Hilfestellung zu geben. Es geht nicht ausschließlich um die Auseinandersetzung mit der eigenen Identität. Die Autopathographie dient also nicht nur einer autotherapeutischen Funktion. Ihr Ziel ist nicht, wie Frank schreibt, die Konstruktion einer ‚Landkarte', der andere folgen sollen. Die Erfahrung der Rekonstruktion dieser eigenen ‚Landkarte' soll vielmehr authentisch bezeugt werden. Die Erzählungen richten sich sowohl an andere als auch an den Autor selbst, sie sind persönlich und gleichzeitig sozial (Frank 1995, 17).

Ein weniger offensichtlicher sozialer Aspekt der Autopathographien besteht darin, dass diese Erzählungen nicht in einem Raum entstanden sind, der frei von kulturellem Wissen, von kognitiven Rahmungen, von rhetorischen Mitteln usw. ist. In den Erzählungen werden diese Vorannahmen immer wieder neu bewertet und bis zu einem gewissen Grad modifiziert, und genau darin liegt die ästhetische und noetische Funktion der Autopathographie begründet. Auch der Aspekt der Tabuisierung, der mit bestimmten Arten von Krankheiten verbunden ist, spiegelt den sozialen Charakter der Autopathographie wider.

Der eigentliche Boom der Autopathographie setzte um das Jahr 1980 ein, als die Zahl der publizierten Werke zunahm und die Auseinandersetzung mit ihnen auch in den Feuilletons kritisch reflektiert wurde. Die Literarisierung der Krankheit wurde an der Literarizität der autobiographischen Erzählungen gemessen und diese wiederum an ihrer Authentizität, am dokumentarischen Charakter des Schreibens, relativiert. Diego León-Villagrá sieht hinter dieser Dynamik den Aufstieg der Psychosomatik:

> Vor allem in den 1970er und 80er Jahren und im Kontext zeitgenössischer Diskurse der Psychosomatik erlebte die Gattung eine Renaissance, die den Begriff der Pathographie v. a. über populärwissenschaftliche Publikationen von Fallgeschichten des britischen Neurologen Oliver Sacks in den 1980er Jahren auch in die Literatur- und Kulturwissenschaft führte (León-Villagrá 2022, 307–308).

Die erwähnte Entwicklung literarischer (Auto-)Pathographien im Kontext der Neuen Subjektivität führte zur Ausdifferenzierung des Genres und zugleich zum Perspektivenwechsel. León-Villagrá argumentiert:

> Während Mediziner:innen, die sich spätestens seit dem 19. Jahrhundert zunehmend Idealen der Standardisierung, Objektivität und Normativität verschreiben und sich spezifischer Fachsprachen bedienen, in ihren Narrationen die Leistung erbringen, die in der Anamnese mitgeteilte subjektive Erfahrung Betroffener objektivierend zu interpretieren und in das Format der Krankengeschichte zu übersetzen, ist der Kern autobiographischer Literatur die Subjektivierung der (Krankheits-)Erfahrung (León-Villagrá 2022, 308).

Im Mittelpunkt der Autopathographie steht hier die Subjektivität des Erzählers und seine Haltung zu den bereits erwähnten Standardisierungs- und Normalisierungstendenzen in der Medizin. Es geht um den individuellen Krankheitsverlauf, vor allem im Hinblick auf die Symptomatik. Die Individualität des Krankheitsverlaufs wird durch die diaristische bzw. protokollarische Form unterstrichen, die in den meisten Fällen verwendet wird. Bei aller Konfrontation mit der Individualität des Erlebens des Krankheitsverlaufs und seiner Symptome wird in den Autopathographien häufig das Interesse an den

Fachdiskursen der medizinischen Wissenschaft betont, und es finden sich in diesem Genre regelmäßig Diskussionen von Methoden und Forschungsergebnissen, Zitate aus der Fachliteratur und die Verwendung von Fachterminologie.

Diese Texte sind nicht dazu gedacht, die Praktiken der Medizin zu kritisieren, sondern um die Komplexität des Spannungsverhältnisses zwischen den technischen Errungenschaften der Medizin einerseits und ihrer psychosozialen Realität andererseits zu reflektieren.

KAPITEL 5

Metaphernproblematik im Vor- und Umfeld des Konzepts der Kollektivsymbolik

Bianca Sukrow berichtet in ihrer Studie *Die sinnliche Metapher* über die Verwendung der Metaphernanalyse als Mittel zur Erschließung „interpersoneller Prozesse im klinischen Alltag" und weist auf das große „Potenzial der Metapher im Rahmen interdisziplinärer Forschungstätigkeit" hin (Sukrow 2011, 96). Sie weist an selber Stelle auch darauf hin, dass trotz der interdisziplinären Anschlussfähigkeit vieler Metaphernkonzepte diese in der Literaturwissenschaft nur selten verwendet werden. Mit Sukrow vertreten auch wir die Ansicht, dass für die Erschließung und Aneignung der Welt die Praxis der Metaphernbildung eine grundlegende Voraussetzung darstellt.

Aus der aktuellen Metapherndiskussion lassen sich einige wichtige Punkte auch für die Problemlage herausarbeiten, wie sie sich aus unseren Beobachtungen zu Krankheitsmetaphern ergibt. Zunächst gehen wir davon aus, dass sich in Metaphern Individuum und Kultur kommunikativ begegnen, d. h. in Metaphern fließen individuelle und kollektive Erfahrungen zusammen. Dementsprechend wird dieser Aspekt auch in der Forschung betont (vgl. Davidson 1999). Die Wirkung von Metaphern besteht nach Donald Davidson darin, dass wir in der Lage sind, Sachverhalte neu zu perspektivieren, und dass dadurch eine neue Sicht auf die Dinge ermöglicht wird, um neue, abstrakte oder auch verpönte Dinge besser zu verstehen. Dies kann als Konsens in der Metaphernforschung vorausgesetzt werden.

Die folgende kurze Erinnerung an Susan Sontags Essay *Krankheit als Metapher* (engl. *Illness as Metaphor*, 1978) erklärt sich aus der verstärkten Fokussierung auf Krankheit in unserer Analyse. An Sontags Essay kommt in der Tat niemand vorbei, der sich in irgendeiner Weise mit der Metapher der Krankheit beschäftigt. Was die Fachwelt an Sontag stört, ist ihre pauschale Ablehnung des Gebrauchs von Metaphern beim Schreiben oder Sprechen über Krankheiten.

Nach George Lakoff und Mark Johnson (2000) sind Metaphern das Hauptwerkzeug, um die Realität zu bewältigen, und zwar durch ihre Reduktion. Es gibt keinen Grund, die Metapher in dieser Funktion in Frage zu stellen oder gar abzulehnen. Metaphern können nicht nur zu neuen Einsichten führen, sondern durch ihre natürliche Reduktionslogik auch blind machen für ganz bestimmte Dinge. Darüber hinaus ist zu berücksichtigen, dass es sich sowohl bei medizinischen als auch bei literarischen Darstellungen von Krankheit um kommunikative Akte handelt, die auf spezifische Wirkungen abzielen und sich dabei auf narrative und rhetorische (metaphorische) Strukturen stützen. Der persuasive Aspekt der Metaphorisierung von Krankheit wird in unseren Überlegungen zum Tragen kommen und zu entsprechenden Aussagen aus dem Bereich der kommunikativen Funktion von Literatur führen. Wir gehen auch davon aus, dass Krankheiten in ihrer Kommunikationsfunktion, also in der Art ihrer Begriffsbildung, eine Art Symptomatologie mit sich führen (in Analogie zur Ursprungsidee der Psychosomatik von Georg Groddeck, Viktor von Weizsäcker usw.). Das konstruktivistische Paradigma innerhalb der Metaphernforschung, das sich explizit und primär in der konzeptuellen Metapherntheorie niederschlägt, wird in den folgenden Untersuchungen herangezogen.[1] Auch nach der Romanistin und Literaturwissenschaftlerin Vittoria Borsò-Borgarello sind es die „konstruktivistische[n] Positionen, die den Modellcharakter der Metapher als den Weg einer sprachlich vermittelten Erkenntnis hervorgehoben haben" (Borsò-Borgarello 1985, 9), und sie verweist auf Max Black ([1954] 1996) und seine Beschreibung der Erkenntnisfunktion der Metapher im Sinne der konstruktivistischen Erkenntnistheorie. Metaphern zeigen nicht unbedingt nur die unbesetzten Stellen in unseren Begriffsnetzen an, sondern sie sagen vor allem auch etwas über die kommunikative Unbrauchbarkeit der vorhandenen Begriffe in konkreten Erfahrungssituationen aus. Insofern erfüllen Metaphern weitgehend eine ‚poetische' Funktion. Durch Metaphern wird laut Borsò-Borgarello „eine unkonventionelle Organisation von Welt vermittelt [...]. Metapher ist organisierendes Werkzeug von Wirklichkeitsentwürfen und hat eine heuristische Funktion und Modellcharakter" (Borsò-Borgarello 1985, 14). Borsò-Borgarello schließt entsprechend: „Das wachsende Interesse der Literaturwissenschaft an der Metapher ist u. a. darin begründet, daß [...] der Übergang vom ontologischen Status des Kunstwerks zur Dynamik literarischer Kommunikation vollzogen wurde, die Metapher als Interpretationsmittel literarischer Texte gilt" (Borsò-Borgarello 1985, 10).

Da es uns nicht um die Metapher als solche geht, sondern um Vorgänge der Konstruktion von Wirklichkeit und die Rolle der Metapher in diesen Vorgängen, wird der Begriff der Metapher weit gefasst, und zwar im Sinne der Übertragung von Bedeutung von einer bildspendenden auf eine bildempfangende Sphäre, und zwar als alle Formen des bildlichen Gebrauchs von Sprache (vgl. Weinrich 1976, 227).

---

1 Michael Pielenz unterscheidet konstruktivistische von nicht-konstruktivistischen Metapherntheorien und diagnostiziert der konstruktivistischen Metaphernhypothese einen Boom in den 1980er Jahren, der eine „neue Forschergeneration" hervorgebracht habe (Pielenz 1993, 64, Anm. 29).

In der Metaphernforschung ist folgende prägnante Aussage des deutschen Sprachtheoretiker Karl Bühler bekannt: „Wer die sprachliche Erscheinung, die man Metapher zu nennen pflegt, einmal anfängt zu beobachten, dem erscheint die menschliche Rede bald ebenso aufgebaut aus Metaphern wie der Schwarzwald aus Bäumen" (Bühler 1934, 342). Es ist bekannt, dass Bühler der metaphorischen Sprache vier Funktionen zugeschrieben hat: Metaphern ermöglichen es, neue Phänomene zu beschreiben, andere Phänomene anschaulicher zu beschreiben, Unbekanntes wird durch Bekanntes dargestellt und Metaphern helfen, Anstößiges oder Verpöntes verschleiernd, aber dennoch verständlich auszudrücken (Bühler 1934, 342, 352 f.). Ganz im Sinne von Lakoff und Johnson und ihrem Zusammenhang von Kognition und Sprache und ihrer Vorstellung von der metaphorischen Natur der Kognition ist nach Bühler unser Denken metaphorisch konfiguriert. Rainer Hülsse stellt fest:

> Sprache spielt im Konstruktivismus eine wichtige Rolle. Doch das Sprachverständnis ist oberflächlich, denn untersucht werden nur Inhalte und Argumente. Wirklichkeit wird aber nicht allein durch das, was wir sagen, konstruiert, sondern auch durch die Art und Weise, wie wir es sagen – etwa durch Metaphern. Um zu verstehen, wie Wirklichkeit entsteht, drängt sich daher die Analyse von Metaphern auf (Hülsse 2003, 211).

Dies steht wiederum im Einklang mit dem Thema unserer Untersuchungen, bei dem es explizit um Medizin und Krankheit geht, das auf der Annahme beruht, dass Metaphern Mittel zur Konstruktion von Wirklichkeit sind, unter der Voraussetzung, dass wir von der kognitiven Wirklichkeit der konstruktivistischen Epistemologie sprechen. Wirklichkeitskonstruktionen sind von Analogien durchzogen, sie sind gleichsam in Analogienetze eingewoben. Wenn die Metapher als eine Beziehung zwischen zwei Bereichen verstanden wird, die auf Analogiebildung oder Gleichartigkeit beruht, dann müssen neue Bilder auftauchen, dann muss es eine eigentliche und eine uneigentliche Sinngebung geben, wobei die eigentliche Sinngebung nicht mehr verständlich und geradezu widersinnig ist. All diese Bedingungen müssen erfüllt sein, um von Metaphern sprechen zu können. Metaphern sind, so gesehen, Produkte eines selbstreferenziellen Systems der Kopplung von Kognition und Kommunikation. D. h. sie sind kognitiv relevant, weil sie kommunikativ wirksam sind und umgekehrt. Wenn es aber so ist, dass Systeme nur mit ihren eigenen Ereignissen operieren können, dann müsste Kommunikation im Falle der Kopplung Rückschlüsse auf Kognition und Kognition auf Kommunikation zumindest strukturell zulassen. Dies ist auch der Kern der Überlegungen der kognitiven Metapherntheorie von Lakoff und Johnson. Aus dieser Perspektive sind Texte als Felder zu verstehen, auf denen Sinnkohärenz hergestellt wird. Dabei werden

Mittel eingesetzt, die sich dafür eignen. Und dafür bieten sich in besonderer Weise Metaphern an. Was ihnen diese besondere Fähigkeit verleiht, ist an vielen Stellen und mit unterschiedlichen Ergebnissen bereits diskutiert worden. Ein Grundkonsens besteht aber in der Einsicht, dass mit Metaphern sehr effektiv Reifikation betrieben werden kann, vor allem für Sachverhalte, die unfassbar, abstrakt, unsichtbar, nicht sinnlich wahrnehmbar sind.

Für Lakoff und Johnson sind Sprache und Denken metaphorisch. Deshalb unterscheiden sie zwischen lexikalischen und konzeptuellen Metaphern. Das metaphorische Konzept ist quasi das verallgemeinerte Modell hinter den sprachlichen Varianten einer kognitiven Struktur. Unser Denken, so die Autoren, ist buchstäblich von einem ganzen System metaphorischer Konzepte durchdrungen, auf das sprachliche Metaphern zurückgreifen. Dieses Begriffssystem ist jedoch nicht universell. Lakoff und Johnson definieren die Metapher als durch körperliche und kulturelle Erfahrungen kodiert.

Vor diesen theoretischen Überlegungen steht die Frage nach den Eigenschaften von Metaphern, die es ihnen ermöglichen, an der begrifflichen und sprachlichen Konstruktion von Wirklichkeit mitzuwirken. Diese funktionale Bestimmung kann nur über ihre prozessuale Struktur erschlossen werden. Um (verborgene) Prozessfunktionen sichtbar zu machen, empfiehlt es sich, Umstrukturierungen auf mehreren Ebenen vorzunehmen.

Gegen Ende der 1970er Jahre etablierte der Literaturwissenschaftler Jürgen Link den Begriff der Kollektivsymbolik im Rahmen der Interdiskursanalyse. Als analytische Kategorie in den Sozial- und Kulturwissenschaften ist er eng verbunden mit der Interdiskurstheorie und der Diskursanalyse und findet weithin Akzeptanz (vgl. Link 1977). Kollektivsymbole gehören zum Gemeingut einer Gesellschaft. Die Analyse von Kollektivsymbolen stellt daher einen essenziellen Bestandteil der (Inter-)Diskursanalyse dar. Sie zeichnen sich dadurch aus, dass sie in einem breiten Spektrum von Texten immer wieder auftauchen. Die Analyse der Kollektivsymbole ermöglicht zudem die Erfassung des Konstruktionscharakters von Wirklichkeit, da dieser sich in gemeinsamen Vorstellungen in Form von Metaphern, Analogien, Mythen, Stereotypen, Allegorien, Narrativen etc. manifestiert (vgl. Parr 2014, 57). Kollektive Symbole sind die wichtigsten Elemente der interdiskursiven Kommunikation und wirken als Verdichtung der Interdiskursivität (vgl. Link – Parr 2007, unpaginiert). Link erläutert:

> Semiotisch besehen, sind Kollektivsymbole also komplexe, ikonisch motivierte, paradigmatisch expandierte Zeichen, die eine Bildseite (*Pictura*) und eine Seite des eigentlich Gemeinten (*Subscriptio*, ‚Sinn') vereinen. Diskurstheoretisch betrachtet stellen sie Kopplungen von Spezialdiskursen dar (Link – Parr 2007, unpaginiert; Hervorh. im Original).

Auf jeden Fall implizieren Kollektivsymbole das, was Link „diskursiven Dualismus" (Link 1988, 296) nennt, mit der Konsequenz, dass Diskurse innerhalb eines spezifischen Symbols selektiv zusammenwirken. Link bezeichnet diese Disjunktion zwischen einem Element als Kollektivsymbol und einem Element eines Spezialdiskurses als „symbolische Ambivalenz" (Link 1988, 293). Die spezifischen symbolischen Ambivalenzen lassen sich nach Link weitgehend durch historisch-kulturelle Spezifität erklären: „[J]edes Kollektivsymbol besitzt zu jedem Zeitpunkt eine genau bestimmbare historisch-konkrete Ambivalenz, die sich aus der konnotativen Einschreibung ganz bestimmter widersprüchlicher diskursiver Positionen ergibt" (Link 1988, 298). Über Kollektivsymbole werden also vielfältige Integrationen zwischen unterschiedlichen Strukturen (nicht nur Diskursen) ermöglicht.

Innerhalb des Forschungsfeldes der Autopoiesis sozialer Systeme kommt den Kollektivsymbolen eine entscheidende Rolle zu. Insbesondere mediale und politische Diskurse nutzen Kollektivsymbole, um gesellschaftskonstituierende Macht auszuüben. Als Kollektivsymbole werden jene diskursiven Elemente bezeichnet, die in einer Vielzahl von Diskursen simultan auftreten und als kulturelle Stereotypen die Interpretation von Aussagen steuern. Kollektivsymbole fungieren als Instrument zur Erfassung der sozialen Realität einer Gesellschaft. Ihre Erscheinungsform manifestiert sich häufig in Form von verblassten Metaphern, die subtile Verbindungen zwischen Aussagen und Erfahrungen herstellen, Widersprüche nivellieren, die Komplexität der Wirklichkeit reduzieren, Akzeptanz für Normen und Erwartungen erzeugen sowie den Zusammenhalt und die Macht von Diskursen stabilisieren oder verstärken. In diesem Sinne argumentiert Nicolai Glasenapp in seinem Buch *Normativität der Demenz?*, das sich mit der Demenzmetaphorik befasst: „Sie erscheinen als fixierte Bilder, die sich im gesellschaftlichen und kulturellen Bewusstsein festsetzen" (Glasenapp 2023, 19).

Es sei darauf hingewiesen, dass Kollektivsymbole stets eine positive oder negative Bewertung von Inhalten liefern. In Kollektivsymbolen werden sowohl rationale als auch emotionale Wissensbestände komprimiert. Darüber hinaus werden Regularitäten im Umgang mit kulturellen Phänomenen vorgezeichnet. In dem Maße, in dem diese Symbole innerhalb eines sozialen Systems ihre Wirkung entfalten, erzeugen sie ein bestimmtes Wissen über eine bestimmte Ordnung. Dieses Wissen definiert entsprechende Logik und Handlungsmöglichkeiten. Dieser Vorgang erfolgt dabei nicht durch die Wirkung eines einzelnen Kollektivsymbols, sondern durch die ständige Wiederholung und Modifikation innerhalb des gesamten Repertoires tradierter Vorstellungen. Das synchrone System der Kollektivsymbole wird als ein Regelwerk verstanden, das über die Grenzen der Fachdiskurse hinaus Gültigkeit besitzt. Mithilfe der Kollektivsymbole kann jedes Versagen oder jede Veränderung des Systems angezeigt werden, wobei die Unterscheidung zwischen Normalität und Abweichung vorausgesetzt wird. Die Aktualisierung, Reflexion und gegebenenfalls Umkehrung der Bedeutung von Kollektivsymbolen stellt ein bedeutendes Potential der Literatur dar.

Die Auffassung, dass nicht jedes Symbol Teil einer kollektiven Symbolik ist, wird durch Margarete und Siegfried Jäger in ihrer Forschung vertreten. Diese unterscheiden kollektiv-symbolische Themen, die stets in spezifischen, wiederkehrenden Mustern auftreten, „auf die grundsätzliche Struktur von Oben-Mitte-Unten, Rechts-Mitte-Links sowie auf eine Fortschritts-Rückschrittsachse und die damit jeweils imaginierten Grenzen angesprochen wird" (Jäger – Jäger 2007, 43). Kollektivsymbole durchziehen Diskurse wie ein Netzwerk, dem man zwar nicht entkommen kann, dessen Elemente jedoch variieren können. Unter günstigen Umständen ist ein Einsatz von Kollektivsymbolen sogar in umgekehrter Richtung möglich (vgl. Jäger – Jäger 2007, 46).

Kulturelle Systeme werden in dieser Betrachtung als hochdynamisch beschrieben, insofern sie sich permanent durch diskursive Innovationen verändern. Diese Innovationen werden vor allem durch Positionskonflikte innerhalb des Diskurses motiviert und resultieren zudem in der Entstehung neuer Qualitäten. Das jeweilige Kollektivsymbol einer Kultur konstituiert ein historisch variables, jedoch synchron relativ kohärentes und stabiles System, das prinzipiell immer die Möglichkeit der Umdeutung in sich birgt, da eine Mehrdeutigkeit inhärent ist. Die Entstehung völlig neuer, diskurs- und interdiskurssystembezogener Bereiche sowie neuer kollektiver Symbole ist demzufolge unwahrscheinlich und manifestiert sich, wenn überhaupt, lediglich in Abständen von mehreren Jahrhunderten. Die Entwicklung neuer Spezialdiskurse, die ihrerseits prinzipiell zu neuen Interdiskursen führen, ist demnach eine unabdingbare Voraussetzung dafür. Erst die Entstehung neuer kollektiver Symbolsysteme kann als Kulturrevolution bezeichnet werden. In der Konsequenz ist die Besonderheit der Kultur daran festzumachen, welche Spezialdiskurse oder Gruppen von Spezialdiskursen sich in welchen Formationen und vor allem in welchen Hierarchien etablieren konnten.

Es sei darauf hingewiesen, dass kollektive Symbole als Elemente der Interdiskursivität mit gewissen Einschränkungen auch konventionell als ‚Metaphern' bezeichnet werden können, sofern sie im weiteren Sinne verstanden werden, etwa im Sinne der Metaphorologie von Hans Blumenberg oder explizit im Sinne der kognitiven Metapherntheorie von George Lakoff und Mark Johnson. Auf diese Theorien beziehen sich auch Jürgen Link und Ursula Link-Heer in ihrer umfangreichen Studie *Kollektivsymbolik und Orientierungswissen*. Angemerkt sei jedoch auch, dass Kollektivsymbolik nicht zwangsläufig metaphorische Elemente enthalten muss (vgl. Link – Link-Heer 1994, 44). So führt auch Jürgen Link aus:

> Ich habe statt dessen für die Kategorie ‚Symbol' als übergreifenden Terminus optiert, weil es m. E. dabei erstens nicht um einzelne Metaphern, sondern bloß um expandierte metaphorische Komplexe geht (metaphorae continuatae) und weil es zweitens inadäquat wäre, die vielen und wichtigen Fälle synekdochischer (repräsentativer) oder metonymischer Bilder unberücksichtigt zu lassen, wie es beim Oberbegriff ‚Metapher' der Fall ist (Link 2013, 13).

Auf metatheoretischer Ebene wird die Prämisse aufgestellt, dass Konstruktionen von Wirklichkeit (sowohl metaphorische als auch andere Arten von Konstruktionen), auf Analogien beruhen. Gemäß dem aristotelischen Metaphernbegriff, dem als konstitutives Element die Implikation der Voraussetzung von Analogien inhärent ist, ist die Interpretation von Metaphern als Analogien von entscheidender Relevanz. Hans Georg Coenen zufolge kann eine Metapher als ein Konstrukt betrachtet werden, das „eine Vielzahl von Bildern und Metaphern aus einer kleinen Zahl von Analogiewurzeln hervorwachsen" lassen kann (Coenen 2002, 114). Coenen bezeichnet diese als ‚wurzelähnliche Metaphern', die in einer engeren Beziehung zueinander stehen und deren gemeinsame Charakteristika sich aus den Gemeinsamkeiten ihrer Objektmengen ergeben. Die Interpretation solcher Metaphern wird durch die zugrunde liegende Analogie bestimmt, welche als ein sogenanntes Wurzelprädikat formuliert werden kann. Dieses Prädikat ist häufig Bestandteil des Wissens- oder Erfahrungsschatzes eines ausreichend ausgebildeten Kommunikationssystems. Auch Karl Bühler erkannte den analogischen Hintergrund der Bildsprache und postulierte, dass im Zuge der Verarbeitung der metaphorischen Bedeutung eine selektive Wirkung der Sphärenüberdeckung eintritt. Nicht kongruente Eigenschaften werden folglich ausgeblendet. Darüber hinaus fügte er hinzu: „Wie diese Ausblendung im psychophysischen System zustande kommt, ist eine der zentralen Fragen an die Sprachpsychologie" (Bühler 1965, 349). Metaphern fungieren nicht nur als Indikatoren für unbesetzte Stellen im Begriffsgeflecht unserer Sprachen, sondern geben auch Aufschluss über die Unzulänglichkeit tradierter Begriffe in konkreten Erfahrungssituationen. In beiden Fällen manifestieren sich Metaphern laut Bühler als Momente der Ausdrucksnot und der Ausdrucksdrastik. Bühler führt zudem eine weitere, mindestens ebenso bedeutsame Funktion der Metapher an. Dabei handelt es sich um die verhüllende Funktion, wie sie von Heinz Werner in der Abhandlung *Die Ursprünge der Metapher* aus dem Jahre 1919 ausgeführt wird.

Die Analogie nimmt für die Metapherntheorie eine entscheidende Stellung ein, da Metaphern auf Ähnlichkeiten basieren. Der Ähnlichkeitsbegriff der traditionellen Rhetorik wird von Coenen durch den Begriff der Analogie ersetzt, da jener als zu restriktiv erachtet wird. Um das Verhältnis von Analogie und Metapher zu verdeutlichen, ist es erforderlich, darauf hinzuweisen, dass es sich bei diesen Begriffen um unterschiedliche Aggregatzustände handelt: „Analogie ist eine Beziehung zwischen zwei Beschreibungsgegenständen, Metapher dagegen ein besonderes Verfahren der Wortbenutzung" (Coenen 2002, 45). Metaphern sind also nicht das einzige Ergebnis von Analogisierung.

KAPITEL 6

Metaphern im Krankheitsdiskurs und Krankheitsmetaphorik

Im Lexikon *Literatur und Medizin* von Bettina von Jagow und Florian Steger werden drei Arten der Krankheitsmetaphorik unterschieden: Die Sprache der Medizin als solche enthält Metaphern, die der Darstellung medizinischer Sachverhalte dienen. Diese Metaphern haben jedoch keinen Bezug zur Medizin, sondern stammen aus den Bereichen des Militärs, der Kriminalistik oder des Journalismus (vgl. auch Kamp 2004). Zum anderen werden Krankheiten und ihre Symptome in der Medizin als metaphorischer Ausdruck latent vorhandener seelischer Störungen gedeutet. Der dritte Typ von Krankheitsmetaphorik ist die Übertragung medizinischer Begriffe auf Phänomene außerhalb der Medizin, also z. B. auf kulturelle Zustände, soziale Gruppen, individuelle oder kollektive Verhaltensformen (Jagow – Steger 2005, 535). Der Begriff der Krankheitsmetaphorik drückt also unterschiedliche Sachverhalte aus, was zunächst irreführend sein kann. Wir konzentrieren uns vor allem auf die Metaphorisierung (metaphorische Darstellungen) von Krankheit. Die Unterscheidung von Jagow und Steger wird beibehalten. Im Prinzip wird es dabei um die Erfassung der kommunikativen Funktion der metaphorischen Darstellung von Krankheit gehen. Eine Reziprozität der drei Typen von Krankheitsmetaphern wird jedoch als gegeben angenommen und ist insbesondere dann zu berücksichtigen, wenn im Rahmen einer selbstreflexiven Ätiologie gesellschaftliche oder historische Ursachen für die eigene Krankheit in Betracht gezogen werden.

In der Metapher wird immer ein Modell der Welt imaginiert. Diese Imagination entwickelt sich in der Kommunikation als Prozess. Man kann dies als metaphorisches Szenario bezeichnen. In literarischen Selbstdarstellungen geht es darum, wie Elemente der Wirklichkeit, die ein Problem im wahrsten Sinne des Wortes verkörpern und dadurch spezifisch hervorrufen, konzeptualisiert sind. Entsprechend wird auch die Entwicklung metaphorischer Szenarien in der Selbstbeschreibung bzw. Selbstdarstellung der Autoren untersucht. Die Metapher fungiert als eine Art Informationskapsel, die in konzentrierter Form Einblicke in hochkomplexe Einstellungs- und Ideensysteme ermöglicht.

Die Literaturwissenschaftlerin Marion Schmaus führt aus, dass mit einer Metapher ausgedrückt werden kann, was sonst nicht möglich wäre (Schmaus 2009, 510) und vergleicht sie funktional mit krankheitsbedingten

Leiden: „Diese Leiden sind Ausdruck eines Konflikts des Individuums mit seiner Umwelt, sie stellen in unverständlicher, hermeneutischer Anstrengungen bedürftiger Sprache ein Kommunikationsangebot dar" (Schmaus 2009, 4).

Psychogene Anteile des Leidens, die in der Metaphorik ihren Ausdruck finden, können traumatische Erfahrungen begreifbar machen. In der Regel sind dies körperliche Beschwerden und Schmerzen. Mechthilde Kütemeyer meint sogar: „Anhand der Metaphorik wird auch eine affektive Schmerzordnung, eine Art ‚Alphabet' der Affekte sichtbar" (Kütemeyer 2002, 206). Und eine These von Michael B. Buchholz, die eine große Schnittmenge mit unseren Überlegungen aufweist, lautet: „Es sind die menschlichen Paradoxien, die auf einer bestimmten Ebene unauflösbar scheinenden Widersprüche, die durch eine Metapher artikuliert werden können" (Buchholz 2012, 57).

Die Entwicklung der Metaphorik induziert ein System von Eigenzuständen, die auf das kognitive System zurückwirken. Dass in den dort verwendeten Metaphern und metaphorischen Szenarien auch Lösungsoptionen durchscheinen, muss nicht eigens betont werden. Man kann also davon ausgehen, dass in metaphorischen Szenarien Problembilder und Lösungsbilder gleichermaßen verankert sind. In der Regel wird in der Metaphorik ein Problem (re-)imaginiert, die gegebene leidvolle Situation wird neu strukturiert und das metaphorische Szenario eröffnet ein System von Implikationen mit seinen möglichen Lösungsoptionen, die wiederum in Imaginationen ihren Ausdruck finden. Dabei handelt es sich natürlich um prototypische Szenarien mit ihrem potentiellen Erkenntniswert. Die metaphorische Sprache in der Darstellung von Krankheit ist daher in der Regel Gegenstand der Betrachtung aus mehreren Perspektiven. Die Metapher ist ein zentrales Darstellungsmittel im Sprechen über Krankheit, und sie wird auch im Zusammenhang mit dem Diskurs über Krankheit in hohem Maße virulent. Dazu ein längeres Zitat aus dem interdisziplinären Band *Krankheit verstehen: Interdisziplinäre Beiträge zur Sprache in Krankheitsdarstellungen*:

> Metaphern helfen Patienten, ihr subjektives Krankheitserleben und ihre individuellen Krankheitserfahrungen darzustellen [...]. Dies können Metaphern leisten, weil der Sprecher mit ihnen neue und fremde Sachverhalte und Zusammenhänge auf eine vertraute gemeinsame Basis projiziert. Darüber hinaus sind die Interpretation, Prozessierung und Bearbeitung von Metaphern und bildlichen Ausdrucksformen in der Interaktion zwischen Ärzten/Psychotherapeuten und Patienten schon wirksame Bestandteile des therapeutischen Prozesses selbst. [...] Die Arbeit mit und an Metaphern in der therapeutischen Interaktion gibt deshalb Auskunft über die innere Welt der Patienten und kann diese verändern. Es liegt nahe, hier auch eine Beziehung zum literarischen Text herzustellen, in dem Krankheit als Metapher fungiert (Brünner – Gülich 2002, 10).

Die Metapher ist hier der Schlüssel, um das Kranksein verständlich zu machen und die beschädigte innere Verfassung des Leidenden zu begreifen. Die Frage lautet: Was verdunkelt und was erhellt die Metapher? Diese Frage lässt sich auch umdeuten und auf die funktionale Ebene herunterbrechen: Nicht nur der Ermöglichungsaspekt, sondern gerade der Verhinderungsaspekt der Metapher ist in den Blick zu nehmen, wenn die Rollenverteilung klar geregelt ist, wie z. B. im Arzt-Patienten-Verhältnis. Kütemeyer führt aus:

> Hypothetisch kann gesagt werden: An der Art der gewählten Metaphern/Bilder bei der Schmerzbeschreibung oder am Fehlen von affektiv getönten Metaphern lässt sich ablesen, auf welcher Ebene der Patient sich gerade befindet, in welche Richtung er sich bewegt, ob die Veröffentlichung der traumatischen Szene oder die traumakompensatorische Abwehr, der Selbstschutz im Vordergrund steht (Kütemeyer 2002, 196).

Volker Surmann macht eine interessante Beobachtung an Äußerungen anfallskranker Menschen:

> [I]n den Beschreibungen, die die PatientInnen von ihren Anfällen geben, sticht die Gewitter-Metaphorik, die die populärwissenschaftliche Diskussion dominiert, nicht hervor. Offensichtlich empfinden anfallskranke Menschen sie nicht als adäquat zur Schilderung ihrer spezifischen Wahrnehmungen. Hingegen fallen andere, zum Teil außergewöhnliche metaphorische Wendungen und Vergleiche auf, die Anlass zur systematischen Untersuchung geben (Surmann 2002, 96).

Surmanns Beobachtung ist vor allem insofern von Interesse, als konventionelle Metaphern nicht als geeignet angesehen werden, authentische Aussagen über die eigene Befindlichkeit zu machen. Offenbar ist die Verwendung kreativer Metaphern gerade dann angebracht, wenn es darum geht, das Unfassbare zu beschreiben. In diesem Sinne kann es nicht unsere Absicht sein, einzelne Metaphern zu identifizieren und sie nach Belieben mit Inhalten zu füllen. Vielmehr geht es darum, gemeinsame Wurzeln verschiedener Metaphern zu extrahieren, an denen erst die Konturen eines Metaphernsystems erkennbar würden. Diese netzartigen Systemverbindungen können als Generalisierungen verstanden werden, die unterhalb der Sprachebene existieren bzw. auf denen Sprache basiert. In diesem Netz, so unsere Vermutung, müssten sich auch metaphorische Konzepte für pathologische Störungen finden lassen und Auskunft über die Natur dieser Störungen geben. Im Umkehrschluss bedeutet dies, dass wir an der Art der sprachlichen Metapher das dahinter stehende Konzept erkennen und somit viel darüber erfahren können, wie Menschen ihre Welt und sich selbst darin konstruieren. Im metaphorischen Konzept wird sozusagen die Auswahl der Elemente sichtbar, aus denen sich diese Welt zusammensetzt. Es handelt sich um Kontingenzbestände, in denen etwas als relevant gilt und wirksam wird, anderes aber nicht und deshalb verborgen und unwirksam bleibt. Dabei spielen nicht nur die kreativen Metaphern eine Rolle, sondern durchaus auch die verblassten Metaphern, auf die man eher automatisch zurückgreift, weil sie lexikalisiert und konventionalisiert sind, deren Verwendung aber auch durch Entscheidungen gesteuert wird, die für das Begriffsnetz bedeutsam sind.

In Ermangelung geeigneter Ausdrucksmöglichkeiten werden kreative Metaphern geschaffen. Oft wird auch mit verblassten Metaphern kreativ umgegangen. Meist geschieht dies durch Aktualisierung und Erweiterung des Bildbereichs. Suhrmann stellt z. B. fest, dass es häufig zu Ableitungen aus dem bestehenden Metaphernsystem kommt. Er weist auch darauf hin, dass „Bewusstsein oft an die visuelle Wahrnehmungsfähigkeit geknüpft wird" (Suhrmann 2002, 106). Er weist aber auch auf einen wichtigen Aspekt hin, nämlich auf das Versagen von Metaphern und macht darauf aufmerksam, dass Metaphern nicht nur erhellen, sondern zugleich auch verschleiern können und dass allein deshalb immer damit gerechnet werden muss, dass Kommunikationen (also auch literarische Kommunikationen) an Unverständnis und Ablehnung des Kommunikationsangebots scheitern können (Suhrmann 2002, 107). Hinzu kommt, dass bei schwierigen Sachverhalten Metaphern verwendet werden, die Elemente aus verschiedenen Bildbereichen verbinden, die oft nicht miteinander vereinbar sind. Diese Inkonsistenz wird auch von Lakoff und Johnson aufgegriffen, die darauf hinweisen, dass sie nicht das entscheidende Kriterium bei der Verwendung von Metaphern ist, sondern dass vielmehr die Kohärenz wesentlich zum Verständnis beiträgt (vgl. Lakoff – Johnson 2000, 53). Borsò-Borgarello stellt dementsprechend fest: „von metaphorischem Denken kann erst dann gesprochen werden, wenn Metaphern als Konstrukt, d. h. als eine der Möglichkeiten des Verstehens auftreten" (Borsò-Borgarello 1985, 3). Auch sie ist davon überzeugt, dass man nur dann, wenn man die Metapher als Element eines variablen und dynamischen Systems begreift, in der Lage ist, ihre Erkenntnisfunktion zu verstehen. Das hat zur Folge, dass Aspekte der erlebten Wirklichkeit, die sonst gar nicht zur Sprache kommen könnten, erst in der Metapher eine Repräsentation erfahren. In diesem Sinne sind Metaphern poietisch.

Das Feld metaphorischer Repräsentationen des Krankheitserlebens wird argumentativ einerseits durch die strikte Ablehnung der metaphorischen Konzeptualisierung von Krankheiten durch Susan Sontag (in ihrem Aufsatz *Illness as Metaphor*, 1978) und andererseits durch die Aussage „Über Krankheiten [...] zu reden, heißt [...], sie zu metaphorisieren" von Thomas Anz in seiner

Habilitationsschrift *Gesund oder krank?* abgegrenzt (Anz 1989, 14). Im Gegensatz zu Susan Sontag wird in dieser Arbeit die Position vertreten, dass Krankheiten wie Metaphern Erkenntnisfunktion haben, und zwar in Anlehnung an die Ursprungsidee der Psychosomatik von Georg Groddeck, den Sontag namentlich erwähnt und dessen Position sie entsprechend kritisiert.

Die psychologischen Komponenten des therapeutischen Prozesses sind in der naturwissenschaftlich fundierten Medizin längst erkannt und anerkannt. Zahlreiche Hinweise auf Georg Groddeck, Viktor von Weizsäcker, Wilhelm Reich oder Alexander Mitscherlich finden sich in der vorwiegend interpretativen Literaturforschung. Dies ist nicht verwunderlich, zumal z. B. Mitscherlich deutlich macht: „die psychosomatische Medizin hat es immer auch [...] mit *Symbolen* zu tun, mit der Fähigkeit des Menschen, Körpergeschehen im Zusammenhang einer Mitteilung, als ‚Sprache', zu benutzen und zu dechiffrieren" (Mitscherlich 1975, 24–25; Hervorh. im Original). Und er stellt die Frage: „Welchen Sinn verwirklicht eine Krankheit?" (Mitscherlich 1975, 11). Mitscherlichs Bestreben war es, eine Basis zu schaffen, auf der Arzt und Patient auf Augenhöhe miteinander kommunizieren können, und das Bild eines Gottes in Weiß zu zerstören, der vorgibt, Dinge über den Kranken zu wissen, die dem Kranken nicht zugänglich sind. Dieses vermeintliche Wissensgefälle, verursacht durch die blinden Flecken der naturwissenschaftlich fundierten Medizin[1] gegenüber der Lebenswelt (der Erfahrungssphäre) des Patienten, hat zur Folge, dass der Kranke sich oft unverstanden fühlt und sein Unbehagen nicht in Worte fassen kann.[2]

Eine nicht unerhebliche Korrektur erfährt dadurch der Begriff des Wissens. Mitscherlich schreibt: „So geht es also nicht um ein Wissen, das auf den ausgebildeten Arzt zu beschränken wäre; vielmehr um unser geringes Wissen von jenen Einflüssen auf der Erlebnissphäre, welche das Auftreten, die Zugänglichkeit oder Unzugänglichkeit vieler Krankheiten bestimmen" (Mitscherlich 1966, 7). Damit wird eine dynamische Grundlage für die Beobachtung von Krankheiten im kulturellen Prozess geschaffen. Der Krankheitsbegriff ist interdiskursiv wirksam und prägt die gesamte gesellschaftliche Kommunikation. Deshalb sieht Mitscherlich darin eine „Chance, vom Verständnis der Krankheit her zu jenen gesellschaftlichen Verhältnissen vorzustoßen, unter denen

---

[1] Mitscherlich will die Errungenschaften der naturwissenschaftlichen Medizin nicht kleinreden. Sein Kredo lautet allerdings: „Menschenkunde ist unteilbar" (Mitscherlich 1966, 89; vgl. ausführlicher Mitscherlich 1966, 45 und 91 f.). Und in hoffnungsträchtiger Voraussicht meint er: „Die Medizin [...] entwickelt jetzt selbst eine Anthropologie" (Mitscherlich 1975, 56).

[2] Dieser Zustand, wie Mitscherlich ausführt, ist der Sprachlosigkeit der Schulmedizin geschuldet (Mitscherlich 1966, 71).

Anpassung Krankheit herbeiführt" (Mitscherlich 1966, 98). Es liegt in der Natur der Sache, dass der jeweilige Krankheitsbegriff rückwirkend auch das Selbstverständnis des Kranken beeinflusst.

Für die naturwissenschaftliche Medizin beginnt Krankheit bekanntlich erst dort, wo morphologische Strukturen (im organischen Substrat) verändert sind. Dabei wird übersehen, dass damit zunächst alle Sachverhalte ausgeklammert sind, die mit morphologischen Strukturen nichts zu tun haben.[3] Übersehen wird auch, dass bestimmte Gesellschaften zu bestimmten Zeiten oder in bestimmten Konfliktkonstellationen ganz spezifische Krankheitsbilder hervorgebracht haben.[4] Es sind pathologische Veränderungen, die in sozialen Ordnungen begründet sind. Mitscherlich spricht von sozialpathologischen Zuständen und bringt medizinische Fragestellungen in die Nähe der Sozialwissenschaften. Demnach ist Krankheit eine „Reaktionsmöglichkeit des erlebenden Individuums in hilfloser Lage" (Mitscherlich 1966, 9–10). In Notsituationen kann also „Krankheit zur Waffe werden" (Mitscherlich 1966, 49). Eine solche Krankheit kann auch als „chiffriertes Ausdrucksgeschehen" verstanden werden (Mitscherlich 1966, 31). Mitscherlich fragt aber auch in eine andere Richtung: „Wie wird das, was körperlich geschieht, auch seelisch empfunden?" (Mitscherlich 1966, 63). Damit wäre das Spektrum der Fragestellungen autopathologischer Reflexionen im Wesentlichen umrissen.

---

[3] In diesem Sinne macht Mitscherlich darauf aufmerksam, dass der Kranke seine Krankheit, entsprechend dem vorherrschenden Krankheitsbegriff, als ein „erlebnisunabhängiges, mit seiner Person unverbundenes Naturgeschehen" versteht (Mitscherlich 1966, 47).

[4] Man denke hier z. B. an das Phänomen der Kriegszitterer, bzw. Schüttelneurotiker im 1. Weltkrieg.

KAPITEL 7

Zur Frage nach der Identität der kranken Person

Autobiographische Schriften, welche schwerwiegende Erkrankungen zum Gegenstand haben, thematisieren in signifikantem Ausmaß die Frage nach der personalen Identität. Die zu behandelnden pathologischen Themen fokussieren auf Lebensumstände von Individuen, in denen die personale Identität zu einem Problem wird. Dies kann in einer Hinterfragung, einer problematischen Betrachtung, einer mühsamen Rekonstruktion oder einem Entzug oder Verlust der Identität zum Ausdruck kommen. Die Frage nach der Identität kann nur in dem Umfang sinnvoll formuliert werden, in dem es für das Individuum nicht mehr möglich ist, eine klare Vorstellung seiner selbst zu entwickeln, und es nicht mehr in der Lage ist, ein Gefühl für seine Integrität zu haben. Diese Thematik betrifft nicht nur äußere Ordnungsvorstellungen, sondern ebenso innere Verunsicherungen, die zu einer Destabilisierung der Identität führen können.

Der Terminus ‚personale Identität' wird im Fachdiskurs vornehmlich unter Bezugnahme auf George Herbert Meads Werk *Mind, Self, and Society* (1934) erörtert. Die gegenwärtige Auffassung der personalen Identität findet ihre Entsprechung in den Grundzügen des Konzepts des ‚Selbst'. Sowohl der Begriff der personalen Identität als auch der des ‚Selbst' bezeichnen eine strukturelle Einheit des Subjekts oder der Person, die sich in einem spezifischen Modus der Rückbindung des Subjekts oder der Person an das ‚Selbst' manifestiert.

Der Begriff der Identität wird im allgemeinen Sprachgebrauch mit Gleichheit oder Gleichartigkeit in Verbindung gebracht. Im wissenschaftlichen Diskurs bezeichnet Identität die absolute logische Gleichheit oder Selbigkeit, wie sie in der Philosophie und Logik diskutiert wird. In dieser ursprünglichen logisch-numerischen Bedeutung beschreibt Identität eine Beziehung, in der eine Entität ausschließlich mit sich selbst identisch ist.[1]

In der vorliegenden Arbeit wird das Konzept der personalen Identität als eine Struktur des Selbstverhältnisses von Individuen und die damit einhergehende Festlegung der Einheit der Differenzen innerhalb einer Person, die in dieser Struktur verankert ist, aufgefasst. Es wird darauf hingewiesen, dass diese Struktur zunächst unabhängig von inhaltlichen Prädikaten ist und somit

---

[1] Vgl. Locke 1981, Kapitel „Über Identität und Verschiedenheit"; Hume 1989, Kapitel „Von der persönlichen Identität" und „Zum Begriff der Identität der Persönlichkeit"; vgl. auch Gleason 1983.

die Identität nicht als eine Substanz, sondern vielmehr als eine Funktion betrachtet werden sollte. Die vorliegende Untersuchung fokussiert daher auf Momente des Zerfalls dieser Struktur mitsamt ihren jeweiligen Funktionen.[2] Der Begriff der Identität hat in den Geistes- und Sozialwissenschaften eine lange Tradition. Er wird erst dann in größerem Umfang diskuttiert, wenn die Identitätsbildung zu einem gesamtgesellschaftlichen Problem wird. Die Identität ist ein Bezugspunkt sowohl für die Gestaltung des Selbst als auch für das soziale Handeln des Einzelnen. Zygmunt Bauman stellt fest:

> Identität kann nur als Problem existieren, sie war von Geburt an ein ‚Problem', wurde als Problem geboren. [...] Man denkt an Identität, wenn man nicht sicher ist, wohin man gehört. [...] ‚Identität' ist ein Name für den gesuchten Fluchtweg aus dieser Unsicherheit (Bauman 1997, 134).

An dieser Konstruktionsarbeit sind wir nicht nur als Individuen durch die Entwicklung einer Vorstellung von uns selbst beteiligt, sondern auch die Anderen, deren Bild von uns wir in unsere Selbstentwürfe zu integrieren suchen. Identität als Selbstverständnis und als Erfahrung, von anderen in einer bestimmten Weise wahrgenommen zu werden, ist somit ein lebensbegleitender Konstruktionsprozess, der an spezifische kognitive und gesellschaftliche Voraussetzungen gebunden ist.

In diesem Zusammenhang wird der Frage nachgegangen, inwieweit Selbstidentität als eine Möglichkeit der Wahl oder als ein Zwang oder gar als ein Trieb verstanden wird und wie sich ein solches Verständnis zur sozialen Praxis der Subjekte verhält. Die Psychotherapeutin Inge Kölle führt dazu aus:

> So kann zum Beispiel der gewohnheitsmäßige Ablauf der morgendlichen Verrichtungen, mit denen wir gemeinhin den Tag beginnen, unvermutet angehalten werden, wenn die Sinnhaftigkeit dieses Tuns durch Lebenserschütterungen plötzlich in Zweifel gezogen wird (Kölle 2021, 4).

Der Begriff der Identität kann für die vorliegenden Zwecke dahingehend definiert werden, dass eine Wesenheit im Laufe der Zeit mit sich selbst deckungsgleich bleibt. Im Falle von Personen bedeutet dies, dass trotz der stetigen Veränderungen bzw. Erneuerungen der Person als Struktur, diese als identisch betrachtet werden kann. Gemäß dem hier vertretenen Konzept ist eine Unterscheidung zwischen logisch-nummerischer und qualitativer Identität

---

2 Der in diesem Kontext verwendete Terminus ist nicht mit politischen, ethnischen, religiösen, nationalen oder anderen Implikationen behaftet, sondern weist psychosoziale Dimensionen auf.

erforderlich. So ist die qualitative Identität mit der logisch-nummerischen Identität nicht deckungsgleich. Die Art der Identitätsveränderung beschreibt demnach eine Veränderung der qualitativen Identität bei Beibehaltung der numerischen Identität. Die Frage, was eine Person in einer bestimmten Situation zur Person werden lässt, also die Frage nach den zeitlichen Bedingungen der Identität einer Person, ist eine der zentralen Fragen, die sich in Bezug auf die personale Identität stellen. Das wichtigste Problem, das unter dem Begriff der Persistenz diskutiert wird, ist die diachrone Identität, d. h. die Kontinuität von Personen.

Mit personaler Identität ist die historisch kontingente, sozial und zeitlich geprägte Form des Verhältnisses des Subjekts zu sich selbst und zur Welt gemeint. Es ist eine Tatsache, dass die Gemeinschaften ein Teil der Identität des Individuums sind und umgekehrt. In diesem Sinne knüpft der Identitätsbegriff in der Sozialpsychologie an die Arbeiten von Erik H. Erikson an, der das Kernproblem der Identität „in der Fähigkeit des Ichs, angesichts des wechselnden Schicksals Gleichheit und Kontinuität aufrechtzuerhalten" sieht (Erikson 1964, 87). Erikson stellt diesbezüglich fest:

> Das bewußte Gefühl, eine persönliche Identität zu besitzen, beruht auf zwei gleichzeitigen Beobachtungen: der unmittelbaren Wahrnehmung der eigenen Gleichheit und Kontinuität in der Zeit, und der damit verbundenen Wahrnehmung, daß auch andere diese Gleichheit und Kontinuität erkennen (Erikson 1946, 18).

In der Theorie bezieht sich der Begriff der Identität auf die Struktur der Beziehung, die eine Person zu sich selbst hat. Diese Struktur kann begrifflich bestimmt werden. Zu diesem Zweck werden drei Begriffe verwendet, die in gewisser Weise die logischen Konstituenten der Bedeutung des Begriffs der personalen Identität darstellen: Kontinuität, Konsistenz und Kohärenz (vgl. Schmid 1996; Schoer 2006). Die Begriffe Kontinuität, Konsistenz und Kohärenz drücken aus, dass wir bestrebt sind, eine Identität zu haben und aufrechtzuerhalten, dass wir ständig bedacht sind, unsere Identität gegen mögliche Veränderungen zu verteidigen, und dass wir bestrebt sind, unsere eigenen Selbstentwürfe von anderen bestätigt zu bekommen. Eine Person muss also ein gewisses Maß an Konsistenz, Kohärenz und Kontinuität über die Zeit hinweg aufweisen, um als Person mit bestimmten Eigenschaften wahrgenommen zu werden. Dies ist nur auf der Grundlage des autobiographischen Gedächtnisses möglich. Dem Begriff der Identität und damit den Begriffen der Kontinuität, der Konsistenz und der Kohärenz steht pragmatisch und semantisch die Möglichkeit einer grundlegenden Störung der Fähigkeit, sich im Lebensraum zu orientieren, ggf. verursacht durch pathologische Veränderungen, gegenüber.

Damit sind Störungen gemeint, die das Spektrum der Handlungsmöglichkeiten erheblich einschränken oder dauerhaft reduzieren bzw. negieren.

Bei der personalen Identität handelt es sich um einen Prozess, in dem sich das Individuum handelnd immer wieder neu, d. h. kontinuierlich, zu sich selbst in Beziehung setzt und auf diese Weise für die Aufrechterhaltung des eigenen Selbstbildes sorgt. Dieser kontinuierliche Prozess vollzieht sich im Wesentlichen durch narrative Synthesen. Jürgen Straub führt dazu aus:

> Kontinuität meint die durch narrative Sinnbildungsleistungen [...] konstruierte Einheit eines temporalisierten Lebenszusammenhangs. [...] Die Kontinuität verbürgende narrative Synthesis verknüpft zeitlich Disparates zu einem einheitlichen, lebensgeschichtlichen Zusammenhang, indem sie explanative Übergänge zwischen bislang unverbundenen, kontingenten Ereignissen schafft. [...] Kontinuität heißt nicht Konstanz. [...] Kontinuität meint Zusammenhang in der Zeit (Straub 2019b, 19–20).

Im Kontext der Literaturwissenschaft ist die Frage nach der personalen Identität vor allem im Rahmen der Autobiographieforschung ein Thema. Dabei steht die psychosoziale Funktion von Erzählungen im Vordergrund. Der in diesem Bereich verwendete Begriff der narrativen Identität deckt sich weitgehend mit dem Begriff der personalen Identität. Viele der Phänomene, auf die in dieser Arbeit Bezug genommen wird, können insofern als autobiographisch bezeichnet werden, als es sich um eine retrospektive Erzählung der Lebensgeschichte einer Person durch diese Person selbst handelt. Mit den Arbeiten von Erik H. Erikson wird der Begriff ‚Identität' auf die Praxis des Erzählens von Selbstgeschichten bezogen. Das Erzählen des Selbst wird als einer der wichtigsten symbolischen Modi der Bildung, Reproduktion und Transformation der personalen Identität angesehen. Erikson (1973) meint, dass es zwei verschiedene Perspektiven der Wahrnehmung braucht, um eine Identität zu entwickeln – die Wahrnehmung der eigenen Identität und Kontinuität über die Zeit hinweg (Innenperspektive) und die Bestätigung dieser Selbstwahrnehmung durch die Außenwelt (Außenperspektive).

Wenn Identität als kohärent und kontinuierlich wahrgenommen wird, dann ist dies wahrscheinlich darauf zurückzuführen, dass wir eine bestimmte Art und Weise entwickelt haben, Diskontinuitäten oder Dissonanzen in Bezug auf uns selbst in eine kohärente und kontinuierliche Erzählung zu integrieren, die als die Erzählung des Lebens bezeichnet werden kann. Vor allem Paul Ricœur ([1996] 2005)[3] macht auf den Zusammenhang von Identität und Narration

---

3 Die hier interessierende ‚Identität' wird dabei als ‚ipse-Identität' oder ‚Ipseität' gefasst und von der ‚idem-Identität' unterschieden. Während die ‚idem-Identität' von der fragwürdigen

aufmerksam und argumentiert, dass die Erzählung das Medium ist, in dem das Selbst Identität konstituiert. Ricœur spricht hier von der narrativen Formung der Identität. Es besteht ein Konsens darüber, dass eine solche narrative Identitätsbildung sowohl bei Individuen als auch bei Gemeinschaften beobachtet werden kann. Der Fokus der einschlägigen Untersuchungen liegt dabei auf den Relationen zwischen der narrativen Bildung personaler Identitäten und den Narrativen sozialer Einheiten, wie sie sich in Form von Erzählmustern manifestieren, wobei die Kulturwissenschaften den entsprechenden Forschungsgegenstand festlegen. Auch Jürgen Straub stellt daher dezidiert fest:

> Das vornehmlich im narrativen Modus operierende *autobiografische Gedächtnis* gehört [...] zu den unverzichtbaren Grundlagen personaler Identität. Das Selbst eines Menschen erscheint in dieser Perspektive stets auch als erzähltes Selbst [...]. (Pathologische) Störungen von Gedächtnis- und Erinnerungsprozessen verhindern die Identitätsbildung, wodurch alternative Beschreibungen der kommunikativen Struktur des Selbst- und Weltverhältnisses eines Menschen erforderlich werden können. [...] Unser Selbst in seiner temporalen Tiefendimension muss stets auch als narrative Identität begriffen werden. [...] Insofern Selbstthematisierungen narrativ verfasst sind, [...] kann von der erzählerischen Konstruktion der Identität einer Person gesprochen werden. Es gehört zur allgemeinen Erfahrung, dass wir unser Leben *nicht nur* in Gestalt von Geschichten erinnern. Erinnerungsfähigkeit ist also mehr als Erzählfähigkeit [...] (Straub 2019a, 56 und 65; Hervorh. im Original).

Im Zusammenhang mit der Frage nach der personalen Identität ist das Gedächtnis von zentraler Bedeutung. Es ist das so genannte autobiographische Gedächtnis, das eine notwendige Grundlage für das Erleben der personalen Identität darstellt. Der Begriff autobiographisches Gedächtnis wird häufig als Synonym für episodisches Gedächtnis verwendet, aber es gibt auch Ansichten, die das autobiographische Gedächtnis als eine besondere Form des episodischen Gedächtnisses betrachten. Die Koinzidenz von episodischem und autobiographischem Gedächtnis wurde vor allem von Endel Tulving (1972, 1983, 2005) vertreten. Ihm zufolge enthält das episodische Gedächtnis Erinnerungen an selbst erlebte Ereignisse, die in einem räumlich-zeitlichen Rahmen organisiert sind. Dieses Gedächtnissystem kann nach Tulving als „autobiographisch" bezeichnet werden (vgl. Tulving – Craik, 2000). Das episodische Gedächtnis ist die Grundlage für die Überführung einzelner Lebensepisoden in ein übergeordnetes Bedeutungssystem und für die Erinnerung als individuelle Geschichte. So Harald Welzer: „Das Gefühl, über ein identisches

---

Annahme eines sich gleich bleibenden Kerns ausgeht, sind für die ‚narrative Identität' im Sinne der ‚Ipseität' Zeit und Veränderung etwas Grundlegendes (vgl. Straub 2019a, 132).

und kohärentes Selbst zu verfügen, gründet im Wesentlichen auf expliziten, episodischen Erinnerungen an Elemente der eigenen Lebensgeschichte [...]" (Welzer 2002, 30).

Das autobiographische (oder episodische) Gedächtnis ist der Schnittpunkt, an dem Gedächtnisforschung und Literaturwissenschaft zueinander finden, um über das autobiographische Schreiben zu sprechen. Wir gehen auch davon aus, dass diese autobiographischen Erinnerungen einen hohen Grad an Organisation aufweisen, dass bestimmte selbstreferenzielle Ordnungsstrukturen oder Kognitionsschemata existieren, dass aber auch andere Ordnungsstrukturen vorhanden sind, wie bspw. das kulturelle Wissen, das für den Bereich der Lebensereignisse oder des typischen Lebenslaufs in einer bestimmten Kultur seine Gültigkeit hat, sowie die korrespondierenden literarischen Formen der Gattung Biographie und Autobiographie.

Teil II

KAPITEL 8

Wege durch die Krebserkrankung

Pathologische Themen sind in der deutschsprachigen Literatur weit verbreitet. Vor allem die literarische Strömung der ‚Neuen Innerlichkeit' in der deutschen Literatur hat eine Fülle von autobiographischen Texten hervorgebracht, die häufig mit dem zugegebenermaßen etwas abwertenden Sammelbegriff ‚Verständigungsliteratur' apostrophiert werden. Das in dieser Arbeit analysierte Material ist jedoch vielfältiger, und keineswegs alle analysierten Werke lassen sich mit ausschließlich ästhetischen Maßstäben bemessen.

Im Folgenden werden autobiographisch geprägte Werke von den Schweizer Autoren einer interdiskursiven Analyse unterzogen: Fritz Zorns *Mars* und Peter Nolls *Diktate über Sterben und Tod*.

Der medizinische Diskurs ist ebenso wie der literarische Diskurs durchaus und zu Recht an Metaphern interessiert. Das Interesse an Metaphern dürfte sich in beiden Diskursen nicht wesentlich unterscheiden, zumal beide Diskurssysteme einen großen interdiskursiven Bereich teilen. Funktional könnte dieser als (selbst)reflexiv-therapeutisch bezeichnet werden. Fragt man also, was die Literatur in die Medizin treibt, so ist es gerade dieses verbindende Moment, durch das Interdiskursivität prozessiert wird. Und hier stimmen wir mit Karl Bühler überein, wenn er meint, dass geniale Einfälle nur schwer zu provozieren sind (Bühler 1965, 246), sie entstehen vielmehr aus der Situation heraus, und dieser Spontaneität wohnt zugleich etwas Authentisches oder, wenn man so will, Unbewusstes inne, was die Metapher gerade für psychoanalytische bzw. psychosomatische Untersuchungen attraktiv macht. Unsere Hypothese lautet demnach, dass sich in Metaphern das System der kognitiv-emotionalen Verfasstheit des Individuums und das der kulturellen Orientierungsräume in der Kommunikation begegnen und so ihre empirische Evidenz wechselseitig erzeugen.

Die Metaphorisierung der eigenen Krankheit ist zumeist das Ergebnis der Suche des betroffenen Subjekts nach einer Sprache für das Erleben von unfassbaren Eigenzuständen. Der Philosoph Ivan Illich weist in seinem ebenso wortgewaltigen wie provozierenden Buch *Nemesis der Medizin* (1. Aufl. 1975) auf die unerwünschten Nebenwirkungen der Medizin hin: „Der Arzt bemächtigt sich der Sprache: der kranke Mensch wird aller sinnvollen Wörter für seine Qual beraubt, die durch linguistische Geheimniskrämerei noch vermehrt wird" (Illich 2017, 197 f.).

Die genannten Texte der beiden Schweizer Autoren beschäftigen sich mit dem Erleben der eigenen Krebserkrankung und nehmen damit den Charakter der Autopathographie an. Wir werden in unseren Analysen die Position einnehmen, dass Krankheiten, wenn sie eine kommunikative Funktion haben, auch eine gewisse Symptomatik besitzen. Es geht uns in erster Linie darum, die kommunikative Funktion von Krankheit zu identifizieren, und wir wollen beobachten, inwiefern die Metaphorisierung der Krankheit eines der Schlüsselmomente ihrer Kommunikation darstellt. Metaphern weisen nämlich auf Orte hin, die in unseren Begriffsnetzen unbesetzt sind, und sie bezeugen darüber hinaus die Unangemessenheit bereits bestehender Konzepte in bestimmten kommunikativen Konstellationen. Rudolf Käser bringt in seiner Studie *Metaphern der Krankheit Krebs* den pragmatisch-kommunikativen Aspekt dieser Literatur deutlich zum Ausdruck: „Literarische Texte, welche die Stimme der Kranken vernehmbar machen, sind Schauplätze der Neuverhandlung eingeübter kultureller Strategien zur Abgrenzung von Gesund und Krank, Schauplätze auch der Konkurrenz unterschiedlicher Kompetenzansprüche, die Regeln dieser symbolischen Abgrenzung festzulegen" (Käser 2000, 324).

Darüber hinaus tritt der therapeutische Aspekt der Texte deutlich in den Vordergrund. In diesem Sinne stellen auch Bettina von Jagow und Florian Steger im Vorwort ihres Buches *Was treibt die Literatur zur Medizin?* fest: „Alle Künste besitzen therapeutische Kräfte und gehen zugleich in dieser Funktion nicht auf" (Jagow – Steger 2009, 7). Und nicht zuletzt beobachtet der Schweizer Psychosomatiker Dieter Beck: „Körperliches Leiden ist oft ein seelischer Selbstheilungsversuch" (Beck 1985, 11). Wir folgen dieser These in den analysierten Werken und werden sie in verschiedenen Realisierungen beobachten und beweisen können.

8.1   Fritz Zorn: *Mars*

Thomas Anz beobachtet:

> ‚Mars' ist ein moralisches Manifest. Seine Rhetorik amplifiziert in Form von permanenten Wiederholungen gleicher Argumente und Formulierungen, in immer neuen Anhäufungen von sich gegenseitig ergänzenden Bildern, Erinnerungen und Reflexionen [...] (Anz 1989, 106).

Zorns Roman, eines der Kultbücher der späten 1970er Jahre, ist eine äußerst markante Erscheinungsform der Neuen Innerlichkeit im deutschsprachigen Raum. Der geschilderte Sachverhalt ist relativ übersichtlich. Ein 30-jähriger

Lehrer, der wegen einer schweren Neurose eine Psychotherapie macht, erhält im Verlauf dieser eine Krebsdiagnose. Der Krebs wird hier als von Anfang an als somatische Form der Neurose verstanden.

Adolf Muschg, der dem Buch ein Vorwort widmete, sah in Zorns Werk eindeutig einen autotherapeutischen Prozess. Die persönliche Krankheitsbewältigung wurde zu einem Phänomen der 1970er Jahre. *Mars* passt somit eindeutig in das Schema ‚Literatur als Therapie' der 1970er Jahre, das auf das Schema ‚Literatur als Kritik' der 1960er Jahre folgte. Man könnte diese Phase als postideologisch und das Genre, das sie in besonderer Weise bereichert, als Leidensgeschichte bezeichnen (vgl. Haverkamp 1986, 672). Das Konzept ‚Literatur als Therapie' klingt durchaus nach Zweckliteratur, aber wie Adolf Muschg in seinem Vorwort betont, ist diese Literatur bereits in Goethes *Werther* angelegt, dessen unglaublichen Erfolg der fiktive Herausgeber der Werther-Briefe analog zu Adolf Muschg nicht voraussehen konnte. Die Authentizität ist eines der Wesensmerkmale dieser Literatur. Sie ist jedoch nicht gleichbedeutend mit dem Wahrheitsgehalt jeder darin getroffenen Aussage. Authentizität ist nicht gleichzusetzen mit Dokumentation. Zorn entwirft ein Bild von sich, er ist kein sachlicher Zeuge, sondern er entwirft, was er weiß und was er erfährt und wie er es weiß und wie er es erfährt. Dabei bedient er sich ausgiebig der Metapher. Im Gegensatz zu Sontags rigoroser Ablehnung des metaphorischen Erzählens über den Krebs stört Zorn die Krebsmetaphorik selbst, und zwar mit großer Akribie. Rudolf Käser macht mit folgendem Zitat von Zorn auf diesen Umstand aufmerksam: „das Wort ‚Lymphom' sagt in stilistischer oder [...] in poetischer Hinsicht nichts aus" (Zorn 1994, 184; vgl. Käser 2000, 329).

Im Roman *Mars* liegt eine aufschlussreiche ätiologische Autopathographie vor. Es handelt sich um die Dokumentation der Entstehung einer psychischen und in der Folge somatischen Erkrankung. Im gesamten Werk versucht der Autor, der Sache auf den Grund zu gehen und den Ursprung und die Entstehung seiner pathologischen Situation zu erklären. Diese Überlegungen sind mit zahlreichen Implikationen verbunden.

Mit diesem Roman wurde der Autor in der Schweiz zu einer Kultfigur der 1980er Jahre, vor allem im Zusammenhang mit den Opernhauskrawallen von 1980. In diesem Roman wird letztlich detailliert beschrieben, „wie sozial abhängig der Mensch in allen seinen Verhaltensweisen, auch in seiner Krankheit, ist" (Mitscherlich 1966, 96). Der Ich-Erzähler unterzieht sich wegen einer schweren Neurose einer Psychotherapie, in deren Verlauf bei ihm Lymphdrüsenkrebs diagnostiziert wird. Krebs ist für ihn „nur die somatische Form der Neurose, die ihren Ursprung im Elternhaus am Zürichsee hat" (Zorn 1994, Klappentext). Ein entsprechender Zusammenhang zwischen Krebs und der persönlichen Gemütsstruktur wird auch in der Psychosomatik erkannt. Susan Sontag, deren o.g. Essay *Krankheit als Metapher* im selben Jahr erschien, argumentiert in die entgegengesetzte Richtung:

> According to the mythology of cancer, it is generally a steady repression of feeling that causes the disease. In the earlier, more optimistic form of this fantasy, the repressed feelings were sexual; now, in a notable shift, the repression of violent feelings is imagined to cause cancer. [...] The passion that people think will give them cancer if they don't discharge it is rage (Sontag 1977/78, 22).

Sehr kritisch und ablehnend reagiert Sontag auf die Lehre Wilhelm Reichs, der Krebs als eine Krankheit sieht, deren Ursachen für ihn in der Unterdrückung von Gefühlen und Leidenschaften liegen und die bei jenen Individuen auftritt, „who are sexually repressed, inhibited, unspontaneous, incapable of expressing anger" (Sontag 1977/78, 21). Die Wut stellt nach Sontags Auffassung einen solchen ‚Typus Carcinomatosus' dar, wobei jedoch zu bedenken ist, dass die Existenz der ‚Krebspersönlichkeit' empirisch noch nie nachgewiesen werden konnte (vgl. Schwarz 1994, 8).

In Zorns Roman geht es um die Auseinandersetzung mit den Ursachen der eigenen Krankheit. Der Schweizer Jurist Peter Noll gibt in seinem Buch *Diktate über Sterben und Tod* zu bedenken: „Wer Schwäche zeigt, bekennt sich zu seiner Krankheit und wird gesellschaftlich geächtet!" (Noll 1984, 69). Zorn bezieht seine Krankheit auf sich selbst, auf sein Unvermögen, aber zu gleichen Teilen auch auf das soziale Umfeld, in das er hineingeboren wurde und mit dem er sich immer wieder auseinandersetzt. Mit Mitscherlich können wir von einem Trauma ausgehen, „dem auf der Seite der Wirklichkeit weniger der ‚Unfall' als das ‚Milieu' [...] entspricht" (Mitscherlich 1975, 64). Entsprechend setzt Zorn den Krebs in Analogie zum sozialen System und in diesem Zusammenhang bringt es Adolf Muschg im Vorwort zu *Mars* auf den Punkt: „Krebs ist [...] ein asozialer Prozeß [...]. [Er] infiziert das eigene System mit einer Anarchie. [...] Krebs ist ein Urteil über die Gesellschaft [...]" (Muschg 1994, 15 ff.). Auch Mitscherlich macht die Beobachtung, dass sich hinter dieser Krankheit etwas verbirgt, dass sie also einen uneigentlichen Hintergrund hat und emergenten Charakter aufweist. Auch er nimmt, trotz seines Hinweises auf die Unhaltbarkeit der Annahme einer ‚Krebspersönlichkeit', das metastasierende Krebswachstum als Beispiel für einen folgenschweren Verlauf einer langen und intensiven Dauerbelastung (Mitscherlich 1975, 27). Dennoch konstatiert Mitscherlich einschränkend: „Das ganze Ausmaß psychischer Einflüsse auf pathologisches organisches Geschehen kennen wir nicht" (Mitscherlich 1975, 42).

Zorn verwendet die Metapher der ‚Kette' oder des ‚Eisbergs', um die soziale Bedeutung seiner individuellen Krankheit zu konstruieren. Er drückt diese Erfahrung in gängigen Metaphern aus: „[...] daß der Krebs nur das allerletzte Glied einer langen Kette bildete [...]: die Spitze eines Eisberges" (Zorn 1994, 133). Was unter der Oberfläche liegt und unsichtbar ist, ist der Einfluss des sozialen Umfeldes, vor allem repräsentiert durch die Eltern: „Jeder neue Tumor, der sich als geballte Ausbuchtung aus meinem glatten Körper hervordrängt, scheint mir aus der Tiefe seines psychosomatischen Ursprungs heraus die ins Teuflische verzerrte Fratze meiner dämonischen ‚Eltern' darzustellen [...]" (Zorn 1994, 198). Der Erzähler vergleicht seine Eltern mit „Fremdkörpern", die sich in seinem Inneren eingenistet haben und ihn von innen her aushöhlen.[1] Und an anderer Stelle: „Ich bin jetzt im KZ und werde durch das ‚elterliche' Erbteil in mir vergast. Aber ich bin *im* KZ, und die mich vergasen sind *draußen*" (Zorn 1994, 179; Hervorh. im Original). Diese Krankheit ist der ‚Preis', den Zorn zahlt, um sich von seinen Eltern freizukaufen: „Die Emanzipation von meiner familiären Vergangenheit muß um jeden Preis stattfinden [...]" (Zorn 1994, 180). Diese Abrechnung mit den Eltern ist eng verbunden mit der Kritik am bürgerlichen Milieu der Schweizer Gesellschaft. Die Suche nach der Ursache geht Hand in Hand mit einer Kritik des sozialen Umfelds, der Eltern und der Kreise, in denen er sich bewegte und soziale Kontakte pflegte. Zu seinem sozialen Umfeld gehörten auch Ärzte, vor denen Zorn eine offensichtliche Phobie empfindet. Zorn war sogar auch nicht in der Lage, ihnen gegenüber negative Gefühle zu äußern. Körperlichkeit war in seiner Familie tabuisiert, was nach Käser „schon früh zu einer Besetzung des Körpergefühls mit Angst" führte (Käser 2000, 330). Zorn metaphorisiert diese Angst mit dem Bild des „Einsiedlerkrebses" (Zorn 1994, 75).

Die Krankheitsmetaphorik ist bei Zorn auch vom Religiösen und Mythischen geprägt. In diesem Prozess der Abrechnung mit dem Elternhaus und dem bürgerlichen Gemeinwesen werden Analogieschlüsse zwischen der eigenen Krankheit und der Erfahrung mit Gott gezogen: „Gott schlägt mich mit einer bösartigen und tödlichen Krankheit, aber andersits ist er selbst auch

---

[1] Diese Überzeugung findet ihren metaphorischen Ausdruck in folgenden Aussagen: „Meine Eltern sind mein Krebsübel" (Zorn 1994, 192). „So wie mein Körper vom Fremdkörper Krebs durchwuchert wird [...], so wird auch meine Seele vom Fremdkörper ‚Eltern' durchwuchert [...]. Das Erbe meiner Eltern in mir ist wie ein riesengroßes Krebsgeschwür [...]" (Zorn 1994, 177). Für das soziale Umfeld wird die Metaphorik der Opferriten in Anschlag gebracht. Die bürgerliche Gesellschaft wird als Moloch aufgefasst, „der seine eigenen Kinder frißt" (Zorn 1994, 165–166).

wieder der Organismus, in dem ich die Krebszelle verkörpere. [...] Ich bin das Karzinom Gottes" (Zorn 1994, 218 f.). Gott steht im Dienst des gesellschaftlichen Systems, von dem sich Zorn emanzipieren will, so dass er metaphorisch mit diesem System verschmilzt: „[...] daß auch Gott einer unserer Clowns war, der für uns eine Art Theater spielte, bei dem wir die Zuschauer waren" (Zorn 1994, 70). An einer Stelle metaphorisiert Zorn ihn als „das Gefäß, in dem der Mensch seinen Haß ausschütten muß" (Zorn 1994, 218). Auch diese Denkweise hat nach Mitscherlich eine lange Tradition: „Zur Abwehr eigener Verantwortung und von Schuldgefühlen wird auf einen strafenden Gott projiziert" (Mitscherlich 1966, 118).

Zorn bleibt in seinem Werk bei der christlichen Metapher des Krebses, einer Krankheit, die schon zu Zeiten von Hippokrates und später Galenos von Pergamon bekannt war. Im 2. Brief an Timotheus beschreibt Paulus häretische Gegner und ihre Handlungen folgendermaßen: „und ihre Lehre wird um sich fressen wie ein Krebsgeschwür" (Der zweite Brief an Timotheus, 2:17).[2] Das Bild des fressenden Geschwürs wird z. B. in folgender Aussage exemplarisch umgesetzt: „daß meine Eltern in mir selbst stecken, [...] und mich auffressen, so wie ja auch der Krebs [...]" (Zorn 1994, 170). Zorns Krebs ist eindeutig verzehrend. Eine solche metaphorische Sprache des Krebses lässt sich, wie von Jagow und Steger deutlich machen, vor allem dort gut erkennen, wo die Ursachen und Folgen von Krankheiten thematisch dominieren und wo über sie metaphorisch geschrieben wird, wo die Semantik gegenüber der Symptomatik dominiert, wo Krankheiten nicht als Metaphern, sondern als Metonymien funktionieren.

Ein weiteres Anzeichen für Konventionalität ist die Verwendung von Kriegsmetaphorik. Die Medizinerin Jutta Anna Kleber hat sich intensiv mit der Berichterstattung über Krebs beschäftigt und festgestellt, dass hier drei Arten von Lexik verstärkt verwendet werden: die militärische, die emotionale und die medizinische (vgl. Kleber 2003). Die metaphorische Verwendung militärischer Begriffe, die von Jagow und Steger auch in der Sprache, die den Krebs beschreibt, erkennen, taucht bereits im späten 19. Jahrhundert auf und ist bei Zorn präsent, dessen letzte Aussage lautet: „[I]ch habe noch nicht kapituliert. Ich erkläre mich als im Zustand des totalen Krieges" (Zorn 1994, 225). Doch an einer früheren Stelle wird die Kapitulation bereits explizit erklärt: „Ich habe es nicht geschafft, die Niederlage ist eingetreten, der Krieg ist verloren" (Zorn 1994, 175). Zorns Rhetorik, den Krebs auch im Sinne des Militärjargons zu begreifen, macht sich auch Adolf Muschg zu eigen und spricht von einem

---

2 https://www.uibk.ac.at/theol/leseraum/bibel/2tim2.html [abgerufen 23.03.2025].

„Anschlag ‚von außen'" (Zorn 1994, 16). Diese Militarisierung des Diskurses über Krebs, auf die Susan Sontag in ihrem Aufsatz *Illness as Metaphor* hingewiesen hat, bewirkt eine starke Emotionalisierung der Sprache und eine Steigerung der Persuasionskraft. Insbesondere Angst wird auf diesem Wege vermittelt. Marion Moamai konstatiert, dass Krebsliteratur Angstliteratur ist; Angst und Krebs treffen sich bezeichnenderweise auf der Ebene der Metapher. Umweltkatastrophen, humanitäre Katastrophen, Wirtschaftskrisen, der Verlust von Wertmaßstäben oder Glaubenskrisen etc. sind die dominanten Räume, in denen die Krebsmetapher in der öffentlichen, politischen Kommunikation verwendet wird (vgl. auch Kleber 2003, 199). Angesichts der Ahnungslosigkeit der Medizin befinden sich die Patienten realistischerweise in einem ähnlichen krisenhaften Zustand und greifen oft auf bekannte Analogien zurück, allerdings unter völlig gegensätzlichen Annahmen – die Projektionsrichtung wird verkehrt: hier wird Krebs mit Metaphern von Krisen und Katastrophen beschrieben.

Krebs im Allgemeinen wird in Zorns Buch in Analogie zu sozialen Systemen betrachtet. Diese Analogie zum Sozialsystem durchzieht Zorns gesamten Text, ist aber nicht das Gravitationszentrum, wie Muschg andeutet. Im Prozess der Selbstreflexion ist es eine individuelle, ontogenetisch bedingte Erfahrung, die Krebs als „verschluckte Tränen" begreifen lässt (Zorn 1994, 132). Indem Zorn auf der Suche nach der Ursache seines Kehlkopftumors diesen also als „verschluckte Tränen" kommuniziert, konstruiert er einen psychosomatischen Zusammenhang zwischen dem Symptom und seiner Unfähigkeit, Emotionen auszudrücken, was Käser als „emotionale Behinderung" bezeichnet (Käser 2000, 330). Zorn selbst weist uns an, seine Metapher auf der Grundlage der klassischen Psychosomatik von Wilhelm Reich zu interpretieren, einem Psychoanalytiker, den Sontag ihrerseits vehement kritisiert und ablehnt. Zorns Buch kann daher auch als eine Verneinung von Sontags Hauptprämisse gelesen werden.

Eine zentrale Rolle in Zorns Werk spielen Metaphern zur Repräsentation von Emotionen, insbesondere solche, die Gefühle der Angst, der Unsicherheit und der Krise transportieren, wozu natürlich auch die Metapher der Krankheit gehört. Zorn erfasst das ganze Ausmaß der Krankheit seiner Welt, seine Welt ist substanzlos, unecht, vorgetäuscht, sie ist ein „Kartenhaus", sie ist ein „Glashaus", unwirklich und weinerlich, sie ist ein Theater, voll irrationaler Verdrängung: „die bürgerliche Welt verbietet der Sonne, aufzugehen" (Zorn 1994, 39); „daß wir zuhause einfach in einem skurrilen und irrealen Glashaus saßen" (Zorn 1994, 44); „wenn das Theater wieder zu Ende war" (Zorn 1994, 47); „Die Welt der nicht ganz ‚Richtigen' war unser Theater, und wir waren die Zuschauer [...]" (Zorn 1994, 53).

Im Hintergrund des Textes steht der Versuch, die Krankheit durch Benennung zu erfassen und zu begreifen. Zorn schreibt endlos den Namen der Krankheit auf, was Käser zu einer interessanten Schlussfolgerung führt: „Man könnte, wiederum metaphorisch, davon sprechen, dass die Metaphern des bannenden Namens nun ihrerseits textuell zu metastasieren und grenzenlos nach ihren eigenen Gesetzen zu wuchern beginnen: Sie durchwachsen die Grenzen sonst gesonderter Diskurse" (Käser 2000, 333).

Um Krebs zu beschreiben, verwendet Zorn zunächst die Metapher des Körpers als Zellzustand; später wird diese Metapher unterlaufen, und ganz am Ende des Textes erfüllt sie nicht mehr ihre anfänglich suggerierte Funktion der Schreckensvermittlung, sondern ist nur noch eine Art dysfunktionaler Bedeutungsrahmen, in dem Zorn nicht mehr von Krebs spricht, sondern er spricht als Krebs. Zorn setzt sich mit dem Krebs gleich, nimmt eine Krebsidentität an.

Es ist interessant zu beobachten, dass die Existenz von *Mars* offensichtlich ein Effekt der Psychotherapie Zorns ist, obwohl er selbst nicht direkt das Thema des Buches ist, sondern die Reflexion des Autors auf sein Selbst. Metaphorische Darstellungen des Erlebens des eigenen Ichs sind im gesamten Text allgegenwärtig, und auch quantitativ sind Metaphern, die die eigene Person zum Gegenstand haben, am häufigsten vertreten. Zorn bezeichnet sein ‚Ich' als „ein Ding im kalten irrealen Raum [...]" (Zorn 1994, 37), als unbekanntes Wesen, „ein rares Biest, ein Ungeheuer" (Zorn 1994, 63–64). Vorherrschend ist auch die Metapher des Verlustes der Integrität, die sich auf etwas Fragmentarisches bezieht (ein Porzellanladen, ein verfallenes Gebäude, ein Wrack), das zerbrochen ist oder metonymisch als Ergebnis eines verheerenden Eingriffs bezeichnet wird: „[D]ie Folgen dieser Zerstörung saßen nun beim Psychotherapeuten" (Zorn 1994, 143), und später: „Zurück blieb nur ein Häuflein Elend [...]" (Zorn 1994, 145).

Ein charakteristischer Aspekt der Metaphorisierung des Selbst ist seine eigene Marginalisierung. Zorn verwendet die Metapher des „Einzellers" (Zorn 1994, 151), der „Partikel" (Zorn 1994, 84), des „Moleküls" (Zorn 1994, 216), des „Elektrons und der Ameise" (Zorn 1994, 211), des „Rädchens" (Zorn 1994, 215), der „schwächsten Stelle im Organismus ‚Gott'" (Zorn 1994, 218–219). Mit diesem Aspekt ist das Gefühl der Entdifferenzierung verbunden, das durch die Metaphern der „Zahlen und Ziffern" (Zorn 1994, 217) oder als Ergebnis von Computeroperationen ausgedrückt wird.

Das Ergebnis des Reflexionsprozesses und in der Tat das funktionelle Ziel des untersuchten Buches, das wir als eine Art Selbsttherapie ausmachen, ist das Wissen, das wir auch in Metaphern wahrnehmen: Wissen schmerzt und bringt Verzweiflung. Es ist mit einem zyklischen und destruktiven Prozess verbunden, in dem der Erzähler „in der Hülle seiner eigenen Ausweglosigkeit" (Zorn 1994, 125) gefangen ist. Wissen wird vom Autor als „der Stachel der Erkenntnis" (Zorn 1994, 65) metaphorisiert, der Prozess der Selbsterkenntnis ist schmerzhaft und zerstörerisch: „die Erkenntnis meiner Vernichtetheit durchlöchert mich pausenlos wie ein Maschinengewehr" (Zorn 1994, 165). Man kann also nicht eindeutig sagen, dass der psychotherapeutische Prozess nicht mit ein Thema des Romans ist.

8.2   Peter Noll: *Diktate über Sterben und Tod*

Der renommierte Zürcher Professor für Strafrecht, Peter Noll, hat sein Ableben zum Gegenstand literarischer Verarbeitung gemacht. Peter Noll erlangte Bekanntheit, die über die Grenzen seiner Disziplin hinausreicht, auch durch literarische Werke, die nach seinem Tod publiziert wurden.

Die Diagnose Blasenkrebs wurde im Alter von 56 Jahren gestellt. In der Zeit seiner Erkrankung verfasste er die *Diktate über Sterben und Tod*, welche postum im Jahr 1984 von seinem engen Freund Max Frisch herausgegeben wurden. Darin reflektierte er über seine persönlichen Erfahrungen des Sterbens. Noll legte seine akademischen Verpflichtungen nach und nach nieder. Zwischen der Diagnose und seinem Ableben vergingen etwa zehn Monate, in denen er viel Zeit in Laax verbrachte, Ski fuhr, Spaziergänge unternahm, sich mit engen Freunden und seiner Familie traf. Den Schwerpunkt seiner Beschäftigung in der verbleibenden Zeit bildete jedoch das Reflektieren in schriftlicher Form eines Protokolls des Sterbens. Entsprechend seines expliziten Wunsches erfolgte die Publikation des Manuskripts postum mit einer Totenrede von Max Frisch.

Nolls *Diktate* sowie Zorns *Mars* haben in kürzester Zeit Kultstatus erreicht. Noll referiert sogar direkt auf Zorns Buch, von dem es heißt:

> Heute nachmittag habe ich das Buch von Fritz Zorn, ‚Mars', gekauft und sehr schnell durchgelesen. Mich interessierte vor allem die Schilderung des fortschreitendes [sic] Krebses. Ich habe darüber wenig erfahren, ausser dass man sich in der Metastase windet vor Schmerzen, an die Wände schlägt, brüllt, schreit und weint. Das Buch ist voll von Hass; mit Hass kämpft Zorn um sein Leben, mit Hass gegen seine neurotische Vergangenheit, mit wütendem Hass verfolgt er seine Eltern und die bürgerliche Gesellschaft, aus der er stammt (Noll 1989, 50).

Es gibt allerdings einen signifikanten Unterschied, den Noll für sich zu erkennen glaubt: „Ich bin ein ganz anderer Fall, und meine Diktate werden nie zu einem Bestseller" (Noll 1989, 50).

Noll entscheidet sich nach der Diagnose dafür, eine Operation abzulehnen, die womöglich das Leben hätte verlängern können. Gemäß der zu dem Zeitpunkt vorliegenden Evidenz des Ausmaßes der Erkrankung entspricht die bewusste „apparative Hinauszögerung des Todes" nicht seiner persönlichen Vorstellung vom Sterben (Noll 1989, 9). Noll stört der Freiheitsverlust und auch, „dass andere über dich verfügen, dass du in eine Apparatur kommst, die dich beherrscht und der du nicht gewachsen bist. [...] [D]er Todkranke, der sich der medizinischen Apparatur übergeben hat, ist wirklich hilflos, weil die Hilfe, die er bekommt, kalt ist" (Noll 1989, 38 und 58).

Die Diagnose und die medizinische Gewissheit, dass dem Patienten nur noch ein äußerst begrenztes Zeitfenster zur Verfügung steht, lässt in ihm das Bewusstsein reifen, der unmittelbar bevorstehenden, tödlichen Erkrankung mit bewusster Entscheidung gegen den operativen Eingriff zu begegnen. In diesem Buch soll der Leser erfahren, was der Autor über Sterben und Tod denkt und wie er das Sterben erlebt (Noll 1989, 11). Die Intention des Werkes besteht darin, die Rezipienten dazu zu ermutigen, dieses zentrale Ereignis des Lebens (neben der Geburt), in einer tiefen und reflektierten Auseinandersetzung zu verinnerlichen. Diesen zwei Polen entspricht folgende dichotome Perspektivierung: „Etwas zum letztenmal sehen ist fast so gut, wie etwas zum erstenmal sehen" (Noll 1989, 83).

Hätte Noll sich einer Operation unterzogen, wäre er zwangsläufig zum Patienten geworden und hätte seine Rolle als solcher für den Rest seines Lebens behalten. Da er dies jedoch nicht getan hat, kann bis zum Schluss seine Integrität wahren (Noll 1989, 124). Die Sinnlosigkeit eines operativen Eingriffs wird von Noll durch das folgende Bild veranschaulicht: „Ich bringe es nicht über mich, mich durch die Operation zum Einbaum aushöhlen zu lassen, in dem niemand weiterschwimmt" (Noll 1989, 94).

Noll sieht es als eine Chance an, „den Tod auf sich zukommen zu sehen" (Noll 1989, 27). Doch fragt er sich zu Recht: „Welche Sicht, welche Gedanken werden eigentlich vertieft durch den Gedanken an den nahen Tod?" (Noll 1989, 178). Der Fokus liegt nicht länger ausschließlich auf dem Tod als ultimativer Grenze, sondern bereits auf dem Verlauf der Krankheit. Noll weist auf die lange Tradition in Darstellungen des Todes und weiß, dass die Verwendung von Gleichnissen zur Darstellung des Todes eine bekannte und weit verbreitete Praxis ist, die jedoch seiner kritischen Überprüfung nicht standhält und für ihn persönlich auch alles andere als befriedigend ist (Noll 1989, 138).

Was ebenfalls Tradition hat, sind die sog. Krebsbücher. Sie stellen eine besondere Form der belletristischen Literatur dar, die sich mit der Thematik der onkologischen Erkrankungen auseinandersetzt. Eine zunehmende Anzahl an Krebspatienten, die mit einer signifikant hohen Wahrscheinlichkeit eines baldigen Sterbens dem Tod entgegensehen, verfassen schriftliche Aufzeichnungen über ihren gesundheitlichen Zustand, emotionale Befindlichkeiten, das subjektive Erleben des unaufhaltsamen Lebensverlustes sowie über die Reaktionen des sozialen Umfeldes auf diesen Prozess. Die Mehrheit dieser schriftlichen Berichte ist von einem tiefen Gefühl der Hilflosigkeit und Verlegenheit geprägt. Für Noll repräsentieren diese Krebsbücher eine Ausdrucksform, die charakteristisch für den gegenwärtigen Zustand der Gesellschaft ist. Die Autoren fokussieren sich auf das Leben, auf die Art und Weise, wie sie versuchen, dieses Leben festzuhalten. In diesem Zusammenhang stellt sich für Noll die Frage, was der Sinn des Schreibens über das Sterben und den Tod ist. Die von den Betroffenen vorgebrachten Anklagen bezüglich ihres Krebstodes werden von Noll als ungerecht empfunden und werden als Ausdruck narzisstischer und wehleidiger Tendenzen interpretiert (Noll 1989, 240–241). Der Autor befasst sich mit der Fragestellung, ob die Diagnose Krebs die Mitteilungslust der Betroffenen denn erhöht. Ein besonderer Fokus liegt auf der Frage, warum gerade Krebspatienten über ihren bevorstehenden Tod schreiben (Noll 1989, 234).

Noll verweist auf Montaigne, der sich ausgesprochen viel mit Fragen des Sterbens und des Todes beschäftigte. Der zentrale Gedanke ist bei Montaigne wie bei Noll jener der Freiheit und die Freiheit wird metaphorisch als „frische Luft" dargestellt (Noll 1989, 116), die wiederum das Denken ermöglicht, so dass Denken nichts anderes als Freiheit bedeutet. Noll fühlt sich allerdings „vollgestopft mit fremden Gedanken, die [s]eine eigenen Gedanken ersetzen" (Noll 1989, 116). Er sieht für sich auch die Möglichkeit des Erstickens gegeben und äußert die Hypothese, dass seine Kurzatmigkeit auf eine Metastasierung in der Lunge zurückzuführen sei (Noll 1989, 149). Das Denken wird bildlich in die Nähe des Krebses gebracht: „Das Denken ist aber ein unersättliches Tier, ein Zuvielfrass" (Noll 1989, 136). Denken, Freiheit und Krebs werden kurzgeschlossen: „Der Tod könnte [...] also als ein Denken [...] verstanden werden [...]" (Noll 1989, 154).

Im Montaignes Zitat heißt es zur Freiheit im Tode:

> wer gelernt hat zu sterben, hat verlernt, untertänig zu sein. [...] Das Wissen, dass wir sterben, befreit uns von jeder Unterwerfung und jedem Zwang. [...] [D]as Leben hängt vom Willen anderer ab, der Tod nur von unserem Willen [...]. Leben heißt dienen, sterben frei sein (Noll 1989, 42–43).

Noll verweist darauf, dass Vertreter der Philosophie – neben Montaigne auch Seneca sowie Heidegger – die Auffassung vertraten, dass dem Leben ein höherer Sinn innewohnt, wenn es in der Reflexion über den Tod verortet wird (Noll 1989, 115).

Es existiert eine Reihe von literarischen Werken, die sich dem Thema des Todes widmen. Ein Teil dieser Werke wurde von Menschen verfasst, die sich in den letzten Phasen ihres Lebens befanden. Diese Texte zeichnen sich in der Regel durch eine hohe emotionale Dichte aus. Auch bei Noll evoziert der Tod eine starke emotionale Reaktion, die sich in der Beschreibung physischer Prozesse, der Zunahme von Schmerzen und Stimmungsschwankungen äußert. Noll reflektiert nicht den Tod, sondern das Leben, doch auf seinen Endpunkt hin bezogen. Das gibt ihm die Gelegenheit, den Unsinn des vermeintlichen Tiefsinns aufzudecken, wie jenen, der in der bekannten Aussage von Luther steckt: „Selbst wenn ich wüsste, dass morgen die Welt unterginge, würde ich heute noch ein Apfelbäumchen pflanzen. Nur einer, der weiss, dass die Welt morgen *nicht* untergeht, [...] kann so etwas sagen" (Noll 1989, 66–67; Hervorh. im Original). Die Reflexion über das Leben wird durch die Perspektive des Todes also in ein anderes Licht gerückt und wir erfahren einmal mehr, dass aus dieser Sicht alles Wissen ungewiss ist.

In unserer Gesellschaft wird der Tod in hohem Maße aus dem Leben verdrängt. In einem von zahlreichen Verpflichtungen geprägten und als rastlos empfundenen Leben, das durch eine hohe zeitliche Belastung in verschiedenen Bereichen gekennzeichnet ist, wird dem Tod nur eine untergeordnete Bedeutung beigemessen. Der Tod ist aber ein Aspekt des Lebens, der nur für die Lebenden von Relevanz sein kann. Die österreichische Autorin Renate Welsh spricht diesen Aspekt auch in ihrem Buch *Ich ohne Worte* deutlich an:

> Seit ich denken konnte, war der Tod in meiner Familie immer gegenwärtig gewesen, von den Verstorbenen wurde viel gesprochen, sie waren Instanzen, erwarteten etwas von uns. [...] Ich hatte schon lange gewusst, dass wir bei jedem Begräbnis an unserem eigenen Grab stehen, dass wir nicht nur von einem anderen, sondern auch von einem Teil von uns selbst Abschied nehmen (Welsh 2023, 88).

An diesen Gedanken anschließend stellen Nolls *Diktate* ein Gesprächsangebot dar, und zwar eins zwischen „einem, der weiß, dass seine Zeit bald abläuft, und einem, der noch eine unbestimmte Zeit vor sich hat. [...] Es fehlt ein sonst stillschweigend vorausgesetztes Grundelement der Gemeinsamkeit" (Noll 1989, 10). Es heißt: „Wir müssen so leben, als wären wir unsterblich. Das Leben will und kann den Tod nicht kennen" (Noll 1989, 34–35). Nolls Buch ist zugleich ein Manifest gegen diesen Zwang zum Leben, den er pointiert mit den folgenden Worten beschreibt: „Leben kann nicht nur, leben will auch nicht den Tod kennen, kann es nicht wollen, leben kann nur leben wollen" (Noll 1989, 13).

Noll ist mit seiner Haltung eine Ausnahme, zumindest ein Fall, der nicht als normal zu bezeichnen ist: „Wenn einer [...] Krebs hat und fröhlich herumläuft [...], dann wird es den Leuten unheimlich. Sie sind plötzlich gefordert, sich mit dem Sterben und dem Tod als einem Teil des Lebens auseinanderzusetzen [...]" (Noll 1989, 56). Es handelt sich hierbei um eine Fokussierung der literarischen Kommunikation auf einen Lebensaspekt hin, der gern ausgeblendet wird. Noll spricht von viel Heuchelei in diesem Kontext. In der Schweiz wurde das Thema des Todes bis zum Zeitpunkt des Erscheinens der beiden Texte kaum in der öffentlichen Debatte behandelt. Es ist nicht zuletzt das Verdienst von Fritz Zorns und Peter Nolls Büchern, dass dieses Thema aufgeworfen wurde. Noll ruft aus: „Wir bräuchten eine Reformation des Sterbens und des Todes" (Noll 1989, 23).

Nolls Bericht fokussiert auf die Auseinandersetzung mit der eigenen Erkrankung sowie die Einbindung des medizinischen Diskurses in diese Auseinandersetzung. Allein die Ablehnung der medizinischen Intervention lässt erahnen, in welchem Licht die Medizin reflektiert wird. Gleich zu Beginn erfahren wir etwas über eine medizinische Einrichtung (Röntgenologie), von der es heißt, sie sei ein „rein technischer Betrieb; der Chef hat nur mit der Interpretation der Bilder zu tun, nicht mit den Patienten" (Noll 1989, 7). Eben dieser technisch-maschinelle Gesichtspunkt der Medizin ist der Grund, warum sich Noll gegen einen operativen Eingriff entschied: „Ich will nicht in die chirurgisch-urologisch-radiologische Maschine hineinkommen, weil ich da Stück um Stück meiner Freiheit verliere" (Noll 1989, 11). Noll ist entschlossen, seinen freien Willen nicht dieser Maschine in die Hand zu geben und will seine Integrität, seine personale Identität wahren, die für ihn nicht auf die Intaktheit des Gehirns beschränkt ist.

Nolls Buch beinhaltet medizinisches Fachwissen bzw. Spezialwissen, welches auf die Vermittlung von befreundeten Ärzten und Wissenschaftlern, z. B. aus der Biologie, beschränkt ist. Dieses Wissen ist angesichts der negativen Einstellung zur Medizin auf ein Minimum reduziert und direkte Zitate aus Fachbüchern, Fallgeschichten und sonstigem würden wir in Nolls *Diktaten* vergeblich suchen. Es werden lediglich Ergebnisse von Untersuchungen in ihrer ursprünglichen Form wiedergegeben, wie beispielsweise der Bericht eines Basler Urologen an einen Basler Radiologen, der in Original wiedergegeben wird, wobei auch da Noll interveniert und eigene Übersetzungen der Fremdwörter beisteuert. Auch ein Bericht des Röntgenologen ist beigefügt (Noll 1989, 54–55).

Noll kritisiert nicht nur den medizinischen Betrieb, er übt Kritik an der modernen Wissenschaft und sogar an Funktionssystemen überhaupt. Dies betrifft das Universitätssystem und das Rechtssystem, jene Bereiche, die seine geistige Heimat ausmachen. Seine Kritik hat jedoch einen universellen Charakter. Sie offenbart den Zwangscharakter der Systeme, den er am Beispiel des Zugs der Lemminge erklärt: „Zu Hunderttausenden machen Sie sich auf die Wanderschaft, dem Eismeer zu, stürzen sich ins Wasser, schwimmen noch eine Zeit lang, ertrinken" (Noll 1989, 19). Die Sinn- bzw. Nutzlosigkeit solchen Handelns erkennt der Autor auch im Universitätsbetrieb, in der wuchernden akademischen Veröffentlichungspraxis: „Mit dem Bücherschreiben weichen wir aus. [...] Doch sollten wir zugeben, dass es sich dabei um eine nutzlose Beschäftigung handelt" (Noll 1989, 21). Er fordert, dass das gegenwärtige Modell des Verfassens von Büchern und der Publikation von Forschungsergebnissen als einzige Formen geistigen Ausdrucks durch ein alternatives Modell ersetzt werden muss. Das Wuchernde der Wissenschaft, die Schrankenlosigkeit der Veröffentlichungspraxis, der Plagiarismus, das alles zeugt für ihn von der Gier des Menschen – und dafür ist die Wissenschaft zur Verantwortung zu ziehen. Intertextuell gestützt ist diese These mit der Referenz auf Dürrenmatts *Physiker*, ein Stück, in dem der Autor die Praxis der Wissenschaft und Technik „in genialer Weise durchschaut" (Noll 1989, 31). An den Systemerhaltern, an den Apparatschiks, würde die Welt zugrunde gehen (Noll 1989, 33). So werden auch die Ärzte, wie die Juristen, als Apparatschiks, als Systemerhalter angesehen, als Elemente, „die nur sich selbst nützen, nicht den Patienten" (Noll 1989, 45). Den Nihilismus des wissenschaftlichen Betriebs beschreibt Noll eindrücklich wie folgt:

> Wie die moderne Wissenschaft an ihrer eigenen Vergänglichkeit arbeitet: A übernimmt z. B. einen Gedanken von B, und in der ersten Publikation zitiert er auch den B, wie es sich gehört. Später kommt A auf das Thema zurück, und in der zweiten Publikation zitiert er nun nur von sich selbst, nämlich seine frühere Publikation. Von B ist nicht mehr die Rede. Dasselbe kann natürlich auch dem A passieren von Seiten des C und so weiter über das Zitieren und Nichtzitieren könnte man eine längere Analyse und Satire schreiben (Noll 1989, 48).

Noll stellt sich die Frage, inwiefern sich das Denken durch die exponentielle Zunahme an publizierten Gedanken qualitativ verändert. Er stellt fest, dass sich vor allem geisteswissenschaftlich fundierte Akteure in diesem Kontext bisher kaum mit dieser Thematik auseinandergesetzt haben, – was ihn zur folgenden radikalen Beobachtungen führt: Die Tendenz zur Überproduktion von Texten gehe mit einer Verarmung des Denkens einher. Es sei zu beobachten, dass es nur noch wenigen Personen gelingt, sich eine Freifläche für die Entwicklung eigener Gedanken vorzustellen. Stattdessen sei ein Verhalten zu beobachten, bei dem in den Bibliotheken lediglich bereits bestehende Aussagen wiederholt werden, während der Ursprungstext zunehmend in den

Hintergrund tritt. Noll stellt fest, dass die Anzahl der Denker und die Unzahl ihrer Veröffentlichungen in keinster Weise mit der Qualität des Denkens korreliert. Vielmehr sei ein wiederholtes und zwanghaftes Zitieren von anderen Texten zu beobachten, was auf eine unzureichende Eigenreflexion schließen lässt (Noll 1989, 127–128). Und Noll führt aus: „Hat einer ein Gebiet entdeckt, das entdeckungsträchtig ist, so stürzen sich bald ganze Mengen von einfallsloseren Typen in dieses Gebiet, mit ihren Scharen von Assistenten, wie Goldgräber in ein neues Goldfeld; sie holen alles heraus und lassen Geisterstädte zurück" (Noll 1989, 126). Für ihn ist dieses wuchernde, krebsartige Verhalten jener „Parasiten" (Noll 1989, 167) ein Hinweis darauf, dass „die Gesellschaft mit sich selber möglichst schnell Schluss machen will" (Noll 1989, 187).

Ein System bringt bewusst keine Elemente hervor, die die Gesetzmäßigkeiten des Systems außer Kraft setzen würden. Aber es ist das System als solches, das eine kritische Menge parasitärer Elemente nicht mehr verkraften kann. Eine systemische Lösung kann also durchaus zum Problem werden (frei nach Paul Watzlawick). Für Noll konzentriert sich diese systemerhaltende Haltung in der Wissenschaft unter anderem im Kritischen Rationalismus, in dem er das Prinzip der Systemerhaltung deutlich bestätigt sieht:

> [D]er Kritische Rationalismus stellt eben nur Fragen, die beantwortbar und falsifizierbar sind, und das sind genau die Fragen, die uns am wenigsten interessieren. Letztlich kommt man zu dem stupiden Satz: Was nicht messbar ist, kann nicht erforscht werden, und das heisst: alle existentiell wesentlichen Dinge wie Liebe, Freude, Trauer, Zufriedenheit, Auflehnung usw. Die moderne Wissenschaft hat eine ungeheure Fähigkeit entwickelt, Fragen auszuklammern (Noll 1989, 35).

Die Systemkritik betrifft also nicht nur den akademischen Betrieb, nicht nur die Jurisprudenz, sondern nicht zuletzt auch bestimmte Praktiken der Kirche, namentlich solche, die mit dem Sterben und dem Tod zu tun haben, die in diesen Belangen versage. Auch die Kirche wird, wie die Medizin, als Apparat bezeichnet (Noll 1989, 79). Die Pfarrer als Systemerhalter trösten und bagatellisieren nur (Noll 1989, 13). Und letztlich wird auch der eigene Körper als ein Apparat, als eine Maschine konzeptualisiert:

> Ich habe einen Blasenkrebs, der mit Sicherheit tödlich verlaufen wird, und jetzt kommen dazwischen kleinere Störungen, die den Apparat mehr beeinträchtigen als das Grundübel bis jetzt. Das Chassis ist nicht mehr reparierbar, trägt aber noch [...]. Nun fängt aber auch der Vergaser an zu spucken, die Bremsen müssen repariert werden usw. Das lohnt sich doch alles nicht mehr (Noll 1989, 178).

Über weite Strecken gelten Nolls Überlegungen der Erkrankung selbst – dem Krebs. Er äußert sich zur Benennung dieser Krankheit, zu dem metaphorischen Gehalt dieser Bezeichnung, aber auch zum evasiven Umgang mit dieser

Bezeichnung: „Man sagt nicht: er hat Krebs; man sagt: er ist schwer krank. Der Krebs wird nicht beim Namen genannt. Alle anderen Krankheiten werden bei ihrem Namen genannt: er hat einen Gehirnschlag gehabt; er hat einen Herzinfarkt gehabt usw." (Noll 1989, 215).

Der Tumor manifestiert sich als eine umfassende, die gesamte Persönlichkeit ausfüllende Entität. Es entsteht der Eindruck, dass der Tumor nicht nur den Körper, sondern auch die kognitiven Funktionen erfasst und sich somit auf beide Aspekte des menschlichen Seins auswirkt. Der Krebs an sich wird ganz im Sinne der Tiermetapher konzeptualisiert: „Er rekognosziert und inspiziert die Stellen mit seinen Fühlern leicht streichelnd, an denen er später mit seinen Scheren zupacken will" (Noll 1989, 113). Er wird allerdings nicht als eine externe Macht, als ein Eindringling modelliert, sondern vielmehr als eine inhärente Entität: „[E]r ist ein dummes, blindes, böses Tier in mir, vielleicht der dümmste Teil von mir" (Noll 1989, 114).

Noll beobachtet, wie begrenzt das menschliche Immunsystem Auskunft über den eigenen Körperzustand gibt. Zudem ist es nicht möglich, es mit den Sinnen zu erfassen. Die Gesamtsituation des Kranken ist daher durch eine Spannung gekennzeichnet, die in einem kontinuierlichen Zustand des Harrens besteht.

Partiell wird die bekannte Kriegsmetapher herangezogen und es wird ein ‚Stellungskrieg' gegen den Krebs geführt: „[I]ch sehe aber keine Möglichkeit eines anständigen Rückzugs" (Noll 1989, 189). Wie auch wiederum der Krebs in der Absicht zu erobern, lange taktisch verharrt, bis er endlich zum Angriff übergeht, so dass Noll eine Geschichte des Krebses im eigenen Körper so beschreiben kann: „Wahrscheinlich hat er lange Zeit geruht [...], bis er schließlich eine Stelle gefunden hat, von wo aus er den Körper zerstören kann" (Noll 1989, 262).

Nolls Überlegungen münden in die Einsicht, dass pathologische Störungen zwar nicht erklärt, aber erzählt werden können. Das Erzählen von Krankheit ist auch bei Noll über weite Strecken ein metaphorischer Prozess, in dem sich die Unmittelbarkeit des Erlebens in der Authentizität des Erzählens manifestiert, die zudem in der selbstbegründenden Geschlossenheit des kommunikativen Prozesses fundiert ist, wo der Erzähler zugleich der Rezipient ist. So gesehen sind auch Nolls *Diktate* kein Fallbericht. Er transzendiert vielmehr seinen Fall:

> Du sollst nicht deinen Fall beschreiben, sondern ihn ins Exemplarische erheben. Du sollst aus deinem Fall einen Fall für alle machen. Dafür ist der Tod gerade gut genug. Du sollst aus deinem Fall ein Gesetz machen, und das kannst du nur, wenn dein Fall exemplarisch ist, und er ist es nur, wenn du lange genug über ihn nachgedacht hast. Die Literatur soll oder sollte in ihrer Thematik wie der Gesetzgeber die Regel finden für viele Fälle [...]. [...] [I]st es nicht nur eine

Auseinandersetzung mit mir selbst, die nur mich selbst angeht? Nein, der Tod ist das Allgemeinste, das es überhaupt gibt, und das Allgemeine sollte auch öffentlich sein. Dies gibt mir die Legitimation, meine Schamschwelle zu überschreiten, die Legitimation zur Schamlosigkeit, wenn sie so wollen (Noll 1989, 107 und 123).

Die Fragestellung, die sich in diesem Kontext aufdrängt, ist die nach dem Sinn des Schreibens über Sterben und Tod. Es kann als gesichert gelten, dass die Rezipienten davon ausgehen, dass Nolls Diktate, abgesehen von ihrer Bedeutung für den Autor selbst, für Außenstehende keinen Sinn ergeben. Nolls Intention war es, das Sterben und den Tod als ein für alle zu bewältigendes Ereignis zu präsentieren, nicht als eine Quelle des Trostes:

> Meine Diktate sollten, so möchte ich es haben, von keiner dieser Ewigkeitsvorstellungen geleitet sein. Ich will nur meine Situation als durchschnittlich und zugleich exemplarisch vorführen, damit die Leser sehen, dass es Sinn hat, sich mit Sterben, Tod und Jenseitsvorstellungen schon im Leben auseinanderzusetzen. Wenn mir dies nicht gelingt, werde ich die Diktate vor meinem Tode vernichten (Noll 1989, 227).

Die Frage, die sich in diesem Zusammenhang stellt, ist nun die, welche Schlussfolgerungen sich aus der postulierten Vorgehensweise ergeben. Noll hält fest: „Eine Anhäufung von banalen Krankengeschichten, unvermittelt zwischen längeren Reflexionen, die niemand überzeugen können" (Noll 1989, 200).

Eine zentrale Thematik von Nolls Buch stellt die Auseinandersetzung mit dem Schmerz dar. Der Schmerz ist ein körperliches Phänomen, das sich in unterschiedlichen Formen und Intensitäten äußern kann. Er kann neurologisch als subjektive Körperempfindung in Erscheinung treten, aber auch mit einem affektiven Erleben verbunden sein. Über die Subjektivität des Schmerzempfindens schreibt der Schweizer Historiker Jakob Tanner: „Im außergewöhnlichen Umgang mit Schmerzen zeigt sich vielmehr eine künstlerische Subjektivierungsweise, eine Fähigkeit, die eigene Persönlichkeit angesichts eines überwältigenden Einfalls von Sensationen auf eine imaginäre *Mitte* hin zu zentrieren" (Tanner 2007, 53; Hervorh. im Original). Bei den genuin organischen Schmerzempfindungen überwiegt der sensorische Aspekt, während bei den psychogenen Schmerzen das affektive Empfinden im Vordergrund steht. Die verbale Schilderung von Schmerzempfindungen ist dabei von entscheidender Bedeutung für die Selbstwahrnehmung. Es lässt sich festhalten, dass beim Erleben von Schmerz stets eine Kombination aus neurologisch zu verstehender Sensation und affektiven Geschehnissen vorliegt. In der Fachliteratur wird dabei beim akuten organischen Schmerz der Sensationsanteil als überwiegen beschrieben, beim psychogenen Schmerz ist es hingegen der affektive Anteil (vgl. Kütemeyer 2002, 191). Die Metaphorik bei

Schmerzbeschreibungen erlaubt uns hypothetische Rückschlüsse auf Persönlichkeitsstruktur und Denkstil der Patienten zu ziehen (vgl. Kütemeyer 2002, 196). Tanner schreibt in seinem Aufsatz *Zur Kulturgeschichte des Schmerzes*: „Menschen sprechen ganz unterschiedlich über ihre Schmerzen. Es gibt eine große Bandbreite individueller Schmerzempfindungen, es gibt sehr unterschiedliche Erfahrungen und Deutungen des Schmerzes" (Tanner 2007, 51). Der Schmerz, der in der Fachliteratur in der Regel als ein subjektives körperliches Phänomen beschrieben wird, kann einem anderen Menschen durch Gebärden und Gesichtsausduck, durch Stöhnen, Geschrei und Wehklagen mitgeteilt werden. Doch eine präzise verbale Beschreibung dieser Empfindung ist kaum möglich. Auch Noll sieht im Schmerz „das vielleicht subjektivste Empfinden, das der Mensch kennt" (Noll 1989, 63). Doch gerade die ‚Sprachlosigkeit' angesichts des Schmerzes erschwert den Umgang mit ihm. Noll meint:

> Es gibt kein einziges direktes Wort für die Eigenschaft eines Schmerzes, so wie es direkte Wörter gibt für Farben (rot, grün usw.) und Formen (rund, eckig usw.). Der Schmerz sei überhaupt etwas rein Subjektives, sagen die Ärzte. [...] Meine Schmerzen sind jetzt da, stumpf und schwer [...]. Jeder hat unendlich viele Arten von Schmerzen schon erlitten, doch kann er keinen einzigen einem anderen mitteilen, wenn dieser andere nicht genau dasselbe äußere Ereignis erlebt hat, welches den Schmerz ausgelöst hatte. Und auch dann noch ist die Kommunikation unsicher (Noll 1989, 236).

Die Frage nach der eigenen Identität, wie sie sich Noll in seiner Auseinandersetzung mit seinem nahenden Tod stellt, ist im Grunde eine Frage nach der Persistenz, also nach dem Fortbestehen der eigenen Person bei Beibehaltung ihres Bewusstseins von der Gleichheit mit sich selbst. Die personale Identität ist, so gesehen, eine historisch kontingente, also zeitlich geprägte Struktur der Beziehung des Subjekts zu sich selbst sowie zugleich zu dessen Umwelt, bzw. zu dem, was es als Umwelt erkennt. Dies ist nur auf der Grundlage des diese Kontinuität überbrückenden autobiografischen Gedächtnisses möglich. Noll bringt diese Problematik wie folgt zum Ausdruck:

> Wodurch hängt man mit sich selbst zusammen im Laufe der Zeit? Ausser dem Biologischen habe ich sicher nichts mit dem Täufling zu tun, der ich vor 56 Jahren war. Lebenslauf gleich Ablauf eines genetischen Programmes unter verschiedenen Umwelteinflüssen? [...] Nur alles überbrückt durch das Gedächtnis, das die Ereignisse sammelt und speichert und dem Ich zuschreibt. Die Zuschreibungen, dazwischen die zahllosen Lücken des Vergessens, des Verdrängens, machen, bezogen auf die Zeit, den Lebenslauf aus (Noll 1989, 200–201).

Den endenden Lebenslauf bezeichnet Noll nunmehr als „Sterbenslauf" bzw. als „Todesgang" (Noll 1989, 209). Der Mensch ist schließlich nur in der Lage, ein

Individuum zu sein, da er über die Fähigkeit des Sterbens verfügt. Die Selbstbeschreibung des Subjekts als ein mit sich identisches Wesen bedingt zwangsläufig die Eigenwahrnehmung als sterbliches Wesen. Die Kontinuität des Ichs im Laufe der Zeit wird nun also im Tod aufgehoben und es stellt sich die Frage, welche Ideenbereiche mit dem Begriff des Todes bei Noll assoziiert werden. Wir fokussieren dementsprechend auf Vorstellungen über den Tod und dessen sprachlicher Darstellung. Die Auseinandersetzung mit der Thematik des Todes erfolgt in der Regel über begriffliche ‚Brücken', also über verschiedene Projektionen, Bilder, Symbole, Analogien und Metaphern. Mit ihrer Hilfe versucht sich der Mensch der epistemischen Leere, die der Tod darstellt, semantisch anzunähern. Die Fragestellung, wie sich der Mensch den Tod vorstellt, ist also nicht zuletzt aufgrund dessen abstrakten Charakters eng mit seiner sprachlichen Manifestation verknüpft. In diesem Zusammenhang sind die verbalen Repräsentationen des Todes untrennbar mit dessen mentalen Konstruktionen bei den jeweiligen Autoren verflochten.

Der Tod wird oft metaphorisch als das Unsagbare konzeptualisiert, das wiederum durch weitere metaphorische Darstellungen ausdifferenziert werden kann. Thomas Macho befasst sich in seiner einschlägigen Abhandlung *Todesmetaphern: Zur Logik der Grenzerfahrung* aus dem Jahr 1987 ausführlich mit der Metaphorik des Todes und stellt die These auf, dass der Tod ebenso wie die Metapher selbst einen Grenzbegriff darstelle: „*Grenzerfahrung und Tod.* In dieser Spannung sprechen wir auch über den Tod. Wir verwenden Bilder und Symbole, ‚absolute Metaphern', um die *Unsagbarkeit* dieses *leeren* Begriffs, dem keine Anschauung korrespondiert, auszufüllen" (Macho 1987, 187; Hervorh. im Original).

Wir stellen uns nun die Frage, wie die spezifische Art der metaphorischen und poetischen Darstellung des Todes bei Noll aussieht. Als erstes ist festzuhalten, dass Noll auf Denkbilder zurückgreift, die den Tod als eine anthropologische Grenzerfahrung realisieren. Er bringt den Tod anthropologisch in die Nähe der Geburt. Sein Buch soll als Ganzes „eine Aufforderung an das Publikum sein, sich mit dem – abgesehen von der Geburt – wichtigsten Ereignis auseinanderzusetzen" (Noll 1989, 13).

Bei Noll kommt auch die bekannte Personifikation des Todes ganz deutlich zum Tragen: „Der Tod kommt auf leisen Sohlen und stößt einen ins Nichts" (Noll 1989, 28). Die Personifikation ist schon in der Antike eine gebräuchliche Form der Repräsentation des Todes. Der Tod kommt aber nicht nur als Schnitter und Knochenmann, sondern auch in der Gestalt eines jugendlichen Genius, der eine Fackel niedersenkt, um diese zu löschen, und der als Bruder des gleichnamigen Schlafenden (Zwillingsbruder des Schlafes) galt. Es war Lessing, der sich bekanntlich auf das Bild des Jünglings mit der erloschenen

Fackel bezog. Macho führt dazu aus: „Die Gottheit des Todes, Thanatos, sollte gegen die Totengeister, die larvae, scharf abgegrenzt werden. Lessing nobilitierte zwei Genien, die früher als ikonische Varianten Amors gegolten hatten, zu den klassischen Abbildungen von Hypnos und Thanatos" (Macho 1987, 251). Noll bringt den Tod dementsprechend in die Nähe des Konzeptes des Schlafes: „Jeder Schlaf ist ein Tod und jedes Erwachen eine Auferstehung" (Noll 1989, 200). Der Tod als Schlaf ist eine Vorstellung, die, wie Thomas Macho ausführt, in der Moderne besonders erfolgreich war (vgl. Macho 1987, 249 ff.).

Bezeichnend ist aber auch Nolls oben zitierter Gebrauch des Ausdrucks „Nichts" (Noll 1989, 28). Die Fragestellung bezüglich der Kommunikation über den Tod leitet zur Thematik der Semantik des Todes über, was die Schlussfolgerung nahelegen würde, der Tod könnte aufgrund seiner mangelnden Erfahrbarkeit potenziell selbst ein bedeutungsloses Zeichen sein – also ein Nichts. Macho führt diesen Gedanken weiter aus:

> Allerdings ist uns der *Tod* zum *leeren Begriff* geraten. Nach dem Vergessen der Frage und ihres provokativen Anlasses ist nur eine schale Antwort übriggeblieben, deren Rätsel sich *in* der Sprache unerlöst *zeigt*. Wir wissen nicht, worüber wir sprechen, wenn wir vom Tod sprechen. Das sprachliche Zeichen ‚Tod' verbirgt das Bezeichnete. Die Frage verbirgt das Erfragte und offenbart keinerlei Referenz, sondern nur unsere Ohnmacht, den Tod in der Sprache heimisch zu machen. Der Tod verharrt indes als das Unheimliche, ohne sprachlichen Sinn; und seine Erhebung zur transzendentalen Voraussetzung aller Bedeutung und jeglichen Verstehens gelingt bloß so lange, als wir uns selbst an die Stelle des Todes plazieren [sic] können. Der Tod ist die Grenze des Sinns und der Bedeutung; er ist eine *Metapher*, und er wird mit *Metaphern* aufgefüllt. Aber noch als Metapher erinnert er an die vergessene *Erfahrung*; und darüber hinaus an manch andere Erfahrungen, die sich der Logifizierung widersetzen: als Chiffre für *Grenzerfahrungen* (Macho 1987, 196; Hervorh. im Original).

Macho weist auch auf die Kontinuität der Tradition im Gebrauch dieser Ausdrucksweise (den Gebrauch des Wortes ‚Nichts' in Bezug auf den Tod) und erläutert:

> An dieser Stelle drängt sich die Frage auf, ob gar das ‚Nichts' in aller Philosophie nur chiffriert, woran *nicht* gedacht werden soll. Wer von der Geburt als der ‚Entstehung aus Nichts' redet, will offensichtlich vergessen, daß dieses ‚Nichts' die konkrete Gestalt einer Mutter verbirgt; wer vom Tod als dem ‚Übergang ins Nichts' redet, will offensichtlich vergessen, was nach jedem Tod, aufs schrecklichste, übrigbleibt: die bestimmte Leiche. Wenn oft vom ‚Nichts' gesprochen wird, empfiehlt sich der aufmerksame Blick auf die Spuren jener Verdrängung, die von ‚Nichts' mehr wissen will (Macho 1987, 107; Hervorh. im Original).

Dieses Konzept des finalen Nichts birgt den Schrecken der Endlosigkeit, der Unendlichkeit. Das Nichts ist das Sinnlose. Der Tod wird bei Noll also folgerichtig als totale Sinnlosigkeit konzeptualisiert: „Die Frage ist, wie nahe und ob überhaupt das Leben sich an den Tod heran denken kann. [...] Die ganze Welt als schwarzes Loch; [...] Gedanklich und sprachlich ist das alles überhaupt nicht zu bewältigen" (Noll 1989, 74).

Die besagte Unendlichkeit wird im Denkbild des in sich selbst zusammenfallenden Subjekts repräsentiert, weil das Subjekt dies ist, um sich in ewiger Wiederkehr in sich selbst zu reflektieren: „Vorstellung des Todes: ich falle tiefer und tiefer in mich selbst hinein, so wie ich jetzt schon mich fast nur noch mit mir selbst beschäftige" (Noll 1989, 94).

Zu den archetypischen Todesmetaphern gehört auch das Todesdunkel (nebst Winter, Kälte, Neumond etcs.): „Der Tod [...] ist nicht schwer, aber verdunkelnd" (Noll 1989, 97).

Der Tod ist der Stillstand im Fluss der Zeit, dahingegen sind wir im Leben fortwährend der Situation der kontinuierlichen Veränderung ausgesetzt. Rebekka Noll und Max Frisch geben die letzten Phasen des Sterbens, die „vom Intellekt nicht mehr zu verarbeiten" sind, wie folgt wieder: „Ein Auf und Ab, ohne Zusammenhang, ohne Linie, ohne Fluss" (Noll 1989, 276). Der Lebensfluss ist versiegt.

Nolls Buch demonstriert, wie das Sprechen über den Tod maßgeblich durch das Bestreben gekennzeichnet ist, das Phänomen des Todes, das als unbekannt, nicht erfahrbar und folglich kaum beschreibbar gilt, in bekannte und also greifbarere begriffliche Koordinaten einzufügen. In der abendländischen Tradition lässt sich eine bemerkenswerte konzeptuelle Kontinuität feststellen, auf die Noll in seinem Buch zurückgreift und die sich nur durch die gemeinsame anthropologische Grenzerfahrung erklären lässt.

KAPITEL 9

Konzepte der Identität und Hybridität bei Organtransplantation

Mit der Transplantation sind rechtliche, ethische, religiöse, biologische, psychologische und nicht zuletzt genuin philosophische Fragen wie die nach Identität, Integrität und Individualität verbunden. Die Berliner Germanistin und Komparatistin Irmela Marei Krüger-Fürhoff postuliert in ihrem ebenso exemplarischen wie herausragenden Band *Verpflanzungsgebiete. Wissenskulturen und Poetik der Transplantation*:

> Literatur und Film fungieren [...] nicht allein als Plattform für die Aushandlung gesellschaftlicher Akzeptanz oder Ablehnung, sondern leisten darüber hinaus [...] einen genuinen Beitrag zur Produktion, Vermittlung und Durchsetzung von Wissen über den Menschen (Krüger-Fürhoff 2012, 23).

Die Pathographie oder Autopathographie ist ein Genre, in dem Fragen der Transplantation verstärkt behandelt werden. Anne-Kathrin Reulecke stellt in ihrem Beitrag *Neue Pathographien. Transplantation als Grenzerfahrung in David Wagners Text ‚Leben'* fest:

> Nun jedoch steht darüber hinaus die Frage im literarischen Raum, wie die individuellen Identitätskonzepte des einzelnen Subjekts mit wissenschaftlich basierten medizinischen Informationen kollidieren, die das Subjekt ja aus wissenschaftlicher Perspektive neu beschreiben und somit auch ‚fremd' bestimmen. Der Akzent liegt somit weniger auf der entwicklungsgeschichtlich formatierten Recherche, wie ein Subjekt krank *geworden ist*, als vielmehr darauf, was durch medizinische Diagnose und Behandlung aus dem Subjekt *werden wird* (Reulecke 2018, 467; Hervorh. im Original).

In der literaturwissenschaftlichen Auseinandersetzung mit diesem Genre wird auf wiederkehrende Erzählmuster oder Metaphern verwiesen. Über Krankheit zu erzählen, so lautet der Grundkonsens, hat eine therapeutische Funktion. Das Erzählen selbst wird als Akt der Sinnstiftung verstanden.

Bisher gibt es nur wenige literaturwissenschaftliche Untersuchungen zur (Auto-)Pathographie der Transplantation. Der Begriff der Transplantation hinterfragt das Konzept der Grenzen zwischen Innen und Außen, zwischen Mein und Dein. Dies hängt mit dem gegenwärtigen Verständnis des menschlichen Immunsystems zusammen, das auf einer Selbst-Nichtselbst-Opposition beruht. Material, das nicht zum eigenen Körper gehört, wird nach dieser einfachen Logik als fremd erkannt und eliminiert. Die Transplantation ist eine Verschiebung der Grenze ins Innere des Körpers, ein Aufbrechen der gewohnten Logik und ein Akzeptieren der Durchlässigkeit des Körpers und nicht zuletzt der Seele. Das Fremde soll nun als das Eigene akzeptiert werden. Der transplantierte Körper soll vor seiner eigenen Schutzfunktion geschützt werden, mit dem Ziel der Herstellung einer Art Hybridität, einer Hybridität, in der neben der Biologie des transplantierten Organs auch Eigenschaften des Spenders aufgehen sollen. Auf diese Weise entsteht eine völlig neue Lebenskonstellation, eine Verdoppelung des Ichs, die besondere Strategien des Schreibens erfordert und dementsprechend auch auf andere Weise erzählerisch umgesetzt werden muss. Die Transplantation ist also auch ein poetisches Problem.

Veränderungen der personalen Identität sind das Ergebnis von Lebensereignissen, die plötzliche Brüche in der Identitätsstruktur einer Person zur Folge haben können. Eine Organtransplantation ist ein solches Ereignis. Was das in lebensbedrohlichen Grenzsituationen erfahrene Leiden für das eigene Selbstverständnis bedeutet und wie dieses mit sprachlichen und literarischen Mitteln artikuliert wird, soll hier im Mittelpunkt der Betrachtung stehen. Der Fokus liegt primär auf der Erfahrung des Selbst in der Ich-Perspektive, wobei punktuell die intertextuellen und interdiskursiven Bezüge zu den Wissenschaften auszuweisen sind. Intertextuelle Referenzen führen zu einer Verflechtung der diskursspezifischen Perspektiven. Ein starkes Argument für die Konzentration auf die Frage, wie sich die in literarischen Texten dargelegte (diskursperspektivische) Aufbereitung medizinischen Fachwissens in Beziehung zu den Wissenschaften setzt, in denen dieses Wissen generiert wird, bildet die oft vorgebrachte Behauptung, dass die Literatur selbst Wissensbestände aufweist. Es besteht Konsens darüber, dass sich Literatur reflexiv auf systemfremde Spezialdiskurse bezieht. Dies geschieht in der Regel durch Zitate auf der Ebene der Intertextualität. Darüber hinaus setzt sich Literatur auch mit Formen wissenschaftlicher Repräsentation auseinander und reflektiert diese kritisch. Im Folgenden soll die Intertextualität, die als eine Form der Interdiskursivität verstanden wird, detaillierter betrachtet werden. Die Ausgangsannahme, die für die vorliegende Untersuchung von entscheidender Bedeutung ist, wird von Krüger-Fürhoff wie folgt beschrieben:

> Weil die realen oder imaginären Körpervernetzungen einerseits Gegenstände der Immunologie und Psychologie [...] sind, und andererseits in zahlreichen Essays, autobiographischen Erfahrungsberichten und fiktiven Texten thematisiert werden, lässt sich mit ihrer Hilfe exemplarisch nach den Wechselwirkungen und Gegenläufigkeiten zwischen medizinischen und literarischen Diskursen fragen (Krüger-Fürhoff 2004, 111).

Obwohl der Körper uns am nächsten ist, ist uns sein Inneres fremd. Eine objektive Bekanntschaft mit ihm ergibt sich, wenn er uns seine Grenzen aufzeigt oder uns ggf. zur Bedrohung wird. Die Bespiegelung des Körpers ist ein Anzeichen für eine sich ankündigende Identitätskrise, was auch die zahlreichen Spiegelszenen in den Autopathographien erklärt. Diesem Argument folgt auch Krüger-Fürhoff: „Für die autobiographisch geprägte Literatur gilt, dass die Erfahrung der Transplantation die eigene Lebensgeschichte insofern erzählenswert macht, als sie den Status des ‚Besonderen' erhält [...]" (Krüger-Fürhoff 2012, 90). Der Körper wird in seiner Struktur als Träger der personalen Identität aufgefasst, wobei verschiedene Organe für die personale Identität offenbar unterschiedliche Bedeutung haben. Es sei darauf hingewiesen, dass Organe nicht nur vegetative Funktionen erfüllen, sondern in unterschiedlichem Maße auch symbolische Bedeutungen (positiv wie negativ) aufweisen. Infolgedessen ist nach einer Transplantation zu erwarten, dass sich manche Organe (beispielsweise das Herz) deutlicher als Urheber der Entfremdung bemerkbar machen als andere (beispielsweise die Niere oder die Leber). Ein aktueller Schwerpunkt liegt auf dem Gebiet der Gesichtstransplantation, wo Fragen der Identität eine zunehmend größere Bedeutung erlangen, auch wenn die Überlebensfrage in der Regel eine untergeordnete Rolle spielt im Vergleich zu Organtransplantationen. Die betreffenden Organe, wie etwa das Herz, die Niere oder die Leber, erlangen auf unterschiedliche Weise identitätsstiftende Bedeutung, wobei die unterschiedlichen Formen der Relevanz für die jeweilige Identität verantwortlich sind. Der Fokus der vorliegenden Untersuchung liegt auf spezifischen Aspekten der Herz-, Leber- und Nierentransplantation. Die Analyse somatischer Strukturelemente, die durch Transplantationen verschiedener Organe modifiziert werden, erbringt Erkenntnisse bezüglich der Einflussnahme auf die Identität.

Im Falle einer Dysfunktion der Nieren oder der Leber kann es zu einer Bedrohung für den Körper kommen, was wiederum Veränderungen des Selbstseins auf somatischer sowie auf existentieller Ebene zur Folge haben kann. Die Organtransplantation betrifft folglich jene Struktur, in der sich die für die Identität relevante Selbstreflexion vollzieht. In der Regel führt diese zu Gedanken über den Herkunftskontext der transplantierten Organe.

Die wissenschaftlich-medizinische Sichtweise auf Organtransplantationen wird in der Autopathographie zum Beispiel überwunden, wenn angenommen wird, dass das Organ eines anderen die ‚Identität' des Spenders in sich trägt und somit auf den Organempfänger übertragen wird. In der Konsequenz resultiert diese Situation in einer dankbaren Haltung, die sich potenziell in Schuldgefühle verwandeln kann.

Im Falle des Nieren- oder Leberorgans wird der Prozess der Entfremdung dadurch in seiner Wirkung abgeschwächt, dass das neue Organ sich nicht nach außen hin bemerkbar macht, sondern in der Körpertiefe verborgen liegt. Beim Herzen hingegen liegen die Dinge etwas anders, denn dem bereits angeführten Symbolcharakter des Herzens als „Symbol des Menschen, der Kraft, des Lebens, der gesammelten Energie von Denken und Fühlen, des tieferen Wissens, der Schöpferkraft und der Liebe" kommt eine entscheidende Bedeutung zu (Butzer – Jacob 2012, 180). Das Herz wird durch seine symbolische Qualität als Essenz des Lebens und der Identität verstärkt entfremdet. Ein zweiter Aspekt ist, dass das Herz seine Tätigkeit deutlich fühlbar anzeigt. Es besteht zu jeder Zeit die Möglichkeit, die Aufmerksamkeit auf die Herztätigkeit zu lenken. Insbesondere in emotional oder affektiv stark überreizten Situationen oder bei physischer Anstrengung ist es normalerweise nahezu ausgeschlossen, die Herztätigkeit nicht zu bemerken. Trotz des fortschreitenden wissenschaftlichen Zeitalters ist es aufgrund der damit verbundenen Symbolik nach wie vor unmöglich, das Herz als rein biologische Entität, insbesondere im instrumental-funktionalen Sinne als ‚Pumpe', zu betrachten. Stattdessen wird es nach wie vor als Sitz unserer Gefühle angesehen. Diese Sichtweise wird durch ein komplexes Metaphernsystem gestützt, weshalb eine Herztransplantation potenziell stärkere Identitätsfragen hervorruft als eine Nierentransplantation.

Der chilenische Biologe und Konstruktivist Francisco Varela beschreibt den Vorgang der Transplantation als eine Art Dezentrierung und Vervielfältigung, bei der das Transplantat als ein aktives Subjekt in den Mittelpunkt rückt, wie folgt: „Transplantation creates and happens in a mixed or hybrid space" (Varela 2001, 262). Die Vorstellungen, die mit dem Konzept der Identität assoziiert werden – darunter Integrität, Individualität, Kohärenz, Autonomie und Willensfreiheit – beruhen laut Varela auf der konstruktiven Verarbeitung von Fremdheitserfahrungen. Und Krüger-Fürhoff konstatiert: „[D]as Ziel der Transplantation [ist] gerade nicht die klare Unterscheidung und Trennung zwischen Eigenem und Fremdem, sondern im Gegenteil die dauerhafte Konfrontation, ja die friedliche Koexistenz zweier Immunsysteme in einem einzigen Organismus, also die Schaffung eines immunologischen Hybriden" (Krüger-Fürhoff 2004, 109).

In der Biologie und in der Soziologie lassen sich Hybridisierungen beobachten. Es ist evident, dass Hybridisierungen nur dort möglich sind, wo die Vorstellung von Einmaligkeit, Einheitlichkeit und Reinheit existiert. Der Begriff der Reinheit oder einer von äußeren Einflüssen befreiten Identität ist eng mit dem Konzept der Fusionen von zuvor Getrenntem verknüpft. Georg Toepfer führt entsprechend aus: „Biologisch ist unsere Individualität durch

Hybridisierung bedingt: Wir sind alle individuell, im Sinne von einmalig, gerade weil wir *Hybride* sind [...]" (Toepfer 2019, 68; Hervorh. im Original). In diesem strukturellen Sinne wird die Tatsache der Unteilbarkeit anerkannt. Der Aspekt der Einzigartigkeit, der bei Organismen festgestellt wird, ist das Ergebnis der Verbindung von Teilen, die ursprünglich getrennt waren und „dieser weite Begriff der Hybridisierung kann [...] als [...] Vermischung von getrennten organisierten Systemen bestimmt werden" (Toepfer 2019, 73). Transplantation und Hybridisierung sind demnach miteinander verbunden, da sie die Individualität und somit die Identität einer Person beeinflussen. Zunächst ist festzustellen, dass sowohl die Identität als auch die damit einhergehende Individualität durch die Transplantation eines fremden Organs in Frage gestellt werden.

9.1 David Wagner: *Leben*

Aus dem ursprünglich in der Zeitschrift *Merkur* veröffentlichten Essay *Für neue Leben*, in dem der Autor David Wagner seine eigenen Erfahrungen mit einer Lebertransplantation schildert, ist ein größerer Text entstanden, der als Roman unter dem Titel *Leben* mit dem Preis der Leipziger Buchmesse 2013 ausgezeichnet wurde.

Die Gründe für unser Interesse an diesem Text sind die folgenden: Das Buch wirft einen persönlichen und authentisch reflektierten Blick auf das Erleben der eigenen Krankheit und die Schilderung des medizinischen Eingriffs, der chirurgischen Transplantation einer neuen Leber sowie der damit verbundenen Erfahrungen. Der medizinische Fachdiskurs spielt in diesem Zusammenhang eine wesentliche Rolle und greift in starkem Maße in die Inhalte und in die formale Gestaltung der Erzählung ein. Als teilweise autonome Sinndomänen, aus denen häufig Analogien hervorgehen, in denen Metaphern bekanntlich ihren Ursprung haben, überlagern sich medizinisches Wissen und persönliche Reflexionen. Im Folgenden geht es darum, die Bereiche (Domänen), die sich zu Analogien zusammenschließen, herauszuarbeiten, um ihre kommunikative Funktion anhand ihrer möglichen metaphorischen Umsetzung (wahlweise auch als ‚between-domain analogies' bekannt) zu beschreiben. Besonderes Augenmerk gilt dabei der Rolle des medizinischen Fachdiskurses und der Frage, wie dieser die Analogisierung und Metaphorisierung des eigenen Krankheitserlebens und des Erlebens der Organtransplantation prägt.

Nicht zuletzt wird hier personale Identität im Sinne Ricœurs als narrative Identität verstanden und entsprechend erklärt. Dazu ein Beispiel:

[Ich] komme [...] mit der Zeit dahinter, dass jede Krankheit ihrem Patienten eine Geschichte schenkt. Eine Geschichte, die Er oder Sie gern erzählt, immer wieder, mit Ausschmückungen, Verzögerungen, Abschweifungen und dramatischen Wendungen. Sich selbst erzählen zu hören heißt, noch zu leben (Wagner 2013, 241).

Im Kontext literarischer Darstellungen von Kranken- und Krankheitserfahrungen gehört Wagners Buch zu den Autopathographien, also zu den selbstreflexiven Texten mit stark therapeutischer Funktion. Krüger-Fürhoff führt dazu aus: „das gemeinsame Credo von Literaturwissenschaft, Medizinsoziologie und Ethnologie [lautet], dass das [...] Erzählen einer Lebensgeschichte im Kontext von Krankheitserfahrungen eine kompensatorische, ja heilsame Funktion besitzt" (Krüger-Fürhoff 2012, 79). Das Entscheidende an Wagners Werk ist, dass es im Zusammenhang mit den Entwicklungen der Transplantationsmedizin steht, einem Diskurs, der seit den „1980er Jahren medizinisch und gesellschaftlich zunehmend zum Alltag [...] gehör[t]" (Krüger-Fürhoff 2012, 18). Diese Feststellung ändert jedoch nichts daran, dass die Transplantation nach wie vor als etwas angesehen wird, das mit dem Bild von der Natur des Menschen nicht vollständig vereinbar ist. Diese angenommene bzw. unterstellte Unverträglichkeit birgt mehrere Implikationen, die im Folgenden aufgelöst werden sollen und die in Wagners Buch mehr oder weniger deutlich reflektiert werden.

In erster Linie ist es die Identität im Sinne der individuellen Integrität, die durch die Einpflanzung eines fremden Organs in Frage gestellt wird. Wagner geht explizit auf diese Frage ein, hinter der die Vorstellung steht, dass es keine Gleichheit, keine Identität mit etwas anderem gibt. Das Fremde soll jedoch in der Transplantation zum Eigenen werden und durch diese Art der Modulation relativiert sich zwangsläufig die Grenze zwischen Selbst und Nicht-Selbst, die zunächst nach der Logik des Entweder-Oder ausgerichtet war, nun aber nach der Logik des Sowohl-Als-Auch eine „Hybridität der Identität" (Krüger-Fürhoff 2012, 330) herstellen soll. Damit werden die Begriffe Identität und Individualität porös. Das Individuum ist dementsprechend schon bei Ludwig Feuerbach der Einzelne, der sich „nur über die Schranken seiner Individualität [...], aber nicht über die Gesetze, die positiven Wesensbestimmungen seiner Gattung" erhebt (Feuerbach 1841, 369). Durch die Aufhebung der Individualität im Sinne der Identität des Individuums mit sich selbst und durch die Schaffung der hybriden Identität kommt es zur Erfahrung der Reproduktion, die auch Wagner deutlich reflektiert: „Ich bin ein zusammengesetzter neuer Mensch, ergänzt und verbessert, eine Chimäre, ein Hybrid, ein Replikant beinah" (Wagner 2013, 163).

Krüger-Fürhoff weist darauf hin, dass die Transplantationsmedizin im Hinblick auf ihre Kulturkompatibilität nicht unumstritten ist (Krüger-Fürhoff 2012, 19), was dazu führt, dass die Artikulation von verschiedenen mit dem Transplantationsgeschehen verbundenen Emotionen wie Ängsten oder das kritische Hinterfragen von Konzepten wie dem des Hirntodes forciert wird, da diese Möglichkeiten im Fachdiskurs oft nicht oder nur sehr begrenzt gegeben sind. Hierin sehen wir auch grundsätzlich den Sinn von Interdiskursen. Literatur als Interdiskurs kann das Individuell-Existenzielle der Patientenperspektive mit gesamtgesellschaftlich relevanten Fragestellungen verknüpfen und so den Fachdiskurs der naturwissenschaftlich-analytischen Medizin in Form eines kritischen Gegendiskurses flankieren. Die Fachdiskurse wiederum geben den Autopathographien bestimmte narrative Schemata und Metaphoriken vor.

Die Prämisse von Wagners Werk ist medizinhistorisch und gesellschaftspolitisch recht eindeutig zu verorten. Nur wenige Monate vor Erscheinen des Buches ereignete sich der Transplantationsskandal in Deutschland.[1] Die öffentlich geführte Debatte, die erst nach Erscheinen des Buches ihre natürliche Fortsetzung in Form von juristischen Konsequenzen findet, geht als paratextuelle Rahmung in die dichterische Umsetzung des Themas ein und formt das Voraussetzungssystem des Werkes in Form von ergänzenden Rezeptionskontexten nachträglich. Außerdem wird die persönliche und authentische Erzählung durch Zitate eingerahmt, d. h. durch Texte, die darauf verweisen, dass es sich um Erlebnisse handelt, die nicht persönlich erlebt wurden, aber dennoch stattgefunden haben. Die eigene Erzählung wird durch die fremde Rede buchstäblich ‚kontaminiert'. Hier verschränken sich zwei wichtige Phänomene des literarischen Systems: Interdiskursivität und Intertextualität. Die wechselseitige Bedingtheit von Interdiskursivität und Intertextualität wird bei Wagner vor allem durch die Verwendung von Zitaten aus fremden, in erster Linie Fachtexten realisiert. So erfolgt beispielsweise die Beschreibung der Hepatektomie, d. h. der vollständigen Freilegung und Entfernung der Leber, wie in einem medizinischen Lehrbuch (Wagner 2013, 119). Wagner lässt aber auch medizinhistorische Erkenntnisse einfließen. So heißt es: „Die Leber, lese ich weiter, war lange ein geheimnisvolles Organ. [...] [D]ie Leber sei das Zentrum der Körpergeister, der Ort, dem die Körpertemperatur entspringt sowie die Quelle des Blutes" (Wagner 2013, 43). Der Autor führt auch Beispiele aus der Antike und der Mythologie an, in denen die Leber eine Rolle spielt. In diesem Fall kann man von Mythenwissen sprechen. Die Geschichte von Zeus und Prometheus, sowie die Leber getöteter Gladiatoren zu entnehmen und zu verzehren, werden in die Erzählinhalte eingearbeitet. Krüger-Fürhoff macht

---

1 In Wagners Buch selbst wird Thomas Starzls Lieblingsschüler und Chefarzt in Essen in diesem Zusammenhang namhaft gemacht (vgl. Wagner 2013, 276).

in diesem Zusammenhang jedoch deutlich, dass „das Zitat als Fremdkörper niemals vollständig ‚einverleibt' werden kann", sondern den aufnehmenden Text „ebenso bestätigt wie bedroht" (Krüger-Fürhoff 2012, 55). Dass das Zitat als Fremdkörper nicht zu integrieren ist, wird bei Wagner dadurch unterstrichen, dass es stets gesondert und kursiv gedruckt erscheint. Die Fremdheit des Zitats als Fremdkörper wird bei Wagner also durch die typographische Gestaltung noch unterstrichen. Zwei Arten von Fremdrede werden hier in die eigene Erzählung implantiert: Neben den bereits erwähnten Zitaten aus medizinischen Fachbüchern sind dies Auszüge aus Arztberichten. Beide Arten der eingepflanzten Fremdrede unterstreichen, dass genau die darin artikulierten Sachverhalte aus der Perspektive des Patienten nicht kommunizierbar sind. Hier wird die zweistufige geometrische Analogie von Text/Körper = Zitat/Transplantat wirksam. Diese Analogiestruktur geht nach Uwe Wirth, aber auch nach Krüger-Fürhoff, auf Ideen von Antoine Compagnon zurück. In seinem Buch *La seconde main: Ou, Le travail de la citation* beschreibt Compagnon das Zitat als Fremdkörper, dessen Integration in den neuen Kontext „den gleichen Gesetzen unterliegt wie das Spenderorgan bei einer Organtransplantation" (Wirth 2019, 20).[2] Der Fremdkörper und der neue Kontext werden zu einer Rekonfiguration (Neuausrichtung) veranlasst, indem sich Fremdes und Eigenes im chimärischen Kräftefeld gegenseitig aufheben. Dieses Denkmodell macht schließlich auch den Begriff der Interdiskursivität plausibel.

Wagner lässt aber auch Passagen aus seinen früheren Werken in seine Erzählung einfließen. Dies geschieht, wenn man so will, im Sinne einer ‚Autotransplantation' nach Compagnons Beschreibungslogik der Zweitverwertung. Die Voraussetzungen bleiben jedoch dieselben: „neue Organe sind immer gebrauchte Organe" (Wagner 2013, 87). Die Analogie der Transplantation des Zitats in einen neuen Textkörper folgt also derselben Logik wie die Transplantation eines fremden Organs in einen neuen biologischen Körperkontext. Der Grad der Integrierbarkeit dieses Fremdkörpers entscheidet über Annahme oder Abstoßung. Je unintegrierbarer ein Fremdkörper ist, desto mehr müssen die Abwehrkräfte des Organismus geschwächt werden. Die auf diese Weise zwangsweise entstandene ‚Einheit', der Fremdkörper und der neue Kontext, sind zur Konfiguration (Anpassung und Neuorientierung) gezwungen. In diesem Zustand der Überschreitung des Eigenen ist das entgrenzte oder aus dem Eigenen herausgetretene Individuum, das sich nun mit dem eingepflanzten Organ unter Ausschaltung der Abwehrkräfte des Empfängerorganismus zu arrangieren hat, auf fremde Diskurse und Daten angewiesen. Insofern ist

---

[2] Vgl. auch Ausführungen von Krüger-Fürhoff 2012, 55.

Wagners Analogie „Ich bin meine Krankenakte, ich bin die Kurve meiner Werte [...]" (Wagner 2013, 280) keine besondere interpretatorische Herausforderung.

Wagner begibt sich erneut in fremde Gewässer, genauer gesagt in die Philosophiegeschichte, um die Grundfrage zu beantworten: Was ist ein Organ? Fündig wird er bei Thomas von Aquin, der zwischen Organen und Instrumenten unterscheidet. Und bei Schelling findet er eine passende Definition des Lebens, das er als „Zusammenspiel mehrerer Organe" erklärt (Wagner 2013, 198). Und er fügt ein passendes Zitat aus dem Buch der Kulturwissenschaftlerin und Spezialistin für Medical Humanities Katrin Solhdju hinzu: „Leben ist die hybride Versammlung verschiedener Organe, gemeinschaftliche Praxis, ein Konzert, in dem jedes einzelne Organ Interesse am Überleben hat" (Wagner 2013, 199).

Die Analogie des Lebens als Konzert, in dem mehrere Instrumente/Organe miteinander harmonieren,[3] ist philosophiegeschichtlich gut belegt und wird von Wagner zur Darstellung eigener Zustände verwendet: „[I]ch [kann] die pharmakologische Symphonie meiner Medikamente in mir rauschen hören" (Wagner 2013, 38). Deutliche Hinweise finden sich in *Leben* auch auf den Widerstreit zwischen dem botanischen und dem überkommenen mechanistischen Körperkonzept im Kontext der Transplantationsmedizin: „Von *Verpflanzung* wird heute kaum noch gesprochen [...]. In der älteren Literatur ist von *harvesting*, vom Ernten, die Rede, ein Wort, das mich erschreckt" (Wagner 2013, 166–167; Hervorh. im Original).

Im Gegensatz zu Pathographien, in denen soziale und gesundheitliche Zustände in Analogie gesetzt werden (z. B. Fritz Zorn) und in denen gesellschaftliche Konstellationen als unmittelbare Ursache von Pathologien bzw. Krankheiten als direkte Reaktion auf ungünstige und kritikwürdige gesellschaftliche Strukturen herausgestellt werden, wird in Wagners Text Krankheit als Teil des Einzigen, als Bestandteil des Lebens und des Menschenbildes dargestellt. Ein wesentliches Merkmal dieser Texte ist, dass sie den jeweiligen Zweig der Medizin sachkundig beleuchten und den Stand der medizinischen Forschung reflektieren, Fachtexte in die Erzählstruktur integrieren und nicht selten, wie im Falle Wagners, auch sach- und fachgerecht zitieren. Auf diese Weise verbindet das Genre introspektive Authentizität mit dem medizinischen Fachdiskurs, ohne jedoch mögliche Dissonanzen zwischen dem (sich selbst) erlebenden und befragenden Subjekt und dem zu behandelnden Objekt oder die mögliche Fragwürdigkeit der biologischen Grenzen zwischen Eigenem und Fremdem ausblenden zu wollen/können. Gerade diese Grenzen werden durch die (bio-)technologisch fundierte Transplantationsmedizin ein Stück weit durchlässig

---

3 Von ‚concertare' – zusammen verabreden, zusammen streiten (vgl. Diez 1887, 106).

gemacht. Die Transplantation selbst ist geradezu ein Akt der Infragestellung biologischer Grenzen. Die imaginierten Gespräche mit dem abwesenden Spender/der abwesenden Spenderin und das aus dieser Erfahrung resultierende Gefühl der Intimität, ja sogar der Liebesbeziehung und gleichzeitigen Verbrüderung machen deutlich, dass hier eher ein Zusammenwachsen als ein Empfangen oder Austauschen stattfindet. Die wahrgenommene eigene Hybridität färbt natürlich auch auf die reflexive Wahrnehmung des Spenders und des Spenderorgans ab: Der Spender ist wahlweise weiblich und ein Zwitterwesen: „Sie lacht und schaut sehr ernst dabei, sie ist blond und hat kohlrabenschwarzes Haar" (Wagner 2013, 133).

Die aus der Medizin bekannte, aber dennoch nach wie vor rätselhafte Problematik des Chimärismus stellt eine besondere Verbindung zwischen Literatur und Medizin dar. Das im medizinischen Fachdiskurs im Kontext der Abstoßungsforschung als belegt geltende Chimärismusphänomen (Wagner 2013, 163) findet gerade in Wagners Text seine interdiskursive Umsetzung unter mehrfacher Bezugnahme insbesondere auf Forschungserfolge Thomas E. Starzls (Wagner 2013, 156–157). Auch scheint das Verständnis der Organtransplantation davon abzuhängen, wie das Phänomen des Chimärismus kommuniziert wird, denn die Transplantationsmedizin macht deutlich, dass sich das transplantierte Organ und der Organempfänger durch einen wechselseitigen adaptiven Zellaustausch aneinander anpassen, also nicht nur das Organ Zellen des Organismus aufnimmt, sondern in der Regel auch Zellen des transplantierten Organs im Organismus nachweisbar sind. Diese chimärische Seinsweise wird vom Erzähler aufgegriffen und um die Frage erweitert, inwieweit der biochemische Chimärismus mit Persönlichkeitsanpassungen zu tun haben könnte. Die daraus resultierenden Zweifel an der Ursprünglichkeit der eigenen Empfindungen sind nur ein logisches und nachvollziehbares Glied in dieser Gedankenkette. Die folgende Sequenz ist in diesem Zusammenhang aufschlussreich: „Ich liege im Ofen [MRT: RM] und werde gebacken, gleich bin ich gar. [...] die Ärztin mit dem Tomographen [...]. Könnte sie mir nicht [...] eine andere Vergangenheit aufspielen? Ein neues Betriebssystem, ein neues Bewußtsein?" (Wagner 2013, 85). Das erinnert stark an Derek Parfits Gedankenexperimente aus seinem Buch *Reasons and Persons* (1984, 1987) über einen Replikanten, dem das Gedächtnis eines anderen Individuums aufgespielt wird. Der Erzähler stellt fest:

> Ich bin jetzt eine Chimäre. [...] Nach einer Transplantation zeigt sich ein Chimärismus im Knochenmark des Organempfängers. Genotypisch bin ich nicht mehr nur der, der ich war, ich bin jetzt auch die Person des Spenders, also du. Die Biochemie, die in mir Bewußtsein erzeugt, ist eine andere geworden. Ich glaube, es ist deine. Ich habe nun Proteine im Blut, die ich vorher nicht hatte, weil meine

eigene Leber sie nicht mehr oder noch nie produzieren konnte, also könnte ich Gefühle haben, die ich noch nicht oder nicht mehr kenne (Wagner 2013, 163).

Parfits Idee vom Replikanten wird hier nicht nur durch die Erwähnung des Begriffs ‚Replikant' herbeizitiert, es wird dessen Werk *Reasons and Persons* aus dem Jahr 1984 namhaft gemacht und die entsprechende Idee vom Replikanten erläutert:

> In *Reasons and Persons* fragt Derek Parfit sich, wie viele Zellen seines Körpers er nach und nach gegen Zellen von Greta Garbos Körper austauschen müsste, um schließlich Greta Garbo zu sein. Reichen die Zellen einer Hand? Die der Beine? Müssen die des Gesichts dabei sein? Braucht es die von Greta Garbos Gehirn? Parfit meint, die Identität einer Person sei im Grunde unbestimmbar und nach ihr zu fragen irrelevant, denn psychologische und physiologische Kontinuität setze keine Identität voraus, die sei nicht überlebenswichtig. Ich könnte also Derek Parfit, Greta Garbo oder irgendjemand anders geworden sein, zum Beispiel du. Zellen von dir habe ich ja genug in mir – aber halt, ich denke, Identität spielt keine Rolle, ach, ich werde dich, mich, uns von nun an Greta Garbo nennen (Wagner 2013, 163–164; Hervorh. im Original).

Die Welt der Medizin wird in Wagners Text als ein eigenes Universum bzw. als Meer konzeptualisiert, in dem das Krankenbett als Raumschiff bzw. als Schiff und die Krankheit als Reise metaphorisiert werden. Die dahinterliegende Analogie bleibt wurzelgleich.

Beispiel 1: „Sehr viele Apparate um mich herum, Kabel, drei oder vier Monitore, ich höre ein Piepen. Kommandozentrale? Mir gefällt mein Raumschiff, ich bin leicht, schwerelos, ich kann fliegen. [...] „[I]ch schwebe [...] – erst nach Minuten, Stunden oder Tagen muß ich in meine Haut zurück, in dieses Bett" (Wagner 2013, 6 und 17).

Beispiel 2: „Dieses Bett ist wirklich mein Raumschiff und ich bin unterwegs zum Mars" (Wagner 2013, 18).

Beispiel 3: „Ich liege in einem riesigen Raumschiff, die Schwestern sind gutprogrammierte Pflegeroboter" (Wagner 2013, 80).

Alle drei Beispiele lassen erkennen, dass der Patient in seinem Krankenbett mit dem Astronauten in seiner Raumkapsel zu vergleichen ist. Beide, der Patient in seinem Krankenbett im System der medizinischen Einrichtung und der Astronaut in seiner Raumkapsel im Weltraum, bewegen sich jeweils in einem System höherer Ordnung. Das Besondere an diesen Analogien ist, dass nicht nur das Krankenbett mit der Raumkapsel des Astronauten analogisiert wird, sondern dass beide mit der schützenden Haut des Individuums identifiziert werden. Hier klingt die Vorstellung der Verschmelzung von Kapsel und Ich an, die Oswald Wiener in seinem Konzept des Bio-Adapters eindrucksvoll verwirklicht hat.[4]

In diesem Zusammenhang kommt die Konvention der Metapher vom Leben als Reise ins Spiel. Eine Zeile aus Kleists Drama *Prinz Friedrich von Homburg* ruft diese Konvention direkt auf: „[D]as Leben nennt der Derwisch eine Reise" (Wagner 2013, 35). Auch in der Analogiestruktur wird die Autoreflexivität der menschlichen Existenz nach diesem bekannten Muster umgesetzt. Das reflexiv sich bewegende Subjekt nimmt sich dabei als labyrinthischen Raum wahr: „[Ich] denke in mir herum und einmal quer hindurch. Und verirre mich in mir" (Wagner 2013, 64).

Auch andere Erfahrungen werden nach diesem Modell konzeptualisiert, wenn man die existenzielle Problematik des Buches berücksichtigt. Dabei lassen sich zwei Unterarten einer Globalanalogie unterscheiden: Die eine nimmt, wie oben gezeigt, ein sich im Raum bewegendes Raumschiff zur Grundlage der Analogiebildung, und zwar als erstes Glied der Analogiemenge. Die andere ist ein Schiff auf dem Meer, wie unten gezeigt wird. Der Beschreibungsinhalt, der auf geordneten Gegenstandsmengen beruht, ist in beiden Fällen identisch:

Beispiel 1: „[E]in automatisches Blutdruckmessgerät [...] [h]ört sich an, als puste jemand in eine Luftmatratze. Auf dieser Luftmatratze treibe ich aufs Meer" (Wagner 2013, 15).

Beispiel 2: „Ich schlafe in einer Außenkabine, in der Bordwand ein Bullauge, ich sehe Wasser, viel Wasser, manchmal zieht eine Insel vorbei, ein U-Boot taucht auf, ein Eisberg treibt dahin oder ein einsamer Schwimmer, der fast schon aufgegeben hat. Das muß die Vergangenheit sein. Ich habe mich eingeschifft, bin an Bord [...] die Krankheit ist eine große Reise, *le grand tour*, einmal in die Unterwelt und vielleicht zurück" (Wagner 2013, 26).

Beispiel 3: „Ich habe abgelegt, ich treibe auf meinem Floß, ich bin meine eigene Insel, drifte über meinen Ozean. [...] Kreuzfahrt durchs Ich und dieses Krankenhaus" (Wagner 2013, 69).

---

4 Der Bio-Adapter ist ein als Essay ausgewiesener Teil (*notizen zum konzept des bio-adapters*) des breiter angelegten Werks *die verbesserung von mitteleuropa, roman* des Wiener Neoavantgardisten Oswald Wiener aus dem Jahr 1969.

Beispiel 4: „Du [...] wir liegen zusammen auf diesem Floß, wir treiben zusammen über dieses Meer" (Wagner 2013, 282).

Alle vier Beispiele drücken eine Ähnlichkeit zwischen dem Patienten im Krankenbett und dem Schiffspassagier auf einem Schiff (bzw. in einer Schiffskabine) aus. Auch hier gilt, dass beide in einem System höherer Ordnung befördert werden. Auch in diesem Fall können wir nicht nur die Analogie zwischen dem Krankenbett und der Kabine eines Schiffspassagiers beobachten, sondern auch die Analogie zwischen beiden und der Identifikation des Krankenbettes mit dem Individuum („Ich bin meine eigene Insel"). Die Idee hinter Oswald Wieners Konzept des Bio-Adapters kommt auch hier erneut zum Tragen. Die Basis dieser wurzelgleichen Analogien ist die Einbettung in die metaphorische Struktur der ‚Krankheit als Reise', die wiederum das Muster der Metapher ‚Leben als Reise' kopiert. Die Struktur dieser Globalanalogie eröffnet auch die Möglichkeit des Analogieschlusses, dass das Ziel die Genesung ist. Dieses Ziel findet in diesem Fall jedoch keine sprachliche Umsetzung, sondern ist naheliegend und daher als der Analogiestruktur inhärent zu betrachten. Demgegenüber wird die Leerstelle des unbekannten Organspenders von Imaginationen und Assoziationen gleichsam überwuchert. Bekanntschaft und Vertrautheit werden dementsprechend mit Hilfe bewährter Verwandtschaftskonzepte konstruiert: „Plötzlich wird mir klar, daß du [...] auch in einigen anderen Menschen weiterlebst. Ich habe dich gar nicht für mich allein, Liebste [...] ich habe Transplantationsgeschwister" (Wagner 2013, 186).

Uwe Wirth und Ottmar Ette weisen darauf hin, dass das bekannte Konzept der Transplantation „aus einem Geflecht von metaphorischen Überblendungen besteht, die botanisches Erfahrungswissen auf medizinische Fragestellungen überträgt" (Wirth – Ette 2019, 2). Auch Wagner antwortet auf dieses Konzept und gibt zu bedenken: „Vielleicht sollte ich nur denken, mir sei ein Ersatzteil eingebaut worden wie einem Auto. Auf diese Weise wäre ich die botanische Metaphorik los" (Wagner 2013, 167). Darüber hinaus machen Wirth und Ette mit Verweis auf Friedrich Schleiermacher und Walter Benjamin deutlich, dass die Metapher der floristischen Einflussnahme durch Veredelung für „Übersetzungen aller Art" (Wirth – Ette 2019, 3) steht. Dies schließt die Überlegung ein, dass die Medizin (wie schon die Übersetzungstheorie) den floristischen (und ursprünglich die Veredelungstechnik bezeichnenden) Begriff reintegriert, der sich im „19. Jahrhundert als Begriff der chirurgischen Transplantation im heutigen Sinne" (Wirth 2019, 11) durchgesetzt hat (vgl. dazu auch Fichtner 1968).

Begriffs- und Metaphernbildungsprozesse unterliegen also denselben Prinzipien und bedingen einander umso mehr, wenn es sich, wie im Falle des Transplantationsbegriffs, um nomadisierende Konzepte handelt. Der Begriff des Pfropfens wird sozusagen übernommen. Und Wirth fährt fort: „immerhin hilft die epistemische Metapher der Pfropfung, auf der Unterlage eines alten Repertoirs [sic] von Terminologien, ein Bewusstsein für die neuen Probleme zu entwickeln" (Wirth 2019, 12). Die Analogien zwischen pflanzlichen, tierischen, geologischen und oft auch technisch-maschinellen Bereichen sind im Hinblick auf die gegenseitige Beeinflussung von begrifflichen und metaphorischen Konzepten äußerst fruchtbar. All diese Übertragungen lassen sich auf den nomadisierenden Kernbegriff der Organtransplantation zurückführen. In diesem Sinne greift Wagner, obwohl er der Maschinenmetapher nicht unkritisch gegenübersteht, auf diese Metaphern zurück:

Beispiel 1: „Und du, Organ, gehörst jetzt wirklich mir? [...] Bin ich bloß der Behälter, der Apparat, der dich am Leben erhält?" (Wagner 2013, 178).

In diesem Beispiel handelt es sich um eine Metapher mit einer einstelligen Analogie. Voraussetzung für die Bildung einer Metapher ist, dass die Analogie nicht trivial ist. Das Besondere an diesem Beispiel ist, dass das Wurzelprädikat (hält das Organ am Leben) vom Autor selbst formuliert wird. Gleich mitgeliefert wird die Interpretation der Metapher.

Beispiel 2: „Schläuche [...] als wäre mir eine Schnittstelle eingebaut worden [...] Die Schnittstelle ist die Wunde, die Wunde ist die Schnittstelle [...]" (Wagner 2013, 156).

Hier wird versucht, den Patienten mit einem Datenverarbeitungssystem zu vergleichen und zu beschreiben. Die dargestellten domänenübergreifenden Projektionen führen zu Vermischungen von Konzepten bzw. zu Konzeptualisierungen von Vermischung (Hybridisierung), wie sie bei Wagner eindrucksvoll thematisiert werden. Diese begriffliche ‚Wanderung' mündet in der Vorstellung vom Menschen als Ersatzteillager, wie es bei dem oben schon angeführten Zitat von Wagner heißt: „Vielleicht sollte ich besser denken, mir sei bloß ein Ersatzteil eingebaut worden. Wie einem Auto" (Wagner 2013, 137). Die vom Autor angedeutete Unhaltbarkeit der Maschinenmetapher wird gerade im Zusammenhang mit der Vermischung von Zelltypen im Kontext des Chimärismus-Phänomens für das Gesamtverständnis des Buches relevant, zumal auf diese Weise deutlich wird, wie sich die unterschiedlichen

Organbegriffe (physiologisch-biophysikalisch vs. instrumentell-maschinell) gegenseitig voraussetzen. Sensibilisiert durch die Fachdiskurse ist Wagner auch in diesem Punkt.

Zum anderen greift Wagner auf die bewährte Tiermetapher zurück. Er bezieht sie auf das betroffene Organ (den Wal), auf die Operationsnarbe (das Insekt) und auf sich selbst (die Ente). Zuletzt wird die Metapher des fressenden Krebses bemüht:

Beispiel 1: „Die Leber, mein weißer Wal, liegt, groß und ruhig und rundgeschwollen [...]" (Wagner 2013, 40).

Hier handelt es sich um eine Metapher mit einer einstelligen Analogie. Auch in diesem Fall wird das Wurzelprädikat (liegt groß und massig) vom Autor ausformuliert.

Beispiel 2: „[D]ieses Etwas, das sich unterhalb meines Brustkorbs in die Haut gekrallt hat, sieht aus wie ein riesiges schwarzes Insekt" (Wagner 2013, 155–156).

Auch hier handelt es sich um eine Metapher mit einer einstelligen Analogie. Das Wurzelprädikat (‚durchdringt die Haut und bildet eine Art Wurst') wird vom Autor als Interpretationsansatz vorgegeben.

Beispiel 3: „Ich schwebe über einer Stadt [...] Ich habe ja Flügel [...], ich bin ein Vogel, ich bin eine Ente, ich bin die Ente im Zwischenreich [...]" (Wagner 2013, 131).

In Beispiel 3 wird eine Ähnlichkeit des Patienten mit einem Vogel ausgedrückt.

In der Struktur dieser Analogie sind praktisch alle Elemente der Analogiemenge ausformuliert, mit Ausnahme des Analogieschlusses, der sich aus der Logik des Inhalts der Beschreibung und in Übereinstimmung mit der Bedeutung des Wortes ‚Zwischenreich' ergibt.

Auch die geologische Metapher wird von Wagner in einigen Fällen verwendet. Mal ist es die Operationswunde, mal die Müdigkeit:

Beispiel 1: „[D]ie Hand geht auf Expedition ins Ungewisse [...] nach Süden, Richtung Nabeläquator [...], den ersten Ausläufer des Wurstgebirges [...], ein doppelter Karpatenbogen zieht sich über meinen Bauch" (Wagner 2013, 181–182).

Hier wird eine Ähnlichkeit der Operationsnarbe mit einer geometrischen/ mathematischen Struktur (Krümmung) und mit einer geographischen Struktur

(Erhebung im Gelände) ausgedrückt. In diesem Fall haben wir es mit einer Metapher zu tun, die sich aus einer zweistelligen Analogie ergibt. Das Wurzelprädikat beruht also auf der Ähnlichkeit der Wunde mit einer gekrümmten Kurve und einem geographischen Gebilde.

Beispiel 2: „Die Müdigkeit ist ein Berg, den ich hinabrolle, ist ein tiefes Tal, ist eine Ebene, weit und leer und karst zugleich. Sie hat die amorphe Topographie eines unbekannten Planeten" (Wagner 2013, 248).

In diesem Beispiel wird die geographische Metapher mehrfach verwendet. In allen vier Analogiefällen (Berg, Tal, Ebene, Karstlandschaft) haben wir es mit Metaphern zu tun, die aus einstelligen Analogien hervorgehen.

Das Misstrauen gegenüber der eigenen Erinnerung durchzieht motivisch den gesamten Text. Kontrastiert werden das gegenwärtige Erleben und die Erinnerung. Zum Beispiel in der Erfahrung des Schmerzes: „Solange es weh tut, bin ich noch da" (Wagner 2013, 143). Nicht die Erinnerung, sondern die Gegenwart des Schmerzes ist für den Erzähler die Bestätigung seiner Identität. Demnach ist auch Tanners Beobachtung stimmig, wenn er in seinem Aufsatz *Zur Kulturgeschichte des Schmerzes* schreibt: „Der Schmerz fungiert als Garant für Stabilität, und hält man ihn aus, so kann daraus ein produktiver Selbstentwurf, eine existentielle Selbstzentrierung resultieren" (Tanner 2007, 51). Die Gegenwart ist praktisch eine Lücke zwischen Erinnerung und Hoffnung, es ist ein Nichts, in dem sich das Leben abspielt, in dem der Schmerz für die Unmittelbarkeit des Erlebens steht und wofür kein Gehirncomputer eine Registratur hat (vgl. Noll 1989, 17). Darum stellt sich der Erzähler die Frage: „Kann ich meiner Erinnerung trauen?" (Wagner 2013, 163). Der Erzähler/Organempfänger hält es also für möglich, dass ihm vielleicht eine neue Erinnerung mit eingepflanzt wurde. Und er fragt: „Habe ich auf einmal eine andere Vergangenheit [...]? Sind das womöglich deine Erinnerungen?" (Wagner 2013, 163). Er führt mit seinem Spender einen Dialog.

9.2 Susanne Krahe: *Adoptiert. Das fremde Organ*

Texte, die dem Genre der Autopathographie zuzuordnen sind, weisen eine Nähe zum professionellen Diskurs der medizinischen Wissenschaften auf. Sie bieten eine alternative Möglichkeit, Krankheit zu konzeptualisieren und zu denken. Im Buch *Adoptiert. Das fremde Organ* reflektiert die evangelische Theologin und Autorin Susanne Krahe die Transplantation als Grenzerfahrung. Das erzählende Ich berichtet vor allem über die eigene, durch eine Nierentransplantation veränderte Identität. Der Dialog mit dem verpflanzten

Organ und dessen unbekanntem Spender steht im Vordergrund; die dabei verwendeten Familiennamen beziehen sich nicht nur auf den Toten, sondern oft auch auf das verpflanzte Organ.

Die Organtransplantation ist eine einschneidende Erfahrung, die das eigene Leben neu entwerfen lässt. Das alte Leben ist nicht mehr gültig. Im neuen Leben ist „kein Platz für Erinnerung" (Krahe 1999, 75). Das neue Leben ist eng verknüpft mit der Erkenntnis des Fremden im Eigenen, wie es die Theologin Krahe in ihrer Erzählung beschreibt: „Ich sehe seine prallen, dunkelroten Lippen in meinem Handspiegel [...]" (Krahe 1999, 102).

Die Erzählung ist ein Musterbeispiel der Gattung Autopathographie. Sie verbindet medizinisches Wissen[5] mit poetischen Passagen, in denen entweder der Transplantierte oder das Transplantat selbst als sprechendes Ich auftreten. Zentraler Begriff ist die ‚Adoption'. Die Psychotherapeutin Inge Kölle erklärt, inwiefern Adoption mit Identität zusammenhängt: „Menschen, insbesondere Kinder, werden in ihrem arglosen Zugehörigkeitsgefühl gestört, weil sie zu ‚Anderen' erklärt werden. Und durch die späte Entdeckung etwa, als Kind adoptiert worden zu sein, ist die ganze Sicherheit des bisherigen Bezugssystems infrage gestellt" (Kölle 2021, 4).

In der Erzählung von Krahe geht es um Verunsicherung durch die Störung des Bezugssystems der personalen Identität, die durch das Konzept der Adoption verdeutlicht wird. Das Organ wird als „[m]ein Embryo[,] [m]ein Adoptivkind" (Krahe 1999, 63) bezeichnet, was zeigt, dass es sich nicht um das eigene Organ handelt. Elke Wild hat 1998 pointiert herausgearbeitet, dass die Adoption eine Transaktion zur Herstellung von Verwandtschaftsbeziehungen zwischen nicht blutsverwandten Personen ist. Die Adoption, so Krüger-Fürhoff, ersetze eine

> auf ‚Blutsbanden' begründete Verwandtschaft durch einen juristischen Akt [...]. Die Verwendung eines juristischen Verfahrens zur Herstellung eines ‚natürlichen' Ergebnisses (hier der Konstitution von Elternschaft ohne deren biologische Grundlagen) lässt sich durchaus auf die Transplantationsmedizin übertragen, in der chirurgische Verfahren eine neue ‚natürliche' Körperlichkeit herstellen (Krüger-Fürhoff 2012, 229).

Hier wird das Bezugssystem der personalen Identität auch in diesem Fall metaphorisch als Netz bzw. als Netzwerk konzeptualisiert. Damit wird die

---

5 Im Kapitel „Geschichten aus der Zwischenwelt" finden sich Erläuterungen zu medizinischer Terminologie und zu Sachverhalten wie ZVK, Heparin, zu Magensäure und Übersäuerung, Cyclosporin, Immunsupression, Cortison, Verpilzung, Ureterschiene, CMV, zur Problematik des Hirntodes und nicht zuletzt werden fremde Transplantationsfälle geschildert.

chirurgisch hergestellte Verbindung zwischen dem Transplantat und dem Körper des Empfängers beschrieben. Die Metapher weist sowohl textile als auch technische Konnotationen auf. Krahe beschreibt ihren Körper ebenfalls metaphorisch als Netzwerk und stellt das medizinische Hybridisierungsverfahren der Transplantation der Verknüpfung von Mensch und Maschine (bei Dialyse) der biologisch-fleischlichen Verbindung gegenüber. Die Autorin bringt zwei Hinrichtungs-Bilder ins Spiel, die „Kreuzigung" (Krahe 1999, 25 und 27) und den „Galgen" (Krahe 1999, 25) und stellt die Frage, wo die Grenzen dieser Verbindung liegen (Krahe 1999, 37). Das neue Bezugssystem, der transplantierte Körper, ist metaphorisch als ‚Netzwerk' angelegt, das von innen heraus durch Immunreaktionen bedroht wird: „Bakterien. [...] Sie knabbern an unserer Verbindung wie an einem Versorgungskabel. Häppchen für Häppchen wird das Netz dünner" (Krahe 1999, 8).

Die Identitätsproblematik in Verbindung mit der Transplantationsmedizin ist eindeutig: Die Annahme eines fremden Organs führt zu einer Vervielfältigung der Person. Krüger-Fürhoff bemerkt dazu: „Einige der bislang diskutierten Autorinnen und Autoren beantworten die erlebte Dezentrierung ihrer Subjektivität und die Aufspaltung und Vervielfältigung der eigenen Leiblichkeit, indem sie auf eine Linearität und Geschlossenheit ihrer autobiographischen Texte verzichten" (Krüger-Fürhoff 2012, 88). Die Identität ist das zentrale Thema bei Krahe. Häufig wird die Begegnung der beiden Organismen über Spiegelszenen vermittelt, bei denen es zu einer prekären Verschmelzung kommt: „Wortlos schaue ich ihr aus den Augen" lautet eine der verwendeten Überblendungen aus der Perspektive des verpflanzten Organs (Krahe 1999, 89). Schon die Überschrift des ersten Kapitels „Fremder im Spiegel" macht deutlich, worum es geht. In der Literatur werden Begegnungen von Organismen oft durch Spiegelungen dargestellt. Das Spiegelmotiv wird bei der literarischen Darstellung der Organtransplantation besonders konkretisiert.[6] Die Protagonistin erkennt sich selbst im Spiegel, erkennt den Riss zwischen den beiden Entitäten. Das Spiegelmotiv ist der Schlüssel zum Verständnis der Geschichte: „Dort steht er täglich in meinem Gesicht geschrieben. Jeden Morgen treffe ich ihn im Spiegel: Rendezvous mit einem Schatten [...]" (Krahe 1999, 9). Die Spiegelfläche zeigt uns Dinge, die wir aus der Betrachterperspektive nie sehen können. Um sich selbst im Spiegel zu betrachten, muss man erst einmal Gegenstand der Betrachtung werden, also Objekt. Der Spiegel ist somit das Mittel der Selbstreflexion. Die Spiegelszenen bei Krahe werden genutzt, um zu projizieren, was unsichtbar ist, um das Auseinanderdriften der beiden Wesen zu

---

[6] Zur Rolle des Spiegelmotivs im Zusammenhang mit der Frage nach der personalen Identität vgl. Strauss 1974 und Abels 2017.

verdeutlichen: „[M]anchmal zieht sich ein Riß durch den Spiegel und unsere Konturen zersplittern" (Krahe 1999, 10). Im ersten Kapitel wird sofort eine starke Wir-Identität aufgebaut. Es entsteht eine enge Verbindung zwischen ‚Ich' und ‚Du', die sich gegenseitig verstehen wollen. Deshalb suchen sie nach einer gemeinsamen Sprache: „Ich suche nach einer Sprache, die dich zum Ausdruck bringt" (Krahe 1999, 32). Das ‚Ich' wechselt in den Eigenzuschreibungen oft zu ‚Wir' oder changiert förmlich zwischen ‚Ich' und ‚Wir'. Es ist ganz klar, dass bei der Verschmelzung von ‚Ich' und ‚Wir' keine Distinktion mehr vorhanden ist. Diese Verschmelzung kommt jedoch nicht zustande. Die Engführung der beiden Perspektiven zeigt sich in folgenden Aussagen: „Ich nehme uns leicht [...]" oder „sein Schweiß, mein Schweiß" (Krahe 1999, 10 und 13). Die Ich-Wir-Grenze wird nicht aufgelöst, es bleibt bei ständigen Perspektivenwechseln. Diese ziehen sich wie ein roter Faden durch die gesamte Erzählung und sind das prägende poetische Verfahren und gleichzeitig das strukturierende Element des Textes: „[I]ch muß ihn denken [...]. Ich muß erinnern, was sein Gedächtnis nicht mehr gespeichert hat. [...] Sein letzter Blick schärft mir die Sicht" (Krahe 1999, 14). Diese geschärfte Sichtweise betrifft sowohl die Innen- als auch die Außenperspektive. Gemäß der angeführten Differenzierung der Eigenwahrnehmung hinsichtlich der Wahrnehmung der Gleichartigkeit und Kontinuität (Innenperspektive) sowie der Überprüfung dieser Selbstreflexion durch externe Akteure (Außenperspektive) manifestiert sich die besagte Doppelperspektivierung der eigenen Identität strukturell. Es lässt sich jedoch ein Unterschied feststellen. Diesen erkennen wir in der Kombination beider Perspektiven durch die Aufnahme des Fremden seitens der Protagonistin: „Dann kann ich mich plötzlich von außen sehen. [...] Ich kann mich auch von innen sehen [...]" (Krahe 1999, 14 und 15).

Wenn die Identität jedoch keine Relevanz mehr besitzt, da sie sich als eine rein subjektive Konstruktion erweist, bleibt das Ich-Gefühl aus. Diese Beobachtung verdeutlicht Derek Parfits bekanntes Diktum „Identity Doesn't Matter" (vgl. Parfit 1987, 245–281). Es ist nicht überraschend, dass dieser Identitätstheoretiker und seine Sichtweise auf das Problem auch in David Wagners Roman *Leben* aufgegriffen wird: „Parfit meint, die Identität einer Person sei im Grunde unbestimmbar und nach ihr zu fragen irrelevant" (Wagner 2013, 131).

In Krahes Werk manifestieren sich Parfits Konzept des Replikanten sowie das Konzept des Chimärismus, das als „Kreuzblut" (Krahe 1999, 52 ff.) konzeptualisiert wird, in bezeichnender Weise. Das Aufbrechen der Kohärenz der eigenen Identität wird in diesem Sinne als Hybridität ausgeführt. „Das war nicht ich. Jemand hatte seine Träume in meinen Kopf gegossen" (Krahe 1999, 59). Die als Verdoppelung wahrgenommene Verbindung zweier Entitäten konstituiert ein wiederkehrendes, zu verarbeitendes Problem, welches durch die Protagonistin in der folgenden Weise formuliert wird: „Aber wie stillt man den Doppeldurst. Wie schläft es sich: plötzlich zu zweit [...]?" (Krahe 1999, 90). Die Protagonistin sieht sich mit einer neuen Situation konfrontiert, der sie kognitiv nicht gewachsen ist. In der Folge wendet sie sich an den Fremden mit der Bitte um Aufklärung, Belehrung und Orientierung. Das Ich und das Du bleiben für sich eigene (getrennte) Wesen. Es kommt zu einer Zweisamkeit, jedoch nicht zu einer Verschmelzung zu einem unteilbaren Wesen im Sinne von Individualität, da die Teile als Phänomene ontologisch gegeben angesehen werden. Das Du bleibt demnach ein dem Ich fremdes Wesen, an das die Protagonistin die Frage richtet: „Was hast du gewußt" (Krahe 1999, 96). Der in der Identität aufgetretene Riss, der metaphorisch als zerrissene Leinwand oder Riss im Spiegel dargestellt wird, muss durch die Herstellung von Kohärenz behoben werden. Dieser Prozess wird metaphorisch als das Rekonstruieren einer Matrize beschrieben (Krahe 1999, 15).

Die Ich-Erzählerin entwickelt eine emotionale Bindung zu dem vierzehnjährigen Spender, von dem sie eine Niere erhalten hat. Es etabliert sich eine freundschaftliche, beinahe intime Beziehung zu dem neuen Organ, das metaphorisch als „neuer Freund" oder „Nächster der Nächsten" bezeichnet wird (Krahe 1999, 9). Es sei darauf hingewiesen, dass sich zu den stilistischen Mitteln, welche den Aspekt der Unterbrechung betonen, ebenso intertextuelle Bezüge gesellen. Diese stellen eine Verbindung zwischen der Transplantation und der einschneidenden Erfahrung her und fügen sie gleichzeitig in einen vertrauten Kontext ein. Dadurch wird eine höhere Annehmbarkeit der Thematik erreicht. Es werden auch bei Krahe, wie bei Wagner, Verwandtschaftsmodelle durchdekliniert. Es ist offensichtlich, dass Krahe bei der Beschreibung von Nähe auf verschiedene Konzepte zurückgreift, die aus den semantischen Bereichen Freundschaft, Liebe, Elternschaft (Adoptivkind) und Blutsverwandtschaft stammen. Der Terminus ‚Spender' in seiner vielfältigen Darstellungs- und Konzeptualisierungsform in Bezug auf den ‚Empfänger' vermittelt die geläufige Vorstellung einer durch eine Transplantation induzierten Teilhabe am Körper eines anderen Individuums, die als ein Impuls für die Entstehung neuer Lebensformen sowie für die Generierung neuer sozialer Beziehungen interpretiert werden kann. Infolgedessen manifestieren sich diese Verbindungen zumeist in Form verwandtschaftlicher Bindungen.

9.3 Peter Cornelius Claussen: *Herzwechsel*

Peter Cornelius Claussen hat mit seinem Buch *Herzwechsel* ein literarisches Protokoll vorgelegt, in dem er seine Erfahrungen in einer medizinischen

Extremsituation schildert, in der ihm Identitätsverlust und Verlust des Weltbezugs drohten. Claussen musste sich im Alter von 49 Jahren einer Herzoperation unterziehen, bei der das Herz versagte und ein Kunstherz eingesetzt wurde. Es musste dringend ein neues Herz gefunden werden. Etwa eine Woche lang wurde er in Narkose gehalten, bis ein geeignetes Transplantat gefunden und eingesetzt werden konnte.

Der vorliegende Text zeichnet sich durch eine Interdiskursivität sowie eine auf die Problematik der Infragestellung personaler Identität fokussierte Ausrichtung aus. Im Mittelpunkt stehen dabei zwei Konzepte – Identität und Hybridität –, die eine besondere Korrelation zueinander aufweisen und in wissenschaftlichen Diskursen vielfältige Verknüpfungen hervorbringen.

Claussens Buch fokussiert sich aber auch auf die Darstellung von oneiroiden Zuständen,[7] die als ein wesentlicher Aspekt der menschlichen Existenz betrachtet werden können. In existenziellen Grenzsituationen dienen sie als Medium zur Artikulation des Selbstempfindens und des Selbstverständnisses. Propriozeptiv verankert der Körper das Ich im Selbst und ermöglicht durch seine kinästhetischen Fähigkeiten dem wahrnehmenden Subjekt die Erfahrung von Phänomenen, die nicht dem Ich zuzuordnen sind. Bei weitgehender Einschränkung der Körperfunktionen konstruiert das Gehirn die Welt der Dinge, die sich einem wahrnehmenden und vor allem sich im Raum bewegenden Körper in verschiedenen Aktivitäten normalerweise zeigen, im Oneiroid endogen.

Die Implantation eines transplantierten Herzens wird als eine fremdartige, ungewöhnliche Situation wahrgenommen. Die Akzeptanz eines solchen Fremdkörpers setzt die Berücksichtigung seiner Fremdheit und seines Eindringens sowie die Reflexion der invasiven Prozedur der Implantation, bei der das Brustbein und der gesamte Brustkorb der Länge nach aufgesägt und auseinandergeklappt werden, voraus. Claussens Bericht legt nahe, dass es nach einer solchen realen Erfahrung zu einer heftigen körperlichen Desintegration kommen kann. Dabei wird normalerweise nicht nur das transplantierte Organ

---

7 Jede Erfahrung des Grenzbereichs zwischen Leben und Tod kann oneiroide Zustände hervorrufen. Verschüttete Bergleute, Schiffbrüchige, Gefangene etc., also Menschen in „durch Todesnot und Weltverlust geprägten Situationen" (Claussen 1996, 197), berichten von Halluzinationen oder ähnlichen Zuständen, die W. Mayer-Gross in seinem bahnbrechenden Werk *Selbstschilderungen der Verwirrtheit. Die oneiroide Erlebnisform: psychopathologisch-klinische Untersuchungen* (1924) beschrieben hat. Der Begriff Oneiroid bezeichnet „solche seelischen Ausnahmezustände, in denen phantastische Erlebniszusammenhänge als eine subjektiv unbezweifelbare Wirklichkeit erfahren werden" (Schmidt-Degenhard 2004, 649). Claussen erklärt, dass der medizinische Ansatz, der im Oneiroid einen pathologischen Zustand sieht, falsch ist (Claussen 1996, 198 ff., 203).

als Bedrohung wahrgenommen, sondern auch die eingesetzte Medizintechnik (insbesondere die Intubation) während der Operation und der Zeit auf der Intensivstation. Die Medizintechnik verobjektiviert den eigenen Körper funktional und entfremdet ihn auf eine besondere Weise zusätzlich.

Ein wesentlicher Topos der Transplantationsnarrative, der sich aus Fragen danach ergibt, welche Erinnerungen mit dem transplantierten Organ eingepflanzt werden, ist der Umstand, dass ein transplantiertes Organ ein gebrauchtes Organ ist, das aus zweiter Hand stammt und zumindest immunologisch eine Vorgeschichte aufzuweisen hat:

> In meiner Verwirrung glaube ich, mein Gehirn sei transplantiert worden. [...] Sicher ist, du kennst diesen Körper, du hast Erinnerungen an ihn, die weiter zurückreichen als die Krankenhauszeit. Folglich kann, falls sie das Gehirn ausgetauscht haben, das alte nicht völlig entfernt worden sein. Außerdem fehlen mir die Erinnerungen einer anderen Person, die sich ja dann mit den meinen und meiner Erinnerung an diesen Körper hätten mischen und beißen müssen. [...] Oder bin ich im Kopf doch die andere Person [...]? (Claussen 1996, 43)

Das Herz von Claussen, das sich in einer fremden Umgebung befindet, ist nicht durch historische Zuschreibungen determiniert. Ebenso wenig ist es durch den historischen Schuldkomplex beeinflusst. Für den in der Schweiz lehrenden Kunsthistoriker ergibt sich daraus die Frage nach der Möglichkeit eines zweiten Lebens.

Das in den Autopathographien evident werdende Wissen der transplantierten Patienten, demzufolge das eingepflanzte Organ vom eigenen Körper als Eindringling und in der Konsequenz vom körpereigenen Immunsystem dauerhaft als Fremdkörper ‚erkannt' wird, ist auf der emotionalen Ebene von signifikanter Relevanz. Erstaunlicherweise ist dies beim transplantierten Herz von Claussen nicht zwangsläufig der Fall: Es wird von ihm nicht als Fremdkörper empfunden: „Das Herz war von Beginn an in das Körpergefühl integriert. Ich hatte niemals das Gefühl eines Fremdkörpers" (Claussen 2001, 307). Des Weiteren äußert er sich an anderer Stelle zu den Implikationen von Identität und mutmaßlichen Persönlichkeitsveränderungen im Kontext von Transplantationen, wobei es den Anschein erweckt, dass

> das fremde Stück Fleisch im Körper [...] sozusagen eine Eigenpersönlichkeit entwickle und verströme. Der ‚Fremdkörper' in mir hat eine eigene Seele? Darauf wäre ich gar nicht gekommen. Für viele scheint es aber das Naheliegendste überhaupt zu sein. Ich spüre in mir ein Tabu, überhaupt darüber nachzudenken. Die Idee erscheint mir kannibalisch. Andererseits wäre ich gerne bereit, aus dem hohlen Bauch zu dozieren, wie die anderen sich eingrenzen, wie sie sich mit Grenzen des Eigenen umgeben und um so besser können, wenn sie dieses

Eigene bedroht oder an den Grenzen infiltriert sehen. Sie nehmen ihr Eigenes so wahr und wichtig, daß sie sich das Eindringen des anderen nur als Verletzung und Veränderung des Eigenen vorstellen können (Claussen 1996, 260–261).

Es soll an dieser Stelle auf die Erfahrungen des französischen Philosophen Jean-Luc Nancy verwiesen werden, der sich in den 1990er Jahren einer Herztransplantation unterzogen hat. In seinem autopathographischen Essay *L'intrus* (Nancy 2000) beschreibt er nicht nur die Operation, sondern auch die spätere Krebserkrankung, die womöglich im Zusammenhang mit der Transplantation steht. Bereits im Titel des Textes wird die zentrale Metapher eingeführt. Dabei weist er jedoch darauf hin, dass das Fremde, um als solches erkannt und akzeptiert zu werden, in das neue Umfeld integriert werden muss. Anderenfalls droht ihm eine Entfremdung und damit eine Aberkennung seiner Identität, was wiederum impliziert, dass das fremde Organ nicht mehr als solches, sondern als Nichts betrachtet wird. Die erfolgreiche Annahme eines fremden Organs erfolgt in Form eines kontinuierlichen Dialogs mit dem Transplantat, wodurch ein harmonisches Miteinander konstruiert wird, das hauptsächlich auf Imaginationen verschiedenster Art beruht, insbesondere auf jenen über die Herkunft des Transplantats. Die Integration des fremden Organs bei Claussen scheint eine ähnliche Dynamik zu zeigen. Zwei im Bericht erwähnte Aussagen, die räumlich weit voneinander entfernt liegen, sind in diesem Zusammenhang von Relevanz. Einerseits wird das neue Herz als Dialogpartner, also als Bezugsobjekt, angesehen, andererseits wird es als Subjekt der Anrede verwendet: „Ich spreche zu meinem Herz, rede es wie einen lang ersehnten Freund an" (Claussen 1996, 27). Und weiter heißt es: „Spricht mich jemand an, so spricht er dieses Herz an" (Claussen 1996, 268). Der Unterschied liegt in der Differenz zwischen Selbst- und Fremdwahrnehmung. Die erfolgreiche Integration gründet in der Verschmelzung dieser Perspektiven. Für diese Annahme spricht auch die Tatsache, dass es weitere Aussagen gibt, die diese These stützen: *„Das Herz war von Anfang an eins mit mir. Unauffällig zwar, doch völlig in mein Körpergefühl integriert.* [...] Ich spüre keine Fremdheit in der Brust [...]" (Claussen 1996, 38 und 247; Hervorh. im Original).

In Claussens *Herzwechsel* finden sich auch eingehende Darstellungen des oneiroiden Erlebens. In der medizinischen Fachsprache werden diese Phänomene auch als postoperatives Durchgangssyndrom bezeichnet. Der vorliegende Text durchbricht mehrfach die Chronologie der Ereignisse und Erinnerungen an die oneiroiden Wahnbilder, Zwiegespräche mit dem eingepflanzten Organ, Zitate aus medizinischen Fachbüchern, Traumaufzeichnungen, Tagebucheinträge, Briefe etc. werden eingefügt. Die entsprechenden Textpassagen werden typografisch hervorgehoben. Claussens *Herzwechsel* ist durch explizite

Referenzen auf Forschungsliteratur zum Thema oneiroides Erleben fest im medizinischen Kontext verankert. Ein Beleg hierfür ist die Veröffentlichung von Claussens Aufsätzen zum besagten Thema. In diesen rekurriert er ausgiebig auf grundlegende Arbeiten von Mayer-Gross und Schmidt-Degenhard (vgl. Claussen 2001). In dem von Pierre Bühler und Simon Peng-Keller herausgegebenen Band *Bildhaftes Erleben in Todesnähe* (2014) wurde im Abschnitt II, „Oneiroides Erleben und seelsorgerliche Begleitung von Menschen in komatösen Zuständen", Claussens Aufsatz *Phänomenologie und Sinn oneiroiden Erlebens* (135–150) publiziert, gefolgt von Michael Schmidt-Degenhard mit seinem Beitrag *Die Wirklichkeit des Imaginären* (151–172). Schmidt-Degenhard zählt zu den ausgewiesenen Kennern der Materie im deutschsprachigen Raum. Mit „Wirklichkeit des Imaginären" ist der Grundmodus des Oneiroids gemeint, „bei dem das Ich des Erlebenden aus einem realen Hier in ein neues, fiktives Dort transportiert wird, das aber nun gleichfalls als ein wirkliches Hier erfahren wird" (Schmidt-Degenhard 2004, 651). Die wiederholten intertextuellen Verweise in Kombination mit den entsprechenden Unterbrechungen im Erzählfluss stellen zum einen den Akt der Transplantation dar und fungieren zum anderen auch als Einordnung der Erzählungen in ein vertrautes Umfeld kulturellen Wissens, wie Michael Titzmann es beschreibt (vgl. Titzmann 1989).

Die formale Gemengelage des vorliegenden Textes ist durch eine komplexe Struktur charakterisiert, die ein Ineinandergreifen von subjektiven und sozialen Perspektivierungen der Transplantation, bedingt. Zu den relevanten Aspekten zählen hierbei Schuld, Dankbarkeit, medizinethische Fragen sowie medizinisch-technische Voraussetzungen der Transplantationsmedizin. Auf dieser Grundlage lassen sich bei Claussen Analogisierungen zwischen dem personalen Schicksal des Organverlustes, der Schuld gegenüber dem Verstorbenen und der kollektiven Schuld der Deutschen für die Verfolgung und Ermordung der Jüdinnen und Juden im Dritten Reich anstellen. Die Überlagerung von Dankbarkeit und Schuld in Claussens Text lässt die Transplantation in einem konträren Licht erscheinen. Das Transplantat symbolisiert demnach sowohl Befreiung als auch Einschränkung. Während seiner Zeit auf der Intensivstation zeigte Claussen auffällige Symptome wie Halluzinationen und Visionen, die als charakteristische Elemente seiner Wahrnehmung zu betrachten sind. Diese manifestieren sich insbesondere in Form von Schuldgefühlen, die sich auf die Gesamtheit der Verstorbenen beziehen. Die Schuldgefühle dienen dem Patienten dazu, einen inneren Schuldkomplex zu überwinden. Diese Dauervisionen bzw. Zwangsvisionen, die bei vollem Bewusstsein erlebt werden, bilden über einen Zeitraum von knapp zwei Wochen eine eigenständige Realität, eine Ersatzrealität, die für den Patienten Claussen nicht realer hätte sein können. Die subjektive Wahrnehmung wird als hyperreal bezeichnet, wobei die inneren Welten als plausibler als die realen beschrieben werden. Es findet eine Erweiterung der Wahrnehmung statt, ebenso wie eine Erweiterung des Wissens. Raum und Zeit erfahren eine Verzerrung ihrer Koordinaten. So argumentiert auch Schmidt-Degenhard:

> Die von mir katamnestisch untersuchten Patienten gaben übereinstimmend an, dass die leibhaft sinnlich erlebten Geschehnisse im Oneiroid für sie eindeutigen Wahrheitscharakter besaßen, der niemals auch nur einen Anflug des Zweifels oder einer Ahnung des Irrealen erlaubte (Schmidt-Degenhard 2004, 651).

Schmidt-Degenhard führt zudem aus, dass von Erlebnissen schwerwiegender Beeinträchtigung der leiblichen Unversehrtheit bis hin zur vollständigen Zerstückelung des Körpers berichtet wurde. Schmidt-Degenhard geht außerdem von der Hypothese aus, dass im Oneiroid Erfahrungshorizonte freigelegt werden, die sich zum Teil durch archetypische Bildformationen auszeichnen und dadurch für eine tiefenpsychologische Erschließung von Bedeutung sein könnten (Schmidt-Degenhard 2004, 651). Claussen berichtet entsprechend: „Innerlich hatte ich mir ein vielgestaltiges buntes Universum erschaffen. Jede dieser Episoden war für mich logisch miteinander verknüpft und nicht von Wirklichkeit zu unterscheiden" (Claussen 2001, 310). In diesen Episoden wurden mentale Reisen unternommen, die auch als „Kopfgeburten" bezeichnet werden können (vgl. Claussen 1996, 38). Diese „Kopfgeburten" sind ein von Claussen geprägtes Konzept, das immer von seiner realen, hilflosen Situation und seiner prekären Seelenlage auf der Intensivstation ausgeht. Somit wird die Umgebung der Intensivstation in der Imagination erweitert. Die Struktur dieser Reisen ist narrativ, sie ist „fließend [...], forttragend, vernetzend" (Claussen 1996, 201). Schmidt-Degenhard weist auf diesen Umstand hin, wenn er schreibt: „Eine wichtige Rolle spielt in diesem Zusammenhang auch noch der Begriff der ‚narrativen Realität': ein solches oneiroides Erleben konstituiert sich überhaupt erst durch die Erzählung der Betroffenen" (Schmidt-Degenhard 2004, 653). Die dabei gemachten Erfahrungen hinterlassen bei dem Patienten Claussen tiefe Spuren, sodass er in der Lage ist, sich an jede einzelne Sequenz dieser Reisen zu erinnern: *„Dabei stattet meine Erinnerung alles geradezu verschwenderisch mit Einzelheiten aus"* (Claussen 1996, 115). Die Forschung spricht von Hypermnesie:[8] *„Hochgradige Erinnerbarkeit (Hypermnesie): Erfahrungen, die Jahrzehnte zurückliegen, können in der Regel noch in allen Details erinnert werden"* (Peng-Keller 2016, 308; Hervorh. im Original).

---

8 Schmidt-Degenhard berichtet: „Auch noch längere Zeit nach der schweren Erkrankung wurden die phantastischen Erlebnisinhalte bis in kleinste Einzelheiten mit geradezu photographischer Treue reproduziert" (Schmidt-Degenhard 2004, 650).

Claussen positioniert sich mit der Innenperspektive seines autopathographischen Textes im medizinischen Fachdiskurs und fungiert als Impulsgeber für eingehende Interpretationen medizinischer Kasuistik. Diese Verbindung von Perspektiven (objektiv-medizinische und subjektiv-persönliche) gilt jedoch weitestgehend für die Gattung Autopathographie als solche. Wie Krüger-Fürhoff in Bezug auf von Medizinern verfasste autopathographische Texte ausführt, „nutzen die schreibenden Mediziner [...] die Erfahrungsberichte als Einblick in die Patientenperspektive [...], durch die angehende Kollegen Empathie lernen könnten" (Krüger-Fürhoff 2012, 83). Auch der Mediziner Hans-Rudolf Müller-Nienstedt verknüpft die beiden besagten Perspektiven:

> So entscheidend die seriöse und präzise Arbeit der Chirurgen und Mediziner, das reibungslose Funktionieren des hochgezüchteten Medizinalapparates, das Ineinandergreifen der verschiedenen Spezialisten und die Kooperation aller Beteiligten für das Gelingen einer Transplantation ist, die Bereitstellung des eigenen Organismus auf Empfang, die Integration, das Einwachsenlassen des geschenkten Organs, muß vom Patienten geleistet werden (Müller-Nienstedt 1996, 16–17).

Schmidt-Degenhard argumentiert aber: „Die [...] Erforschung der neurobiologischen Determinanten [...] solcher eigenartigen ‚inneren Reisen' bewegt sich auf einer ganz anderen Ebene als die den Patienten primär bewegende Frage nach dem unbegreiflichen Wirklichkeitscharakter [...] seiner Erfahrung" (Schmidt-Degenhard 2004, 649). Es lässt sich festhalten, dass sämtliche Wahrnehmungen, Emotionen und Kognitionsleistungen neurobiologisch fundiert sind. Zugleich verweisen die im Oneiroid wirksamen Strukturen auf einen tieferen Gestaltungsdrang, wofür der Begriff der Poiesis verwendet wird. Claussen führt hierzu aus: „Ähnlich funktioniert Kunst. [...] Das furchtbare Bild wird zum fruchtbaren, vielleicht zum Überlebensbild" (Claussen 2001, 314 bzw. Claussen 1996, 205). Die Poiesis spielt jedoch auch aus einem spezifischen Grund bei Claussen eine bedeutende Rolle, insbesondere angesichts der Interdiskursivität seines Erfahrungsberichts. Es sei darauf hingewiesen, dass der Bericht nicht als „medizinisches Protokoll" (Claussen 1996, 15) zu verstehen ist. Das Thema ist nicht das (medizinische) Wissen, sondern „das Nichtwissen" (Claussen 1996, 16), das die Fantasie herausfordert. Da sich die Poiesis des Oneiroids wissenschaftlich nicht beweisen lässt, ist sie für die Forschung ein ungelöstes Rätsel. Zudem ist zu klären, „inwieweit Menschen so ein fremdartiges Erleben artikulieren können" (Claussen 1996, 203). Der Versuch des Patienten Claussen, diese Thematik mit dem Psychiater zu erörtern, wird durch einen „Konsens des Schweigens zwischen Arzt und Patient" (Claussen 1996, 204) an die Grenze des Diskurses verwiesen, die nicht zu überschreiten ist:

„Immer wieder versuche ich, ihn zu überzeugen, wie wichtig die innere Schau für mich ist, wie therapeutisch" (Claussen 1996, 100). Für Claussen stellen diese Reisen eine Form der Selbsttherapie zum Zwecke des Überlebens dar, wie er an anderer Stelle erläutert (Claussen 1996, 140).

9.4 Hans-Rudolf Müller-Nienstedt: *Geliehenes Leben*

Müller-Nienstedts *Geliehenes Leben* ist ein literarisches Werk, das auf der formalen Ebene eine Verbindung zwischen poetischen Ansprüchen und medizinischem Fachwissen herstellt. Das Werk ist mit einem Geleitwort eines Professors für Medizin, einem Kapitel mit dem Titel „Zum Gebrauch des Buches", einem Vorwort und einer Dreiteilung in komplexe thematische Segmente versehen, die persönliches Erleben und medizinische, ethische, historische und rechtliche Aspekte der Transplantationsmedizin behandeln. Des Weiteren enthält es Anmerkungen, ein terminologisches Glossar und ein umfangreiches Literaturverzeichnis. Die Funktion des Buches von Müller-Nienstedt lässt sich durch die Rolle und den Begriff der narrativen Realität erklären.

Müller-Nienstedts Buch thematisiert das Phänomen des Erlebens einer Transplantation und die Art und Weise, wie dieses durch die Erzählung des Betroffenen konstituiert wird. Es sind diesbezüglich „wirre Gefühle und Gedanken" (Müller-Nienstedt 1996, 15), welche den Autor umtreiben, und die er narrativ zu ordnen versucht. Zunächst werden Gedanken über das Einwachsenlassen des geschenkten Organs geordnet, wobei die Imagination des Spenders und ein inneres Gespräch mit ihm eine Rolle spielen. Schließlich wird in diesem Buch die personale Identität im Sinne Ricœurs[9] als narrative Identität aufgefasst: „Solange ich meine Geschichte erzähle, solange lebe ich" (Müller-Nienstedt 1996, 182).

In Müller-Nienstedts Text spielen Gedächtnis und Erinnerungen eine zentrale Rolle. Dies betrifft sowohl die Ereignisse und das subjektive Erleben im Umfeld der Transplantation als auch die damit verbundenen Emotionen: „Wie nach einem Schiffbruch suchte ich dann aus den Erlebnissen der letzten Tage Stichworte von Erinnerungsbruchstücken zusammen, die als Gepäckstücke oder Teile des Schiffswracks auf dem Wasser herumschwammen [...]"

---

9   Ricœurs Theorie der narrativen Identität, die er vor allem in seinem Werk *Das Selbst als ein Anderer* (Titel der französischen Originalausgabe *Soi-même comme un autre* 1990) vorgelegt wurde, beruht auf der Vorstellung, dass die Identität von Personen nicht allein durch numerische Identität erfasst werden kann. Ricœur zufolge strukturiert die Narrativität nicht nur unsere Lebenserfahrungen, sondern wir können durch sie auch etwas über die Identität der Menschen erfahren (zum Beispiel in ihrer literarischen Form als Autobiographie).

(Müller-Nienstedt 1996, 77). Das Motiv des Schiffbrüchigen, der auf einer Insel festsitzt und keine Möglichkeit der Flucht hat, wird in Müller-Nienstedts Text in verschiedenen strukturell ähnlichen Varianten mehrfach verwendet: „Ich bin in einen Kokon eingepackt, eingesponnen, aus dem es kein Entfliehen mehr gibt" (Müller-Nienstedt 1996, 85).

In einer Korrespondenz Müller-Nienstedts mit seiner Frau vom 15. Mai 1993 wird dargelegt, dass der Patient an den Tag der Operation keine Erinnerung haben wird. Stattdessen werden dem Patienten Erlebnisse in Form einer inneren Vorstellungswelt, die als Oneiroid bezeichnet wird, in Erinnerung bleiben. Müller-Nienstedt bezeichnet diese Erfahrungen als Halluzinationen (Müller-Nienstedt 1996, 110) oder als innere Bilder. Er stützt diese Beschreibung auf Ausführungen aus dem Werk *Zwischen Wahn und Wirklichkeit: Kunst, Psychose, Kreativität* von Bader und Navratil (1976).

Es liegt eine Vielzahl an immunologisch motivierten Überlegungen zur Akzeptanz oder Ablehnung von implantierten Organen vor. Müller-Nienstedt beschreibt die zugrundeliegende Situation wie folgt: „Fremdes löst immer gleichzeitig Faszination und Angst aus, Anziehung und Abstoßung. [...] Die Transplantation ist eine Verbindung von Fremd und Eigen [...]" (Müller-Nienstedt 1996, 150–151). Diese Fragestellungen sind in psychologischen Fachkreisen als Erfahrungen der Dezentrierung bzw. Vervielfältigung bekannt und tangieren dadurch maßgeblich die Problematik der personalen Identität. Ein Beispiel für die Verbindung von psychologischen Erkenntnissen mit praktischer Anwendung findet sich auch bei Müller-Nienstedt (Müller-Nienstedt 1996, 105). Dort wird die Abstoßung gegen das eingepflanzte Organ aus psychologischer Perspektive als eine Abwehr interpretiert. Eine weitere Expertise zu diesem Themenbereich stammt von Krüger-Fürhoff: „Die (autobiographische) Literatur stellt dennoch die Frage, in welchem Sinne das ‚restituierte', also geöffnete, explantierte und mit einem Ersatz ergänzte Individuum ein anderes geworden ist" (Krüger-Fürhoff 2012, 88).

Auch in Müller-Nienstedts Werk *Geliehenes Leben* werden ausführliche Darstellungen des oneiroiden Erlebens präsentiert. Dabei werden die Schilderungen wiederholt unterbrochen, indem Erinnerungen an die oneiroiden Wahnbilder und Zitate aus medizinischen Fachbüchern, eingefügt werden. Müller-Nienstedt unterstreicht diese Fragmentierung bzw. diese Unterbrechungen dadurch, dass er die betreffenden Textstellen typographisch kennzeichnet. Der Autor verwendet extensiv Zitate als Stilmittel und weist zudem auf die damit einhergehenden Perspektivierungen durch Nutzungshinweise im Abschnitt „Zum Gebrauch des Buches" hin.

Bei Müller-Nienstedt manifestiert sich die rigorose und angsteinflößende Erstarrung als zentrales Motiv, welches die Ausdrucks- und Bewegungslosigkeit zum Ausdruck bringt: „In fast gänzlicher Bewegungslosigkeit, eingepackt in meinem Bett, bin ich vergleichbar einer noch in ihrer Wabenzelle geschützten Puppe [...]" (Müller-Nienstedt 1996, 97). Die Tatsache, dass die von Müller-Nienstedt beschriebenen Zustände einen Wirklichkeitscharakter annehmen und das Auseinanderhalten von Illusion und Realität sich erst im späteren Verlauf vollzieht, belegt die oneiroide Genese der beschriebenen Visionen. Darüber hinaus bestehen Parallelen zwischen den Schilderungen von Müller-Nienstedt und Claussens Beschreibungen des oneiroiden Erlebens. Beide Autoren verwenden das Konzept der ‚Reise', wobei Müller-Nienstedt bspw. von einer „Reise auf einen anderen Stern" spricht (Müller-Nienstedt 1996, 187). Die Halluzinationen des Oneiroids manifestieren sich bei Müller-Nienstedt in einer Form, die in einem strukturlosen Raum ohne konkrete Anhaltspunkte stattfindet. Die Unendlichkeit des Raumes wird lediglich durch kleine Striche unterbrochen, die „ein Muster, das sich wie eine Schale über dem leeren Raum in die Unendlichkeit wölbt" ergeben (Müller-Nienstedt 94–95). Diese Muster präsentieren sich in Form von neu entstandenen, schematisch aufgebauten Gesichtern, die ineinander übergehen.

Der Patient Müller-Nienstedt befindet sich in einer Situation der totalen Isolation, die er mit den Gefühlen eines Kafkaschen Käfers assoziiert, der „starr, hilflos und ohnmächtig, wie betäubt, auf dem Rücken daliegt" (Müller-Nienstedt 1996, 153), „in einem eigentlichen Loch" (Müller-Nienstedt 1996, 122) oder in einer „metallischen Hülle gefangen zu sein" scheint (Müller-Nienstedt 1996, 142). Der Körper selbst wird zum Gefängnis (Müller-Nienstedt 1996, 159), ihm ist jeglicher weltgerichteter Handlungsspielraum genommen: „Ich habe den Eindruck, dieser Schildpattfläche [Muster, das kurze Striche ergeben: RM] entlanggetrieben zu werden, ohne Hoffnung, sie je durchbrechen zu können, wie gefangen in einer weltengroßen, leeren Eierschale" (Müller-Nienstedt 1996, 101). Die Gesichter und Muster, die in der Zeit der Visionen hervorgebracht werden, werden in der Folge als starr beschrieben, wobei sie als verzerrt und in sich gekehrt charakterisiert werden. Der Verlust der Kohärenz, gleichbedeutend mit Identitätsverlust, wird im Oneiroid als eine Reaktion auf das schwerwiegende Krankheitsbild, das zu einer Destruktion des Leib-Seele-Zusammenhangs führt, betrachtet. Dem fundamentalen Bedürfnis nach einem tieferen, gesetzmäßigen Zusammenhang steht in dieser Erfahrung eine Fragmentierung der Eindrücke entgegen, ein Zerfall des seelischen Erlebens und der Wille zum Aufbau einer als kohärent erlebten Welt aus eben diesen Wahrnehmungssplittern. Müller-Nienstedt stellt jedoch die Frage: „Ist das die Vorstufe zum endgültigen Zerfall?" (Müller-Nienstedt 1996, 107). Im Sinne einer positiven Entwicklung stellt sich die hermeneutische Frage, wie die Bestandteile wieder zueinanderfinden, wie das Fremde zum Eigenen gemacht und es Teil einer eigenen Geschichte wird.

Wie der Mediziner Guido N. Groeger im Geleitwort zu Müller-Nienstedts Buch bemerkt, geht es bei der Transplantation nicht nur um die technische Wiederherstellung des Körpers, sondern auch um die psychologische und soziale Integration des neuen Organs in die personale Identität des Empfängers. Groeger betont, dass es entscheidend ist, die Erfahrungen und Erinnerungen der Transplantation in die eigene Identität zu integrieren und so eine neue, unverwechselbare Geschichte zu schaffen (Müller-Nienstedt 1996, 11). Die Gesamtheit der Erfahrungen, die sich aus der Transplantation und dem vorangegangenen Leben ergeben, ist ein äußerst komplexes und kaum überschaubares Konstrukt. In der Konsequenz wird das Spitalszimmer als eine Art „Insel" konzeptualisiert, auf der sich der Autor wie ein Schiffbrüchiger sieht. Es handelt sich also um einen Raum ohne Weltbezug, sondern vielmehr um eine Räumlichkeit in einer inneren Landschaft, in den eigenen „Gehirnwindungen" (Müller-Nienstedt 1996, 21 bzw. 24). Dadurch wird das selbstreflexive Moment des Buches bereits zu Beginn in den Fokus gerückt. Erinnerungen fungieren als Orientierungshilfe, deren Verlässlichkeit er sich durch das metaphorische Durchwandern ihrer Pfade versichert (Müller-Nienstedt 1996, 24). Die Verknüpfung zweier innerer Landschaften erfolgt durch solche Erinnerungspfade. Innerhalb dieser psychischen Gefilde manifestieren sich mitunter unerwartete, metaphorisch als „Schluchten" bezeichnete Einheiten, deren Erforschung eine neue Wegeführung erforderlich macht. Erinnern ist für Müller-Nienstedt gleichbedeutend mit der Vermittlung eines Sicherheitsgefühls (vgl. Müller-Nienstedt 1996, 24), und es wird als ein Vorgang beschrieben, der mit der Suche nach dem Selbst einhergeht. Es heißt nun, „von einem Ort zum anderen zu gehen, um zusammenzusuchen, was mir gehört" (Müller-Nienstedt 1996, 63–64). Nach der Transplantation treten diese Erinnerungen in den Hintergrund und es bleibt lediglich eine vage Reminiszenz an ihre Existenz zurück.

KAPITEL 10

Schleichende Erosion des Individuums bei Demenz und Alzheimer-Krankheit

Die vorliegende Analyse widmet sich den Auswirkungen von Demenzerkrankungen, welche gegenwärtig eine signifikante existenzielle Bedrohung darstellen. Literatur ist nicht befugt, sich mit den zugrunde liegenden Ursachen der Erkrankung auseinanderzusetzen. Vielmehr liegt ihre Kompetenz im Bereich der Erfahrungen mit an Demenz erkrankten Menschen. Literatur fungiert zudem als eine Form der Diagnostik, wobei der Fokus jedoch nicht auf empirisch überprüfbaren und messbaren Daten liegt, sondern auf der Entfaltung eines Bildes einer Erlebenswirklichkeit im Text. Dieses Bild fordert dazu auf, etablierte fachliche Selbstverständnisse zu hinterfragen. Die Literatur betrachtet das Biologisch-Organische nicht aus einem paradigmatischen Blickwinkel, sondern analysiert die verborgenen Spuren im persönlichen Erleben der Betroffenen.

Bei Menschen, die an Alzheimer erkranken, kommt es bekanntlich zu einem Verlust der individuellen Identität, welcher mit einem zunehmenden Vergessen einhergeht. Die Überwindung der neurobiologischen Sichtweise auf die Krankheit und die Verknüpfung mit der Lebensgeschichte des oder der Erkrankten erlaubt es der Literatur, in den freigelegten Gedächtnisspuren die verschüttete Identität der dementiell Erkrankten erkennbar werden zu lassen. Nicolai Glasenapp weist in seinem Buch *Normativität der Demenz? Ein Krankheitsdiskurs und seine Darstellung in der deutschsprachigen Gegenwartsliteratur* allerdings darauf hin, dass es zu

> Perspektivierungen [kommt], die Demenz synonym mit einem Verlust des eigenen Ichs behandeln und Fragen nach Identität und Persönlichkeit nur unzureichend reflektieren. In diesen Fällen wird dementen Subjekten ein vollständiger Verlust von Erinnerung zugesprochen, der in erster Linie an einer ausbleibenden externen Vermittlung dieser Erinnerungen orientiert ist – dabei vollzieht sich Erinnerung zunächst und zuallererst inwendig (Glasenapp 2023, 14).

Falls ein fortschreitender und vollständiger Gedächtnisverlust eintritt, ist dies als signifikantes Symptom zu werten, das für diese Erkrankung charakteristisch ist. Meike Dackweiler führt aus, dass sich „Alzheimer-Narrationen unter den Pathographien durch die herausragende Signifikanz der Themen ‚Erinnerung' und ‚Erinnerungsverlust' auszeichnen" (Dackweiler 2014, 253).

Die Herausforderungen, die sich aus der Wahrnehmung von Demenzerkrankungen als Grenzen der Vorstellung des autonomen Subjekts ergeben, betreffen auch das Gebiet der Literatur, insbesondere im Hinblick auf das Erleben von fortgeschrittener Demenz. Die für das Verständnis des Krankheitsverlaufs relevante Innensicht kann narrativ nicht wiedergegeben werden. Das Erleben der Demenz ist zudem durch den Verlust des Zeitgefühls gekennzeichnet. Dies wiederum verhindert die Erstellung eines autobiographischen Textes im fortgeschrittenen Stadium der Erkrankung. Die hypothetische Frage nach der Bedeutung der Erkrankung aus dem eigenen Blickwinkel, also für den primär Betroffenen, wäre daher nur unter Berücksichtigung der eingeschränkten Fähigkeit zur Reflexion des eigenen Zustandes zu beantworten. Angesichts der Auswirkungen der Erkrankung ist eine Innensicht der Krankheitserfahrung in Form einer Ich-Erzählung also ein Widerspruch in sich.

Seit den 1980er Jahren ist eine beachtliche Anzahl von (auto-)biographischen sowie fiktionalen Texten, deren Fokus auf dem Thema Demenz liegt, erschienen. Bianca Sukrow klassifiziert literarische Repräsentationen von Demenz im Genre der Pathographie in ihrem Buch *Der Fall des Falles: Literarische Phänomene in psychiatrischen, neurowissenschaftlichen und autobiografischen Fallgeschichten* sogar als Trendthema. Ihrer Argumentation zufolge sind es in der Regel die Angehörigen, die als Verfasser in Erscheinung treten (Sukrow 2016, 16). Dabei ist zu konstatieren, dass (Auto-)Biographien über persönliche Krankheitserfahrungen insgesamt keine lange Tradition haben und erst in der zweiten Hälfte des 20. Jahrhunderts verstärkt in Erscheinung treten. Als ein Beispiel für die Verarbeitungsstrategie von Krankheitserfahrungen kann Arno Geiger angeführt werden, dessen Vater an Alzheimer erkrankt war und der diese Erfahrung in *Der alte König in seinem Exil* (2011) verarbeitet hat.

Es soll der Frage nachgegangen werden, aus welchem Grund sich Autoren dazu entschließen, die Demenz (ggf. eines nahen Angehörigen) in literarischen Werken zu thematisieren. Die Aufmerksamkeit vieler Autoren gilt diesem Thema, da die Vorstellung eines autonomen Subjekts, das nach vernünftigen Überlegungen handelt, nunmehr als brüchig erscheint. Dies steht in enger Verbindung mit der gestörten Autonomie beim pathologischen Gedächtnisabbau. Die Krankheit beeinträchtigt die Verbindung zwischen dem Gestern und dem Heute, was dazu führt, dass in der Erzählung die Teile der Vergangenheit des vertrauten Ichs des Kranken miteinander verwoben werden.

Die vorliegende Analyse zeigt, dass die Autoren sich nicht in erster Linie mit biomedizinischen Erklärungsansätzen, Früherkennungsmethoden oder der Klassifikation unterschiedlicher Demenz-Formen beschäftigen. Vielmehr ist festzustellen, dass die eigentliche Pathologie nicht das angestrebte Ziel der literarischen Darstellung von Demenzerkrankungen ist. Die Autoren betrachten die Krankheit nicht als einen Zustand, der durch eine Heilung verbessert oder gar behoben werden kann, sondern als einen Anlass, um die Einzigartigkeit der Persönlichkeit der Betroffenen zu erkennen und darüber hinaus existenzielle Fragen im Rahmen einer Biographiearbeit zu reflektieren. Dabei liegt der Fokus auf der Person des Kranken und der Bewahrung der Einzigartigkeit des Menschen trotz des klinischen Befundes. In ihrer Studie *Erzählen vom Zerfall* gelangt Ulrike Vedder zu einer für die vorliegende Thematik höchst relevanten Beobachtung:

> Es lässt sich für die jüngere Zeit ein vermehrtes Interesse am Vergessen konstatieren – ein Vergessen, das im Format der Familien- und Generationenromane, aber auch in eher avantgardistisch verfahrender Literatur thematisiert und inszeniert wird und das vielfach an Demenzerkrankungen der Protagonisten gebunden ist. [...] Doch nutzt die Gegenwartsliteratur den demographischen Wandel nicht als bloßen Themenlieferanten oder Gattungsgenerator. Vielmehr leistet sie eine eigenständige qualitative ‚Demographieforschung' und ‚Alternsforschung', indem sie deren nicht explizierte Voraussetzungen und zugrundeliegende Diskurse erkennbar macht, als Experimentierfeld für mögliche Lösungen aktueller Probleme fungiert [...] (Vedder 2012, 274–275).

In den nachfolgenden Untersuchungen werden einige Überlegungen zur Literarisierung von Demenz, genauer gesagt zur Darstellung von kognitivem Verfall in Verbindung mit Gedächtnisstörungen und zunehmender Aphasie, dargelegt. Dies wirft die Frage auf, welche literarischen Darstellungsformen sich für die Thematik eignen und welche Perspektive sich für die Betroffenen daraus ableitet. Eine Ich-Perspektive ist in Fällen, in denen eine Person an einer Form von Demenz leidet, in der Regel nicht mehr möglich, da die Betroffenen an einer Störung des episodischen Gedächtnisses leiden und somit persönliche Erfahrungen nur schwer vermittelbar sind. Eine Außenperspektive hingegen erlaubt einen begrenzten Zugang zum Erleben der Krankheit. Dadurch werden jedoch Aspekte sichtbar, die ansonsten unausgesprochen bleiben, nämlich die Distanz zwischen einer kognitiven Normalität und einer demenziellen Inselhaftigkeit der primär Betroffenen. Die Kommunikation über die Demenz erfolgt daher immer durch die Perspektive anderer, wobei der medizinische Expertendiskurs als Orientierungspunkt genutzt wird. In ihrer Studie *Verortungen des Selbst* bringt Johanna Zeisberg einen weiteren, für unsere Untersuchung zur personalen Identität wichtigen Aspekt wie folgt auf den Punkt:

> Literarische Texte können aufgrund ihrer potenziell polyphonen Struktur ein Experimentierfeld von Identitätskonzepten sein. Sie können darüber hinaus aber auch, und das ist die vielleicht noch größere Leistung, ein Ort sein, um den der Identitätsbestimmung zugrunde liegenden Akt der Setzung zu Demaskieren,

dessen Ergebnis zu relativieren und zu einer immer wieder von Fall zu Fall neu zu beginnenden Aufgabe umzuformulieren: der verantwortungsvollen Verortung des sich selbst vergessenden Selbst durch die Stimme des anderen, die bleibt (Zeisberg 2017, 54).

Jürgen Straub konstatiert: „Wir werden uns selbst [...] *nicht mehr los*, sobald wir einmal damit begonnen haben, uns ernst zu nehmen" (Straub 2019a, 15; Hervorh. im Original). Diese Aussage ist nur bedingt gültig und trifft in Bezug auf die Alzheimerkrankheit nicht zu. Die Aussage impliziert die Annahme, dass jeder Mensch die Fähigkeit besitzt, Selbsterkenntnis zu erlangen. Dies ist ein wesentlicher Aspekt der menschlichen Identität. Die Möglichkeit der Selbsterkenntnis, so Straub, hängt von der Möglichkeit der Entwicklung von Selbst-Erzählungen ab (Straub 2019a, 273). Ist diese Fähigkeit nicht gegeben, geht nach dieser Logik die personale Identität verloren. Hans-Georg Pott kommt zu dem Schluss, dass demenzielle Erkrankungen in der Regel mit einer Veränderung der personalen Identität einhergehen, wobei in den Berichten von Angehörigen gerade Identitätsprobleme im Vordergrund stehen (vgl. Pott 2014, 162). Christina Dehler führt aus, dass im Kontext der Untersuchung von Identitätsverlust der krankheitsbedingte Erinnerungsverlust eine signifikante Rolle einnimmt. Infolgedessen wird in ihrer Abhandlung nicht nur der Prozess des Erinnerns, sondern auch eine Vielzahl unterschiedlicher Erinnerungstypen beleuchtet (Dehler 2013, 12). Marie Gunreben bringt die Tragweite dieser Problematik in ihrem Aufsatz *Am Rand der Erzählbarkeit* auf den Punkt:

> Was bleibt vom Menschen, wenn er essentielle geistige Fähigkeiten, Gedächtnis und Sprache verliert – ist er noch eine Person im vollen Sinn des Wortes oder nurmehr eine ‚leere Hülle'? [...] Diese Krise ist zugleich eine narrative Krise, ist Identität [...] doch eng an Erinnerungs- und Erzählfähigkeit gekoppelt: Wir nehmen jemanden als ‚Ich' wahr, der die Genealogie dieses Ichs erläutern, seine autobiographische Geschichte in nachvollziehbarer Weise erzählen kann (Gunreben 2021, 299–300).

Soweit ersichtlich, gibt es kein literarisches autobiographisches Werk, das die Demenz aus der Perspektive des primär Betroffenen schildert. Allerdings gibt es eine Reihe fiktionaler Werke, die sich mit Demenzerkrankungen beschäftigen. Im deutschsprachigen Raum lässt sich jedoch ca. seit dem Jahr 2010 ein gesteigertes Interesse an Formen der literarischen Repräsentation von Demenz beobachten, wobei sich die Aufmerksamkeit hauptsächlich auf die Problematik des individuellen Gedächtnisses und dessen Fehlleistungen richtet. In den 1990er Jahren stand in der deutschsprachigen Literaturwissenschaft das kulturelle bzw. kollektive Gedächtnis sowie die sogenannte

‚Erinnerungskultur' im Fokus der wissenschaftlichen Betrachtung. In den letzten Jahren hingegen haben das individuelle Gedächtnis und das Phänomen des Vergessens an Bedeutung gewonnen. Es besteht ein Zusammenhang zwischen diesen Polen, der in Untersuchungen zum demenzbedingten Vergessen zum Ausdruck kommt. Diese Untersuchungen basieren zumindest gedächtnistheoretisch auf den Ergebnissen der Erinnerungsliteratur der 1990er Jahre. Dieser Zusammenhang wird auch in der These von Tilman Jens deutlich, der in seinem Buch *Demenz. Abschied von meinem Vater*, in dem er das Bekanntwerden der NSDAP-Mitgliedschaft seines prominenten Vaters Walter Jens mit dessen demenziellen Erkrankung (es handelt sich in diesem Fall um vaskuläre Demenz) kausal kurzschließt. Christina Dehler gelangt in ihrer Studie *Vergessene Erinnerungen* zu folgendem Schluss:

> Im letzten Jahrzehnt haben sich sowohl in der Literatur als auch in der Literaturwissenschaft das Erinnern und das Vergessen, und in diesem Zusammenhang die Auseinandersetzung mit Identität, zu beliebten Themen entwickelt. [...] Der Alzheimerstoff bietet neben vielen anderen eine Möglichkeit, sich mit diesen Diskursen zu befassen. Biographie-, Erinnerungs- und Identitätsarbeit sind für Alzheimerpatienten und deren Angehörige von besonderer Bedeutung, da der krankheitsbedingte Gedächtnisverlust derartige Auswirkungen auf den Betroffenen hat, dass dieser in einer eigenen Realität lebt. Oft können Angehörige nur über Assoziationen, die sie mit Dingen aus der Vergangenheit erwecken, Zugang zu dem Erkrankten finden (Dehler 2013, 9).

Die Analyse von Demenz-Narrativen in der Literatur offenbart eine komplexe und vielschichtige Textstruktur, die durch eine Vielzahl interdiskursiver Überlagerungen in verschiedenen Sprachfeldern gekennzeichnet ist. Diese Überlagerungen umfassen Diskurselemente aus verschiedenen Fachgebieten wie Medizin, Politik, Demographie und Kulturgeschichte. Eine signifikante Herausforderung ergibt sich daraus, dass die Perspektive eines an Demenz Erkrankten, gerade angesichts der Erkrankung, eine kohärente Innenperspektive verhindert, da die Fähigkeit zu sprechen und sich an Sachverhalte aus der eigenen Vergangenheit zu erinnern erheblich beeinträchtigt ist. Die Aussagekraft einer Außenperspektive ist in diesem Kontext begrenzt, da sie sich auf die Deutung von Krankheitssymptomen beschränkt. Der Verlust der Fähigkeit sich zu erinnern und zu sprechen geht mit dem Verlust des Ichs und gravierenden Beeinträchtigungen der Selbstwahrnehmung einher. Diese Sachverhalte sind in der Sprachkunst nur schwer vermittelbar. Judith Czakert stellt dementsprechend die berechtigte Frage: „Wie aber kann das innere Erleben von Demenz begriffen werden, wenn Betroffene nicht [mehr] in der Lage sind, sich und die Umstände ihres Lebens und Erlebens auszudrücken?"

(Czakert 2016, 232). Die Fragestellung hinsichtlich der Darstellbarkeit demenzieller Erkrankungen ist demnach auf die Problematik des Krankheitsbildes sowie des Krankheitsverlaufs zurückzuführen.

In den Untersuchungen zu Demenz-Narrativen manifestieren sich auch weitere Probleme. So finden sich in den vorliegenden Untersuchungen zahlreiche Klischees in den Darstellungen von Demenz. Eine der prominentesten Varianten stellt die Rückkehr in die eigene Kindheit dar. So heißt es etwa in Tilman Jens' Erzählung über seinen Vater Walter: „der Redner der Republik, als stammelndes Menschenkind mit dem Babyphon am Bett" (Jens 2009, 43).

Der Fokus der vorliegenden Untersuchung liegt auf der Darstellung der Varianz in der literarischen Behandlung des Themas Demenz sowie der Vielfalt unterschiedlicher literarischer Repräsentationsmöglichkeiten und Perspektiven. In ausgewählten Narrativen, die sich der erzählerischen Darstellung neurodegenerativer Erkrankungen widmen, spielen Fragen hinsichtlich des personalen Identitätsstatus und des Ich-Verlusts von demenziell erkrankten Individuen eine vorrangige Rolle. In diesem Zusammenhang ist es von Bedeutung, Überlegungen zu ebenjenen Aspekten, insbesondere unter Berücksichtigung der mimetischen Innenperspektive von Demenzerkrankten, in die Untersuchungen einfließen zu lassen.

In Bezug auf die vorliegende Thematik ist es demnach angemessen, die Funktion der Literatur zu erörtern, insbesondere im interdiskursiven Bereich zwischen der medizinischen Objektivität des Krankheitsbildes und dem subjektiven Erleben dieser Krankheit durch den primär oder sekundär Betroffenen, also den Erkrankten oder dessen Angehörigen. Berenike Schröder erkennt in ihrer Forschung eine wesentliche Rolle der Literatur in der „erinnernde[n] Funktion [...], indem der Auslöschung der betroffenen Personen eine Bewahrung ihrer Identität in der Literatur entgegengestellt wird" (Schröder 2017, 299). Diese sogenannte Speicherfunktion wurde in der Forschung wiederholt thematisiert, so auch von Meike Dackweiler, die dieser Funktion die Erhaltung und Fortführung des individuellen menschlichen Gedächtnisses zuschreibt (vgl. Dackweiler 2014, 259).

In den bekannten Untersuchungen zu Demenz-Narrativen wird streng nach der jeweiligen Darstellungsperspektive unterschieden: nach der Perspektive des Kranken selbst oder nach der Perspektive der sekundär Betroffenen.[1] Die Verwendung unterschiedlicher Perspektiven ermöglicht die Identifizierung

---

[1] Diese Gliederung nach Perspektivierung wählte Letizia Dieckmann in ihrer einschlägigen Studie *Vergessen erzählen* aus dem Jahr 2021. Auf ihre Analysen und Schlussfolgerungen wird in dieser Arbeit explizit Bezug genommen.

verschiedener demenzbezogener Problemlagen und die Analyse der entsprechenden Denk- und Schreibweisen. Es ist hervorzuheben, dass die Erzählposition stets autodiegetisch bleibt.

Ein wichtiger Aspekt bei literarischen Krankheits-Narrativen ist die Art und Weise der Umsetzung medizinischen Wissens. Autoren greifen in Demenz-Narrativen häufig auf wissenschaftliche Theorien zurück. In dem hier untersuchten Korpus von Demenz-Narrativen wird mehr oder weniger konsequent auf wissenschaftlich fundierte medizinische Positionen Bezug genommen. Die Art und Weise, wie diese Quellen eingesetzt werden, variiert jedoch stark, was den Fokus auf die Analyse ausgewählter, prominenter Krankheits-Narrative legt, mit dem Ziel, die Korrelation zwischen gesichertem medizinischem Wissen und individuellen Einstellungen zu beleuchten.

Die Bedeutung von Erzählungen für die Aufrechterhaltung einer gewissen Beständigkeit der erinnerten Kontinuität ist wesentlich und wurde bereits von Jean Piaget unter Verweis auf seine eigene Erfahrung und auf das Phänomen der falschen Erinnerungen eindrücklich hervorgehoben (vgl. Welzer 2002, 19). Das Entstehen solcher falscher Erinnerungen wird durch die Erzählung von Geschichten über das eigene Leben begünstigt, die vom Individuum imaginiert und als eigene Erfahrung in das Selbstkonzept projiziert werden. In Fällen, in denen ein Individuum sich nicht an Ereignisse aus seiner Vergangenheit erinnert, insbesondere wenn Kohärenz und Kontinuität der Erzählung fragmentarisch sind, wird eine Bruchstückhaftigkeit der personalen Identität beobachtet.

In den nachfolgenden Untersuchung werden Demenz-Narrative analysiert, die von Angehörigen der primär Betroffenen aus der Perspektive der Krankheit geschildert werden. Gemäß der von Pott vorgebrachten These werden Identitätsprobleme in diesem Zusammenhang verstärkt thematisiert. Untersucht werden sollen drei Werke, in denen Söhne die Demenz-Erkrankung ihrer Väter reflektieren. In allen drei Fällen handelt es sich um einen biographischen Erfahrungsbericht. Obwohl die Konstellationen ähnlich sind, handelt es sich um Werke, die durch die Literaturkritik sehr unterschiedlich beurteilt wurden. Auf diesen partikulären Aspekt werden wir allerdings nur in Form einer Randnotiz eingehen.

10.1   Arno Geiger: *Der alte König in seinem Exil*

Im Rahmen des literarischen Diskurses über die neurodegenerative Erkrankung Demenz hat Arno Geigers Buch *Der alte König in seinem Exil* besondere Aufmerksamkeit erregt. In Geigers vorliegenden Analyse wird die literarische

Darstellung der Alzheimer-Demenz einer kritischen Betrachtung unterzogen. Der Autor findet den üblichen und durch und durch konventionellen topischen Vergleich der Erkrankung mit einer Rückentwicklung des Individuums zum Kind problematisch und daher beschreitet er neue Repräsentationswege. So wird der Gemeinplatz von einer solchen Rückentwicklung als unbrauchbar abgelehnt und stattdessen ein neuer, innovativer Ansatz verfolgt. Ein Beispiel dafür ist, wenn der Autor die Erkrankung seines Vaters mit der Metapher einer Bestie beschreibt. In der Analyse zeigt sich, dass die Krankheit auch nicht vollständig negativ konnotiert wird. Geiger ist in der Lage, auch eine positive Facette in Bezug auf die Alzheimer-Demenz seines Vaters zu identifizieren und betrachtet die Krankheit als „bedeutsamen Gegenstand" (Geiger 2011, 57). Er erkennt der Alzheimer-Krankheit damit eine viel größere Bedeutung zu als nur im Bezug auf die eigene Individualität. Die Krankheit fungiert in dieser Betrachtung als ein soziales Symptom, das „Aussagen über anderes als nur über sich selbst [...]" (Geiger 2011, 57) möglich macht.

Arno Geiger veranschaulicht die Auswirkungen der Alzheimer-Erkrankung seines Vaters August Geiger auf dessen Lebensrealität und -erfahrung über einen Zeitraum von sechs Jahren. Der Text beinhaltet sowohl die Schilderung von Beobachtungen der Krankheit als auch die Interpretation des Verhaltens des Vaters, wobei letztere durch die Perspektive eines nicht direkt von der Krankheit betroffenen Beobachters erfolgt. So entsteht ein Gesamtbild von der Welt eines Menschen, der aufgrund des Verlustes seiner Gedächtnisinhalte den Bezug zur Wirklichkeit eingebüßt hat. Der Autor verwendet wissenschaftsgeschichtliches Hintergrundwissen und intertextuelle Referenzen, um diese komplexe Materie zu gestalten.

Die Leitmetapher in der Auseinandersetzung mit der Erkrankung findet sich bereits im Titel wieder und wird auch in der Umschlaggestaltung aufgegriffen. Der Vater August Geiger wird in der Metapher mit einem König im Exil verglichen, was ein breites Spektrum an Assoziationen auslöst, wobei der Fokus vor allem auf dem Verlust der Heimat und der Sicherheit, dem Kontroll- und Machtverlust sowie der erlittenen Strafen (Verbannung, Ausbürgerung) liegt, die mit dem Exil assoziiert werden. Diese Konnotation manifestiert sich in einer sequentiellen Folge von Metaphern, die eine Isolation sinnbildlich zum Ausdruck bringen: „Für ihn gibt es keine Welt außerhalb der Demenz. [...] Da mein Vater nicht mehr über die Brücke in meine Welt gelangen kann, muss ich hinüber zu ihm" (Geiger 2011, 11). Das Exil bzw. die demenzielle Veränderung der kognitiven Fähigkeiten aufgrund der Alzheimer-Krankheit konstituieren einen eigenständigen, parallelen Raum, dessen Erreichen mit Schwierigkeiten assoziiert ist. Es sei darauf hingewiesen, dass diese Form der Isolation in hellen Momenten temporär aufgehoben wird: „In solchen Augenblicken war es, als trete er aus dem Haus der Krankheit heraus und genieße die frische Luft. Momentweise war er wieder ganz bei sich" (Geiger 2011, 102). Meike Dackweiler weist deutlich auf diesen Umstand hin und bringt eine eigene Erklärung ein: „Die traumatischen Kriegserlebnisse des Vaters haben sich in der lebenslangen Angst davor manifestiert, die Heimat beziehungsweise das Elternhaus nie mehr zu erreichen" (Dackweiler 2014, 262). Der Erzähler erörtert quasi fachgerecht die Symptomatik des Heim(at)verlustes bei an Alzheimer erkrankten Personen: „Der quälende Eindruck, nicht zu Hause zu sein, gehört zum Krankheitsbild" (Geiger 2011, 13). Und an einer anderen Stelle wird er noch deutlicher:

> Wenn er sagte, dass er nach Hause gehe, richtete sich diese Absicht in Wahrheit nicht gegen den Ort, von dem er weg wollte, sondern gegen die Situation, in der er sich fremd und unglücklich fühlte. Gemeint war also nicht der Ort, sondern die Krankheit, und die Krankheit nahm er überallhin mit, auch in sein Elternhaus. [...] Mit der Krankheit nahm er die Unmöglichkeit, sich geborgen zu fühlen, an den Fußsohlen mit (Geiger 2011, 55–56).

Die Analyse des Bildes des Königs im Exil, das unverkennbar an King Lear angelehnt ist, offenbart eine Ausdifferenzierung und eine Verleihung weiterer sinnstiftender Metaphern, welche die Konstruktion einer Demenz als eine als fremde Welt charakterisierte Entität verdeutlichen sollen, aus der kein Entrinnen möglich ist. Gemäß dieser Auffassung interpretiert der Erzähler den demenziellen Zustand als Sinnbild einer von Orientierungslosigkeit betroffenen Gesellschaft, in der der Überblick und das Verständnis für Zusammenhänge verloren gegangen sind. Es lässt sich somit feststellen, dass der Begriff der Alzheimer-Demenz in Geigers Buch eine breitere Konzeption aufweist, was sich auch in den nachfolgenden Sätzen deutlich manifestiert:

> Er schaute mich erstaunt an, lächelte verlegen und sagte: ‚Meine Güte, hoffentlich vergesse ich das nicht wieder!' Das ist Demenz. Oder besser gesagt: Das ist das Leben – der Stoff, aus dem das Leben gemacht ist. [...] Alzheimer ist eine Krankheit, die, wie jeder bedeutende Gegenstand, auch Aussagen über anderes als nur über sich selbst macht. Menschliche Eigenschaften und gesellschaftliche Befindlichkeiten spiegeln sich in dieser Krankheit wie in einem Vergrößerungsglas. [...] Gleichzeitig ist Alzheimer ein Sinnbild für den Zustand unserer Gesellschaft. Der Überblick ist verlorengegangen, das verfügbare Wissen nicht mehr überschaubar, pausenlose Neuerungen erzeugen Orientierungsprobleme und Zukunftsängste. Von Alzheimer reden heißt, von der Krankheit des Jahrhunderts reden. [...] Sein Leben begann in einer Zeit, in der es zahlreiche feste Pfeiler gab (Familie, Religion, Machtstrukturen, Ideologien, Geschlechterrollen, Vaterland), und mündete in die Krankheit, als sich die westliche Gesellschaft bereits in einem *Trümmerfeld solcher Stützen* befand (Geiger 2011, 57–58; Hervorh. im Original).

Dackweiler weist explizit auf den Umstand hin, dass das Phänomen des Zeitgeistes nicht nur auf individueller Ebene betrachtet werden sollte, sondern als ein allgemeines Konzept verstanden werden muss, das über die individuelle Perspektive hinausgeht: „Die Alzheimer-Narration über den Vater ist damit nicht nur Teil einer Familiengeschichte, sie wird auf der Mikroebene des Verwandtenkreises und Bekanntenkreises als gesamtgesellschaftliches Phänomen inszeniert" (Dackweiler 2014, 258). Eine ähnliche Tendenz lässt sich auch bei Tilman Jens beobachten. Das individuelle Schicksal, das als bittere Erfahrung empfunden wird, steht dabei sinnbildlich für etwas, das das Individuelle transzendiert. Die Symptome werden entsprechend des jeweiligen Krankheitsbildes mit gesellschaftlicher Relevanz aufgeladen und als gesamtgesellschaftliches Phänomen interpretiert.

Ein weiterer Bereich, der für die Metaphorik des vorliegenden Werkes bedeutsam ist, sind Tiermetaphern. In Geigers Buch, wie eingangs ausgeführt, wird die Krankheit als Raubtier konzeptualisiert, welches dem demenzkranken Menschen zusetzt und ihn malträtiert, während es sich durch ihn hindurchfrisst: „So jedoch fand ein jahrelanges Katz-und-Maus-Spiel statt, mit dem Vater als Maus, mit uns als Mäusen und mit der Krankheit als Katze" (Geiger 2011, 8). „Die Krankheit fraß sich nicht nur ins Gehirn des Vaters, sondern auch in das Bild, das ich mir als Kind von ihm gemacht hatte" (Geiger 2011, 23). Und an einer anderen Stelle: „Wieder einmal zog die Krankheit die Krallen ein" (Geiger 2011, 141).

August Geiger erinnert sich aufgrund einer temporären Desorientierung an die Zeit nach dem Krieg, als er in einem Lazarett in der Nähe von Bratislava untergebracht war. Diese Erinnerungen werden möglicherweise durch Begegnungen mit slowakischen Betreuerinnen ausgelöst. Er berichtet von folgenden Erlebnissen:

> Schon gewusst hatte ich, dass er beim Verladen von Kriegsbeute einen verdorbenen Knochen abgenagt hatte und an der Ruhr erkrankt war. Auch dass er innerhalb kurzer Zeit auf vierzig Kilo abgemagert war, hatte er mit Hinweis auf das in seiner Geldtasche hinter durchsichtigem Plastik aufbewahrte Foto gelegentlich erwähnt. Neu war, dass er vor Aufnahme des Fotos vier Wochen bettlägrig zwischen Sterbenden und Toten verbracht hatte. In dem zum Lazarett ernannten Schuppen bei Bratislava hatte man fünfzig Zentimeter tiefe Holzstellagen für die Kranken gebaut. Auf mehreren Lagen wurden je zwei Kranke auf eines der schmalen Bretter gepfercht, sie lagen auf der Seite, eng aneinandergeschmiegt, in Anbetracht der ansteckenden Krankheiten und schlecht versorgten Wunden eine fatale Situation (Geiger 2011, 43).

Gemäß der hier vertretenen Auffassung lässt sich das im Element der Metapher zum Ausdruck gebrachte Problem der Identität bzw. des Verlustes der

Ich-Wahrnehmung auch auf folgende Weise formulieren: „Es ist, als würde ich dem Vater in Zeitlupe beim Verbluten zusehen. Das Leben sickert Tropfen für Tropfen aus ihm heraus. Die Persönlichkeit sickert Tropfen für Tropfen aus der Person heraus" (Geiger 2011, 12). Aus der Perspektive des Betroffenen heraus wird der Ich-Verlust eindrücklich geschildert. Eine interne Fokalisierung erfolgt in diesem Zusammenhang jedoch nicht. Seine Worte sowie die von ihm getätigten Beobachtungen werden wortgetreu wiedergegeben: „Ich bin einer, der nichts zu melden hat. Da ist nichts mehr zu machen.' [...] ‚Ich begreife das alles nicht!' [...] ‚Ich bin nichts mehr'" (Geiger 2011, 114).

Bei Geiger wird die Konstruktion der eigenen Identität, die mit der Kontinuität der eigenen Geschichte zwangsläufig verknüpft ist, auch metaphorisch unterstrichen. Dies wird anhand von Erinnerungen, die als „Fäden" konzeptualisiert werden, deutlich (Geiger 2011, 33). Zudem wird der Zustand eines beschädigten Gedächtnisses metaphorisiert. Dafür werden „ein paar liegengebliebene Halme auf dem abgeheuten Feld" als Metapher verwendet (Geiger 2011, 38).

Ein wesentlicher Aspekt der Reflexion über die Demenz-Erkrankung besteht in der Ergründung der Funktionsweise des Gehirns, welches primär betroffen ist. Das angegriffene menschliche Gehirn – und somit der Mensch in seiner Gesamtheit – wird in seiner Funktionsweise als eine defekte Maschine oder defektes Instrument betrachtet, wobei von einem „Springen der letzten Feder" die Rede ist (Geiger 2011, 22). An anderer Stelle wird das Gehirn mit einer Drehorgel verglichen, die täglich die gleichen Töne von sich gibt (Geiger 2011, 51).

Eine alternative, jedoch nicht weniger wirksame Form der metaphorischen Konzeptualisierung von Demenz-Erkrankungen stellt die Amorphie (strukturlose Stoffe oder Massen) dar. Bemerkenswerterweise findet die Amorphie-Metapher jedoch nicht direkt in Bezug auf die Erkrankung von August Geiger Anwendung, sondern indirekt in Bezug auf die einer Verwandten: *„Die Großmutter von Tante Marianne sei ebenfalls dement gewesen und habe immer wieder gesagt: ‚In meinem Kopf ist es wie in einem Butterfass, es rührt und rührt, und trotzdem kann ich nie eine Butter herausnehmen.'"* (Geiger 2011, 137).

Die gängigen Kampf- und Kriegsmetaphern stellen einen Topos dar, in denen die Krankheit als Gegner bekämpft wird. Angesichts der Tatsache, dass die Alzheimer-Krankheit bis heute als letal einzustufen ist, wird dieser Kampf als von vornherein aussichtslos konzeptualisiert: „Er leistete sich keinen hartnäckigen Stellungskrieg gegen seinen geistigen Verfall. Der Vater geht davon aus, dass er geschlagen ist" (Geiger 2011, 8). Es kommt also zu keinem Kampf, kein Widerstand wird geleistet, August Geiger sitzt in der Falle, er ist gefangen, machtlos und isoliert: „Die Krankheit zog ihr Netz über ihn, bedächtig, unauffällig. Der Vater war schon tief darin verstrickt, ohne dass wir es merkten" (Geiger 2011, 20).

10.2 David Wagner: *Der vergessliche Riese*

In der deutschsprachigen Demenz-Narrativik nimmt auch David Wagners Erzählung *Der vergessliche Riese* einen bedeutenden Stellenwert ein. Die narrative Struktur des Werkes fokussiert auf die Auswirkungen von Demenz auf die kognitiven Funktionen der Hauptfigur. Dabei werden sowohl das krankheitsbedingte Vergessen als auch der Ichverlust der Figur thematisiert. In der Literaturkritik werden von Seiten der Forschung berechtigte Parallelen zwischen Arno Geigers und David Wagners Texten festgestellt. Dies ist darauf zurückzuführen, dass sich sowohl Geigers als auch Wagners Werke mit dem geistigen Verfall der Väter beschäftigen. Es wird ersichtlich, dass die beiden Erzählungen von einer identischen Prämisse ausgehen. Sie präsentieren jeweils die Geschichte eines Sohnes, der die Perspektive des an Demenz beziehungsweise Alzheimer erkrankten Vaters einnimmt und die bestehende Sohn-Vater-Beziehung einer Neubewertung unterzieht. In diesem Zusammenhang werden Autonomie- und Orientierungsverlust sowie der fortschreitende Identitätsverlust der primär betroffenen Individuen thematisiert. In Geigers Erzählung ist erkennbar, dass der Ich-Erzähler der Erkrankung auch positive Aspekte abgewinnen kann. Er ist mit der Herausforderung konfrontiert, eine zwar gestörte, dennoch halbwegs funktionierende Kommunikation zu schildern und die von der Existenz des Vaters ausgehende Inselhaftigkeit zu überwinden.

Wagners Literarisierung der Demenz ist dadurch gekennzeichnet, dass er die Alltäglichkeit von Kommunikationserfahrungen in den Fokus stellt. Er beobachtet und analysiert in diesem Zusammenhang etwaige Entgleisungen in der sprachlichen und kognitiven Verarbeitung der Wirklichkeit. Im Rahmen dessen werden spezifische Dialoge durchgespielt und deren Besonderheiten erörtert. Auf diese Weise erlangen wir im Kontext der Literatur ein profundes Verständnis für die ‚Sprache der Demenz'. Es manifestiert sich darin ein wiederkehrendes Dialogmuster mit zirkulärer Verlaufsstruktur, in dessen Initialphase das zuvor vom Vater Gesagte eine Rückkehr zum Ausgangspunkt des Dialogs bewirkt. Diese Struktur ist als Folge einer Dysfunktion des Kurzzeitgedächtnisses des Vaters zu deuten und sie bewirkt eine Adaption des Sohnes im Hinblick auf das Gesprächsverhalten des Vaters. Dieser Anpassungsprozess, der in Wagners Erzählung deutlich erkennbar ist, konnte auch bei Geiger festgestellt werden.

Aus identitätstheoretischer Perspektive lassen sich im vorliegenden Kontext bemerkenswerte Merkmale in den Dialogen feststellen. In der Untersuchung wird die Beobachtung gemacht, dass der Vater seinen Sohn zu keinem Zeitpunkt mit dessen Vornamen anspricht. Es lässt sich daraus ableiten, dass der Verlust der Eigenidentität einhergeht mit dem Verlust der Fähigkeit, anderen ihre Identität zu bestätigen. Ein Residuum der Rollenidentität, welches sich auf eine emotionale Bindung bezieht, bleibt jedoch bestehen. In diesem Fall wird der Sohn ‚Freund' genannt. Der Sohn kompensiert mit seinem einfühlsamen kommunikativen Verhalten bis zu einem gewissen Grad die demenzbedingten kognitiven Defizite seines Vaters. Er versucht, die semantische Leere,[2] die durch die genannten kognitiven Defizite verursacht wurde, aufzufüllen, wobei er häufig in iterativer Weise vorgeht. So reflektiert der Erzähler: „Wie in einer Schleife, Papa. Immer wieder. [...] [M]anchmal bleibt er in irgendeiner Windung hängen. Man muss ihn dann schubsen" (Wagner 2019, 233). Dadurch entsteht eine Erinnerungsbewegung in einem historisch durchaus wohl abgesteckten Raum, und zwar in der Bonner Republik.

Im Zeichen der Demenzerkrankung seines Vaters schreibt Wagner auch gegen das Vergessen an und verwendet dabei das Erzählen, um das Leben des Vaters wieder aufleben zu lassen: „Ich kann dir ja erzählen, wie es war [...]. Ich erzähle dir dein Leben" (Wagner 2019, 183; vgl. auch 246). Es lassen sich klare Parallelen zu Geigers Erzählung mit ihren intertextuellen Referenzen erkennen. Durch das geschickte Setzen von Referenzen in den Text wird das kollektive Gedächtnis angesprochen, wobei die geschichtlich versunkene Bundeshauptstadt Bonn als Metapher für das Vergessen des Vaters steht. Auch die Vergangenheit wird in der Regel als Raum oder Land metaphorisiert, wie zum Beispiel in folgendem Zitat ausgedrückt: „Früher, im seltsamen Früher, wo liegt dieses geheimnisvolle Land. [...] [W]ir gehen durch Vergangenheit" (Wagner 2019, 136 und 129).

Miriam, die Schwester des Erzählers, fungiert als das Gedächtnis der Familie. Sie versucht, ihren Vater an Ereignisse aus der Bonner Zeit zu erinnern, indem sie ein inneres Archiv und die darin abgelegten Tage beschreibt (Wagner 2019, 61). So erinnert sie ihn beispielsweise daran, wie sie gemeinsam gegen die Notstandsgesetzgebung demonstriert haben, 1968 im Bonner Hofgarten, wobei sie auf seinen Schultern saß (Wagner 2019, 55). Der Ich-Erzähler stellt jedoch fest: „Der junge Riese, der dich auf Schultern getragen hat, kommt nicht zurück, Miriam" (Wagner 2019, 55).

Es lassen sich weitere Parallelen zwischen der Erzählung von Geiger und dem hier beschriebenen Fall feststellen. Der Vater verfügt teilweise noch über die Fähigkeit, sich sprachlich adäquat auszudrücken und auch seinen kognitiven Zustand zu artikulieren. Er merkt, dass seine Gedächtnisleistungen zunehmend beeinträchtigt sind: „Weißt du, Freund, ich habe so Ausfälle. Oft

---

2 Die semantische Leere wird in einer Szene, in der der Vater eine Zeitung „liest" eindrücklich vor Augen geführt: „[I]ch weiß nicht, ob er wirklich liest oder sich nur ein Wort nach dem anderen ansieht [...]" (Wagner 2019, 10).

weiß ich nicht mehr, was ich eigentlich weiß. Ich spüre, da ist etwas, kann es aber nicht greifen – als ob etwas in mir immer wieder ins Leere fassen würde. Und dann funktioniert der Greifer wieder, und ich weiß, dass ... dass ..." (Wagner 2019, 265). Und weiter heißt es: „Oft komme ich mir vor, als wäre ich aus einem Buch gefallen und könnte nicht zurück. Ich bin plötzlich in einer ganz anderen Geschichte und weiß nicht, was ich da soll" (Wagner 2019, 268). Der Ich-Erzähler gibt an, die Verunsicherung des Protagonisten und dessen Entsetzen über die Funktionsunfähigkeit des eigenen Gedächtnisses zu verspüren. An anderer Stelle wird die Aussage getätigt, dass jeder Tag und jede Stunde neu seien (Wagner 2019, 96). Der Wunsch des Protagonisten nach Orientierung und Standortbestimmung, die in der Kommunikation zum Ausdruck kommt, wird deutlich, insbesondere durch seine Verwendung eines Navigationsgeräts oder Smartphones seines Sohnes (Wagner 2019, 12). Ein permanentes Element im Text ist der Aspekt der Orientierungslosigkeit, wie zum Beispiel in der Aussage: „Ich möchte, dass er sich erinnert" (Wagner 2019, 8), wobei bereits zu Beginn deutlich wird, dass das Erzählen selbst ein Versuch ist, dieser Ohnmacht zu entkommen.

In der folgenden Szene wird eine eindrückliche Analogie hergestellt, indem der dementielle Zustand mit einer Autowäsche verglichen wird:

> ‚In der Autowaschanlage komme ich mir vor wie in einem Traum', sagt mein Vater. [...] ‚Ich weiß auch nicht mehr, wo ich bin.', sage ich, ‚keine Perspektive, nur Schaum.' [...] ‚Ich glaube, wir sind längs unter Wasser. Tief unten auf dem Meeresgrund.' ‚Hast du Angst?', frage ich. ‚Vor dem Wasser? Nein, das bleibt draußen. Vor dem Vergessen habe ich vielleicht Angst' (Wagner 2019, 46–47).

Es ist anzumerken, dass dieser Traum lediglich durch den Prozess des Erzählens entstanden ist und somit eine Erfindung darstellt, die sich nur auf die Erzählung bezieht (Wagner 2019, 198).

Gemäß dem Krankheitsbild verliert der Vater die Orientierung im Raum-Zeit-Kontinuum, was mit einer temporären Dislokation einhergeht. In der Folge befindet er sich in einem Zustand der temporalen und räumlichen Desorientiertheit, wie durch die Frage „Wo sind wir hier?" deutlich wird. Die Antwort „In der Gegenwart, Papa" verweist auf die Wahrnehmung der Gegenwart als Bezugspunkt (Wagner 2019, 202; vgl. auch 257 und 258). Er erinnert seine mittlerweile erwachsenen Kinder an ihre Kindheit und Ereignisse, die seiner Wahrnehmung nach lange zurückliegen, mit den Worten: „‚Sie [Miriam: RM] ist so ein liebes Mädchen.' – ‚Papa, sie ist kein Mädchen. Sie ist achtundvierzig Jahre alt und zweifache Mutter'" (Wagner 2019, 15). „‚Schon wieder eine Beerdigung?' Er seufzt. ‚Wieso schon wieder?' ‚Meine Schwester Linde ist doch gestorben.' ‚Das war vor sechs oder sieben Jahren, Papa'" (Wagner 2019, 67).

Aus identitätstheoretischer Perspektive stellt die Thematik der Autonomie eine zentrale Fragestellung dar, die auch in Wagners Erzählung behandelt wird. Der Verlust der Mobilität, bedingt durch die Veräußerung des Fahrzeugs und die Einweisung des Vaters in ein Pflegeheim, wird thematisiert und veranschaulicht, wie ein signifikanter Teil der Eigenständigkeit verloren geht. In der Erzählung reflektiert Wagner diese Transformationen der Autonomie durch die Darstellung des Vaters, der über den Verlust nicht klagt, sondern erklärt: „Im Grunde ist alles im Leben nur geliehen. [...] Eines Tages musst du es zurückgeben" (Wagner 2019, 199).

Obgleich Wagner nicht in dem Maße auf den bei Geiger kritisierten Gemeinplatz von demenziell erkrankter Person als Kind zurückgreift, kommt die Motivation dieser Analogie durchaus zum Tragen. Exemplarisch dafür sei hier folgende Stelle angeführt: „Ich nehme seine Hand, die mir nun gar nicht mehr so groß vorkommt wie früher. Sie war mal riesig, jetzt fühlt sie sich an wie eine Kinderhand" (Wagner 2019, 9). Das Bild der Kinderhand, welches am Ende der Erzählung erneut aufgegriffen wird, verleiht der Geschichte eine zusätzliche Ebene der Metaphorik. Die Metapher wird durch den Autor selbst aufrechterhalten, indem er die Veränderung der Relation in der Größenordnung in Bezug auf die Wahrnehmung der väterlichen Hand mit einer generell veränderten relationalen Wahrnehmung in Verbindung bringt. So wird die einst größte Hand der Welt nun als Kinderhand empfunden.

Es wird nicht nur eine Thematisierung der personalen Identität und deren Verlustes beim Vater festgestellt, sondern es wird zudem die Frage der Persistenz auf den Erzähler bezogen. In diesem Zusammenhang wird eine Analogie zum Geländer vor einer Uferböschung hergestellt, um die Erinnerungsleistung des Erzählers zu verdeutlichen:

> Es ist noch immer dasselbe Geländer wie vor vierzig Jahren, einige der Farbschichten [...] blättern ab. Ich erinnere mich, dass ich als Kind meine Sandalen zwischen zwei Gitterstäben hindurchschieben konnte [...] – heute passen meine Schuhe nicht mehr in die Öffnung (Wagner 2019, 206).

Die Erinnerungen an die eigene Kindheit fungieren sowohl für den Sohn als auch den Vater als verlässlicher Identitätsanker, an dem das eigene Ich befestigt werden kann. So kann der Vater beispielsweise beteuern: „*Ich* bin hier aufgewachsen, *ich* bin derjenige, der hier mit dem Rad hochgefahren ist" (Wagner 2019, 230; Hervorh. im Original).

Der Zerfall der Identität des Vaters wird anhand seiner Uhr in besonders eindrücklicher und drastischer Weise in Szene gesetzt. So sagt der Vater: „Das ist doch meine Uhr, die du da trägst!" Darauf antwortet der Sohn: „Papa, das sagst du jedes Mal, wenn ich dich besuche. Du hast sie mir geschenkt, vor über zehn Jahren." Der Vater erwidert: „Wirklich? Und ich dachte schon, es wäre mein Arm, der da auf dem Tisch liegt" (Wagner 2019, 218). Abschließend richtet der Vater eine aufschlussreiche Identitätsfrage an seinen Sohn: „Wer sind eigentlich deine Eltern?" (Wagner 2019, 269).

10.3   Tilman Jens: *Demenz. Abschied von meinem Vater*

Tilman Jens beschreibt in seinem Bericht die Krankheitssymptome seines demenziell erkrankten Vaters Walter Jens. Die Symptome umfassen den Verlust kognitiver und praktischer Fähigkeiten, eine Beeinträchtigung des Erinnerungsvermögens, Orientierungslosigkeit, Sprachstörungen, Aggressionen und sonstige Gemütsschwankungen. Die Schilderung der Ich-Auflösung, die als Folge der Demenz zu deuten ist, kann als Versuch interpretiert werden, das Erleben des demenzkranken Vaters für die Nachwelt zu dokumentieren. Dieser Aspekt konstituiert das verbindende Element praktisch aller Demenz-Narrative, die aus der Perspektive der sekundär Betroffenen (Angehörige, Kinder, Lebenspartner etc.) homodiegetisch reflektiert werden. Auch in diesem Text stellt sich die Frage nach dem Wirklichkeitsbezug. Es soll deutlich werden, dass es sich um Konstruktionen der Krankheit eines Anderen handelt bzw. um Reflexionen über das Erleben einer Fremderfahrung mit entsprechend hohem Anteil an subjektiver Deutung und Imagination. In allen drei Fällen sind Aussagen über das Erleben der Krankheit seitens des primär Betroffenen ausgesprochen hypothetischer Natur.

In dem vorliegenden Demenz-Narrativ ist die Analogie, die zwischen der Demenzerkrankung von Walter Jens und dem Verschweigen bzw. Verdrängen einer (nicht eingestandenen) Schuld bezüglich seiner nachweislichen Mitgliedschaft in der Nationalsozialistischen Deutschen Arbeiterpartei in Beziehung gesetzt wird, ein wesentliches Element: „Walter Jens, der Solitär und Einzelgänger, der couragierte Nein-Sager über Jahrzehnte, ist im September 1942 der NSDAP beigetreten und hat darüber, das scheint der Knackpunkt, fast 60 Jahre lang geschwiegen" (Jens 2009, 25). Die Verbindung zwischen dem persönlichen Schicksal der Akteure und einem gesellschaftlichen Nachkriegsphänomen, welches die Problematik des Unwillens einer ganzen Generation, sich ihren Verwicklungen mit dem Nationalsozialismus zu stellen und über ihre Schuld zu reflektieren und diese aufzuarbeiten, beschreibt, ist evident. In diesem Zusammenhang wird in Jens Buch von der ‚Krankengeschichte einer ganzen Generation' gesprochen, wobei damit die ‚Flakhelfer-Generation' gemeint ist. Es wird die Frage aufgeworfen, ob es denn gar keine kleinen Nazis gab, die – wenn auch nur für kurze Zeit – an das tausendjährige Reich glaubten (Jens 2009, 88).

Jens stellt die Hypothese auf, dass die von seinem Vater erlittene Demenz politisch motiviert ist und deutet die Erkrankung als einen Willensakt. Er konstatiert, dass der Vater sich einmauert und sein Gedächtnis nicht mehr strapazieren will (Jens 2009, 78). Zudem führt er aus, dass Menschen, die vergessen wollen, keine Gedächtnisstützen benötigen (Jens 2009, 92). Berenike Schröder konstatiert deshalb richtigerweise: „Jens' Darstellung und Auslegung der Demenz seines Vaters, die große Beachtung gefunden hat, zeigt, wie aktuell die Problematik, die Susan Sontag beschreibt, auch heute noch ist" (Schröder 2017, 293).

Das bewusste Vermeiden von Erinnerungen sowie die Verdrängung von gewissen Erfahrungen können schließlich zu einer umfassenden Amnesie auf individueller Ebene führen und sich negativ auf die Integrität des Protagonisten auswirken. Jens beschreibt diesen Prozess treffend als eine „mögliche Verteidigungslinie" (Jens 2009, 107). Dieser bewusste Vorgang des Vergessens wird folglich als Ursache der Demenzerkrankung interpretiert. Ob diese Interpretation jedoch vollständig der Fantasie des Autors entsprungen ist und somit aus medizinischer Perspektive als haltlos zu erachten ist, kann an dieser Stelle nicht abschließend geklärt werden. In der Medizingeschichte sind psychosoziale Faktoren bzw. Auslöser für physische Erkrankungen und somit morphologische Veränderungen wiederholt Gegenstand von Diskussionen.

Wie Berenike Schröder kritisch anmerkt, mangelt es jedoch bei Tilman Jens an naturwissenschaftlich-medizinischem Wissen. Das drückt sich darin aus, dass er annimmt, dass der Vater bestimmte Aspekte der eigenen Biographie zu verleugnen trachtet und seinen Willen zum Vergessen als möglichen Auslöser für seine Demenzerkrankung erkennt (Schröder 2017, 292). Schröders Auffassung, dass die Frage nach den psychosozialen Ursachen von Demenz aus medizinisch-wissenschaftlicher Sicht als umstritten gilt, ist in der Tat nicht ganz zutreffend. Das Vergessen von Ereignissen als eine Form der Repression oder des Verdrängens dient einer spezifischen Funktion – nämlich dem Schutz vor negativen und schwer belastenden Inhalten. In diesem Zusammenhang wird auch von funktioneller Amnesie gesprochen, was bedeutet, dass das Vergessen eine (Schutz-)Funktion für das Individuum erfüllt. Es handelt sich um ein Phänomen im Sinne einer psychoanalytischen Interpretation des Verdrängens von belastenden Gedächtnisinhalten. Das Phänomen des Vergessens wird als ein Prozess verstanden, der jedoch aufgrund seiner verpönten Natur auf einer unbewussten Ebene stattfinden muss. Es sei daran erinnert, dass viele Täter oft eine Opferrolle einnehmen und ihre Verbrechen durch das

Beschweigen der Wahrheit als Versuch zur Linderung der eigenen Schuld und als Wegbereitung eines neuen Lebens auffassen. Es finden sich in medizinischen Fachdiskursen jedenfalls Ansichten, die eine psychosoziale Dimension im Bereich der demenzverursachenden Faktoren verorten,[3] was für die These, dass Jens die anerkannte wissenschaftliche Sicht auf die Demenzerkrankung eben nicht ignoriert, spricht (vgl. Schröder 2017, 292):

> DEMENZ, die Krankheit, derer man sich noch immer schämt, erst recht, wenn – wie bei meinem Vater – zur vaskulären Demenz, verursacht durch eine Vielzahl kleiner unbemerkter Schlaganfälle, auch noch ein Anteil Alzheimer kommt. Alzheimer – das Stigma schlechthin. Winzige Protein-Ablagerungen, die den Verstand auslöschen, die Zerstörung des Gehirns unaufhaltsam vorantreiben, den Verlust von Erinnerung und Sprache. Am Ende: Entortung, die unfreiwillige Rückkehr ins Stadium eines Kleinkinds. Das Alters-Siechtum, vor dem die Götter in Weiß kapitulieren. Das schleichende Sterben, das nach einer Studie des Robert-Koch-Instituts rund eine Million Deutsche ereilt. Die durchschnittliche Krankheits-Dauer, heißt es da, beträgt *vom Beginn der Symptome bis zum Tod 4,7 bis 8,1 Jahre* (Jens 2009, 42; Hervorh. im Original).[4]

Obwohl gewisse Ähnlichkeiten zwischen den Werken von Tilman Jens und den beiden Werken von Arno Geiger und David Wagner festzustellen sind, bestehen signifikante Unterschiede, die die divergente Wahrnehmung in der Öffentlichkeit und die daraus resultierende, intensivere Auseinandersetzung in der Literaturwissenschaft erklären. Obgleich bei Geiger und Wagner die Literarisierung der Demenz-Erkrankung vordergründig ist, d. h. eine ästhetische Aufwertung des Tatsächlichen zu beobachten ist, worauf bereits die hohe Zahl an Metaphern hinweist, lässt sich dies für Jens weniger eindeutig belegen. In literaturwissenschaftlichen Arbeiten zu Demenz-Narrativen wird Jens' Bericht bestenfalls als Randnotiz erwähnt: „Diese fehlende Auseinandersetzung erstaunt besonders in Hinsicht auf die wachsende Forschung zu literarischen Demenz-Repräsentationen, die seit 2011 sprunghaft angestiegen ist. [...] Vor dem Hintergrund dieser regen Forschung liegt der Schluss nahe, dass Tilman

---

3 Vgl. auch die Forschungsübersicht mit entsprechenden Erläuterungen zu einzelnen Studien und Studienarten, die in der Zeit zw. 1994 bis 2003 weltweit durchgeführt wurden: Seidler 2004, 40–48. Angesichts des Erscheinungsdatums von *Demenz. Abschied von meinem Vater* ist es durchaus denkbar, dass Jens die eine oder andere Studie kannte.

4 Eine ähnliche Beobachtung macht Geiger und drückt den besagten Umstand in poetischer Überformung aus: „Die Krankheit des Vaters fing auf so verwirrende Weise langsam an, dass es schwierig war, den Veränderungen die richtige Bedeutung beizumessen. Die Dinge schlichen sich ein wie in der Bauernsage der Tod, wenn er draußen auf dem Gang mit seinen Knochen klappert, ohne sich zu zeigen. Wir hörten das Geräusch und dachten, es sei der Wind im langsam verfallenden Haus" (Geiger 2011, 19).

Jens' Essay offenbar nicht als eine solche literarische Krankheitsdarstellung eingestuft wird" (Dieckmann 2021, 99).

Es kann festgehalten werden, dass in dem vorliegenden Buch, in dem zwar keine expliziten Metaphorisierungen der Krankheit vorgenommen werden, gleichwohl Metaphern verwendet werden, die eine Referenz zur Demenzerkrankung aufweisen. Es wird eine aufschlussreiche Analogie herangezogen, um das dem Krankheitsbild entsprechende Phänomen der Ich-Auflösung zu veranschaulichen. Einem ehemaligen Schriftgelehrten, dem Sprache und Schrift abhandengekommen sind, wird gemäß der Analogie die Lebensbasis entzogen. So heißt es: „*Mir ist die Sprache gestorben*, hat er gesagt, als ihm im vergangenen Frühling die Klarheit, das Bewusstsein eines Zustands ohne Hoffnung, ein paar Stunden aufgedämmert ist" (Jens 2009, 8; Hervorh. im Original). An anderer Stelle heißt es: „Jetzt rächt sich das über Jahrzehnte verinnerlichte Künstler-Credo, dass Schreiben identisch mit Atmen, Nichtmehr-Schreiben identisch mit Totsein ist" (Jens 2009, 30). In diesem Text wird das zuvor angeführte Bild im selben Wortlaut erneut verwendet: „[E]r, dem Schreiben einmal identisch mit Atmen war?" (Jens 2009, 92). Auch die Metapher „das Herzstück des Hauses" (Jens 2009, 11), die der Autor verwendet, um die Bibliothek des Vaters zu beschreiben, verharrt in diesem Bild. Der Prozess, der gemeinhin als Identitätsverlust bezeichnet wird, setzt ein, sobald das Konzept des Vaters als lebendige Instanz verloren geht und er stattdessen als eine Art Geist oder im übertragenen Sinne als eine Art Toter empfunden wird:

> Ich ertappe mich immer wieder, wie ich beim Nachdenken über meinen demenz-kranken Vater, statt ihn im Präsens leben zu lassen, ihn im Präteritum, der ewigen Vergangenheitsform, einsarge. Ich weiß, er atmet, er ist bei Bewusstsein, er zieht nachts im Haus seine einsamen Runden, er freut sich an Schokolade und Kuchen, aber er wird nie wieder sein, der er einst war. Er lebt weiter als Schatten. Als Erinnerung. Und als mächtiges Türschild daheim neben dem Briefkasten (Jens 2009, 24).

Metaphern werden in der Regel eingesetzt, um Sinnstiftung herzustellen. Dies geschieht beispielsweise bei Geiger, der Isolationsmetaphern verwendet, aber auch bei Jens. Diese Metaphern sind jedoch als herkömmlich einzustufen. Eine Metapher, welche sich jedoch durch eine besondere Eigenschaft auszeichnet, ist diejenige eines schwarzen Lochs. Ein schwarzes Loch ist dafür bekannt, dass nichts, was in seine Nähe kommt, es wieder verlassen kann:

> Schon einmal, 1986, kurz vor der Emeritierung, war mein Vater in tiefe Schwermut gefallen, gefangen [...] in einem *Gefühl totaler Isolation*. [...] Damals in den 80er Jahren ist er aus dem großen schwarzen Loch herausgekommen – und hat

seine Befreiung aus der gesellschaftlich tabuisierten Krankheit kundgetan [...] (Jens 2009, 26–27; Hervorh. im Original).

Bei Jens kommt insbesondere die Wasser-Metapher zum Tragen. Er verzichtet in seiner Argumentation auf eine detaillierte Ausführung dieser Analogie und entwickelt auch kein umfassendes metaphorisches Szenario. Nichtsdestotrotz wird deutlich, dass die Krankheit einen Aspekt darstellt, in dem das Individuum aufhört zu existieren: „Er hat Angst, in seiner Angst zu ersaufen [...]" (Jens 2009, 41).

Während die Funktionsweise des Gehirns bei Geiger durch spezifische Metaphern veranschaulicht wird, verzichtet Jens auf die Entwicklung eigener Metaphern. Stattdessen wird eine Metapher aus einem anderen Text verwendet, ein Mittel, durch das ein wirksamer intertextueller Bezug hergestellt wird: „*Die Tür zum Wortschatz im Gehirn klemmt,* schreibt Stella Braam in ihrem ergreifenden Bericht über ihren alzheimerkranken Vater, den niederländischen Psychiater René van Neer" (Jens 2009, 91; Hervorh. im Original).

KAPITEL 11

Auslöschung der Person durch Amnesie

Die Forschung hat in jüngster Zeit einen signifikanten Wandel durchgemacht, der in der Fachwelt als *neuronal turn* bezeichnet wird. In Zeiten solcher wissenschaftlichen Neuorientierungen bzw. Umbruchssituationen spielt gerade Literatur eine wichtige Rolle. Die Hinwendung zur neurobiologischen Realität stellt daher einen bedeutenden Ansatz auch für gegenwärtige Forschungsinitiativen im literaturwissenschaftlichen Bereich dar.

In zahlreichen zeitgenössischen Texten deutschsprachiger Provenienz werden in den letzten Dekaden neurobiologische Erkrankungen thematisiert, deren vermeintlich genuiner Verhandlungsort die Neurobiologie und die Biomedizin sind. Dabei wird die Grenze zwischen Diskursen – dem der Literatur und dem der Biomedizin bzw. der Neurobiologie – auf vielfältige Weise überschritten. Nicht selten handeln solche Literarisierungen bio-medizinischen Wissens von Szenarien des Gedächtnisverlustes. Vor diesem Hintergrund werden in diesem Abschnitt zwei Texte analysiert, in denen es um die Frage nach der Funktionsweise des menschlichen Gedächtnisses geht und genauer um die Frage, welche Konsequenzen es für ein Individuum hat, wenn große Teile seines biographischen Gedächtnisses nicht mehr zugänglich sind.

Der Fokus der vorliegenden Analyse liegt auf der Literarisierung neurobiologischer Krankheitsphänomene. Es sei darauf hingewiesen, dass in den letzten Jahren eine Häufung der Schilderungen von neurologischen Erkrankungen, wie beispielsweise Amnesie oder Demenz, zu beobachten ist. In diesen Texten werden die beschriebenen Erkrankungen durchaus realistisch präsentiert. Bemerkenswert ist dabei die oftmals erstaunliche Genauigkeit und Sachlichkeit, die auf ausgedehnte Recherchen mitsamt Referenzen auf die tatsächliche medizinische Forschung zurückzuführen ist. So haben die Herausgeberinnen des Themenheftes *Grenzen des Humanen* der *Zeitschrift für Germanistik*, Anne-Kathrin Reulecke und Ulrike Vedder, auf eine wichtige Tendenz aufmerksam gemacht, nämlich auf einen Anstieg an literarischen Texten, die „auf die rasanten Entwicklungen im Bereich der Lebenswissenschaften und der Medizin reagieren" (Reulecke – Vedder 2018, 459). Dies betrifft auch literarische Texte, die sich mit Fragen des Erinnerns und des Vergessens und mit der Rolle des Gedächtnisses für die Verfasstheit der biographischen Identität befassen. Somit befindet sich die Literatur in einem interdiskursiven Rahmen zwischen Gedächtnis- und Identitätsforschung. Im Fokus steht daher auch die Fragestellung, inwiefern diese Art von Literatur dazu geeignet ist, neurobiologische Konzepte des Gedächtnisses und der personalen Identität adäquat darzustellen.

Wir werden beobachten, wie in literarischen Texten auf wissenschaftliches Wissen über Amnesien zurückgegriffen werden kann. Dieses Wissen wird jedoch nicht einfach übernommen, sondern es wird transformiert und im Zuge eines bewusst poetischen Aktes neu perspektiviert, neu gestaltet und zum Teil auch hinterfragt. Das bedeutet, dass dieses mit Amnesie verbundene Wissen in der literarischen Umsetzung keinen normativen Anspruch haben kann, wie etwa in der Medizin. Dennoch stellen pathologische Phänomene wie das der Amnesie Wissenskonzepte dar, die durch Sprache gestaltet werden und in der Literatur ein Medium finden, das entsprechende Wahrnehmungsformen offeriert, die diese sprachliche Gestaltung organisieren und damit auch selbst zur Wissenskonstituierung beitragen. Dabei spielen narrative Verfahren, Metaphern, Analogien und Symbole eine entscheidende Rolle. Vorausgeschickt werden muss noch, dass sich die Problematik des Vergessens in dieser Arbeit ausschließlich auf das individuelle Gedächtnis bezieht.

Generell zu fragen ist zunächst, wie sich Vergessen erzählen lässt und wie das Vergessen überhaupt dargestellt wird. In der griechischen Mythologie etwa wird das Vergessen durch den Unterwelt-Fluss Lethe als ein dynamischer Prozess veranschaulicht.[1] So führt der Romanist und Germanist Harald Weinrich in seinem Buch *Lethe* aus: „Die Wasser des Lethe-Stroms haben also das Vermögen, den Verstorbenen nach ihrem Übertritt in das Reich des Todes die Erinnerung an das Erdenleben zu nehmen" (Weinrich 2005, 44). Die Fluidität des Vergessens veranschaulicht zudem seine Wandelbarkeit, seine Unbeständigkeit. Auch die deutschen Psychologen Monika Pritzel und Hans Markowitsch beschreiben die Idee des Vergessens als eine des ewigen Fließens als Grundbedingung des Seins:

> Die menschlichen Grundbedingungen des Seins, so Heraklit, ließen sich am ehesten begreifen, indem dieses Sein als eine Art Fluss aufgefasst würde, ein Fluss, dessen Charakteristikum *nicht das einzelne Wasserteilchen*, sondern das Fließen, also der *beständige Wandel des Ganzen*, sei. Dann nämlich setzt sich auch bei scheinbarer Stabilität des Flusses *an sich* jedes invariant erscheinende Etwas aus gegensätzlichen spannungserzeugenden Eigenschaften zusammen, dem Stabilen des Fließens. [...] Es ist diese ‚verborgene' – weil in beständigem Fluss begriffene – Natur unvereinbarer Gegensatzpaare, wie etwa Erinnern und Vergessen, [...] in denen Heraklit nach einer logischen [...] Erklärung [...] sucht (Pritzel – Markowitsch 2017, 12; Hervorh. im Original).

---

[1] Vgl. bezeichnenderweise den Titel der Autobiographie von Katharina Beta: *Katharsis. Aus dem Wasser geboren.*

Im Folgenden soll eruiert werden, welchen Beitrag die Literatur bei der Verhandlung dieser Fragen leisten und inwiefern sie als Komplement der Medizin verstanden werden kann. Zu diesem Zweck sollen zunächst die Wechselwirkungen der beiden Diskurse Literatur und Neurobiologie erläutert werden. Dabei wird nach den Möglichkeiten, die das System Literatur bei der Darstellung neurobiologischer (Vergessens-)Prozesse hat, gefragt. Es gilt, die Gegebenheiten dahingehend zu analysieren, inwiefern sie bestimmte erzählerische Strategien bzw. Techniken nahelegen, um jene Leerstellen, über die es praktisch kein Wissen, also keine Erinnerungen gibt, adäquat ‚lesbar' zu machen.

Die Annahme, dass die wesentliche Eigenschaft der Literatur in der Umgestaltung von bestimmten Rahmenbedingungen liegt, ist auch für die literarische Darstellung bio-medizinischer Sachverhalte von entscheidender Bedeutung. Die Erkenntnis, die einem empirisch vorgehenden Biomediziner unter Umständen selbst bei einer gründlichen Analyse entgehen kann, manifestiert sich aber womöglich in der literarischen Gestaltung erst im Verlauf des Prozesses, der nur in einer narrativen Entfaltung vollzogen werden kann.

Zunächst wird die Grenze zwischen zwei verschiedenen Diskursen überschritten, nämlich die zwischen der Literatur und der Neurobiologie bzw. der Biomedizin (und den angeschlossenen Disziplinen im Feld der Gedächtnisforschung). Diese beiden Spezialdiskurse umfassen unterschiedliche Positionen und damit auch unterschiedliche Sprechweisen. Es kann durchaus auch eine Trennlinie zwischen den beiden Bereichen, dem Gehirn und dem Geist, gezogen werden. Die entsprechende Grenzüberschreitung erfolgt also zwischen Gehirn und Geist, indem die Feststellung getroffen wird, dass Geist mehr sei als die Verschaltung von Neuronen im Gehirn. Oft prallt an dieser Trennlinie jedoch das Spezialwissen der Hirnforschung und das Lebenswissen (im Sinne von Ottmar Ette), das eher kulturtheoretisch und philosophisch ausgerichtet ist, ab.

Literarische Darstellungen neurobiologischer Erkrankungen bedienen sich spezifischer Techniken, um diese nachvollziehbar zu gestalten und einen Einblick in das Bewusstsein der Betroffenen zu ermöglichen. Die aus dieser Beobachtung sich ergebende Nähe von Literatur und Neurobiologie, die wir in analysierten Texten in beeindruckender Weise vorfinden, verdeutlicht, dass eine strikte Trennung nicht immer sinnvoll sein muss. Es ist zudem wichtig zu erkennen, dass sich das Feld der Gedächtnisforschung in den letzten Jahren immer mehr ausdifferenziert hat. Die Medizin steht in einer Reihe zusammen mit Psychologie, Psychiatrie, der Biologie und den Neurowissenschaften etc. Es wird daher zunehmend schwierig, von *dem* Gedächtnis als *einem* Gegenstand zu sprechen. Mit den verschiedenen Forschungsbereichen sind entsprechende

Konzepte, Methoden und eben auch ganz verschiedene Objektvorstellungen verbunden. Es ist evident, dass jeder dieser Bereiche nach eigenen Regeln und mit einer dedizierten Sprache arbeitet. Und es ist ausgeschlossen, so Pritzel und Markowitsch, dass ein Bereich durch einen anderen ersetzt werden kann und dass „die jeweiligen daraus resultierenden Vorstellungen über den Gegenstand nur begrenzt von einem auf einen anderen akademischen Bereich übertragbar [sind]" (Pritzel – Markowitsch 2017, 225).

Die biomedizinische und neurobiologische Gedächtnisforschung konzentriert sich auf das Gehirn. Die Vorstellung, dass das Gehirn die Grundlage der Individualität bildet, müsste zu einer Petrifizierung der Perspektive führen, die sich auch in der philosophischen und literarischen Auseinandersetzung mit der Frage nach der neurobiologischen Basis der Individualität widerspiegelt. Es stellt sich aber doch die Frage, ob das Objekt ‚Gedächtnis' eine psychologische oder eine biologische Größe ist. Christoph Kehl greift diese für ihn zentrale Fragestellung auf und verweist auf eine bemerkenswerte „Entwicklung hin zu reduktionistischen, experimentellen sowie evidenzbasierten Methoden", die seiner Beobachtung nach nicht nur auf die biomedizinische Gedächtnisforschung beschränkt sei, sondern die „Teil einer umfassenderen Dynamik, welche die Medizin und Lebenswissenschaften erfasst hat" seien (Kehl 2012, 11). Und diese reduktionistische, auf Gehirnfunktionen und Experimente beschränkte Position suggeriert, man habe es mit *einem* Gegenstand, mit *einem* wissenschaftlichen Objekt zu tun.[2] Und diese Position täuscht auch über die Tatsache hinweg, dass es sich bei den Objekten eigentlich um Subjekte handelt, um Subjekte mit ihrer Unverwechselbarkeit und mit einer Biographie, die ihnen unter Umständen auch abhandenkommen kann. Und gerade in dieser Gemengelage können Interdiskurse einen solchen Reduktionismus zu überwinden helfen und eine Atomisierung der Problematik, die sich mit der Entwicklung einer Unzahl von Gedächtnissystemen in den 1980er und 1990er[3] Jahren nicht wirklich beheben ließ.[4]

Es kann jedoch nicht unser Ziel sein, die Vielfalt der Forschungspraktiken zum Gedächtnis herauszuarbeiten. Wir werden uns aber in diesem verästelten Feld auf die Krankheitskategorie der Amnesie konzentrieren. Die Amnesie ist Produkt spezialdiskursiver und interdiskursiver Praktiken (vgl.

---

2 Kehl spricht hier sogar von „Biomedikalisierungstendenzen" und einer „Neuro-Ideologie" (vgl. Kehl 2012, 67–68).
3 Vgl. Tulving 1985; Schacter – Tulving 1994; Schacter – Wagner – Buckner 2000.
4 Als Verbindungsglied spielt die Psychologie (psychologische Gedächtnisforschung) eine Rolle. Sie könnte auch als interdiskursive Zwischenetage im Spannungsfeld zwischen Biomedizin und Literaturwissenschaft funktionalisiert werden.

Markowitsch – Welzer 2006). Dabei handelt es sich nicht nur um ein Krankheitskonzept, sondern auch um ein zentrales Thema im Erleben der Patienten, die zudem über ihre Erfahrungen auch sprechen. Die Sprache, so argumentieren Pritzel und Markowitsch, sei „schlechthin *das* Mittel [...], um sich über Vergessen auszutauschen (Pritzel – Markowitsch 2017, 225; Hervorh. im Original).

Und hier kommt Literatur als Interdiskurs ins Spiel. Durch den Einsatz literarischer Techniken werden auch die Verhaltensweisen von Erkrankten nachvollziehbar gemacht. In manchen Fällen sind jedoch auch wissenschaftliche Beschreibungen direkt in literarischen Texten eingewoben. Es ist anzunehmen, dass sich mit dem Wandel der Perspektive auch Analogien und Metaphern wandeln, die in literarischen Texten möglicherweise anders als in der Gedächtnisforschung genutzt werden.

Eine zentrale Frage im Zusammenhang mit dem Vergessen ist die nach der Zeit. Das Zeitempfinden ist eine wesentliche Voraussetzung für das Gedächtnis, bzw. wie Harald Weinrich feststellt: „So steht die Zeit eher mit dem Vergessen als mit der Erinnerung im Bunde" (Weinrich 2005, 41). Auch Tulving stellt eine Verbindung zwischen Erinnerungen und mentalen Zeitreisen (mental time travel) her. Tulving (2005) beschreibt die Fähigkeit, unterschiedliche Episoden der eigenen Vergangenheit durch mentale Rückreisen wieder lebendig werden zu lassen. Es ist offensichtlich, dass man bei der Untersuchung des Phänomens Vergessen bzw. der Amnesie zwingend einen bestimmten Zeitbegriff verwenden muss. Zeitfragen betreffen die Bewertung emotionaler Erlebnisse und ebenso die Möglichkeit ihres Vergessens. Denn Emotionen erweisen sich als äußerst widerstandsfähig gegenüber einem zeitbedingten Ausblenden über längere Zeiträume hinweg. Das Konzept eines episodischen Gedächtnisses ist nach wie vor vage, jedoch steht fest, dass es zu den grundlegenden Begriffen der Psychologie und Neurowissenschaften gehört. Für Tulving gilt es als erwiesen, dass das episodische Gedächtnis anfälliger für neuronale Dysfunktionen ist als andere Gedächtnissysteme und er hält fest:

> Es ermöglicht eine mentale Zeitreise durch die subjektive Zeit – von der Gegenwart in die Vergangenheit – und erlaubt uns so, mittels des autonoietischen Bewusstseins die eigenen früheren Erfahrungen wieder zu durchleben. [...] Der Kern des autonoietischen Bewusstseins ist die Verbindung dreier Konzepte – des Selbst, der autonoietischen Bewusstheit und der subjektiv empfundenen Zeit (Tulving 2006, 54 f.).

Episodische Erinnerungsvorgänge, so Tulving, unterscheiden sich von anderen, da sie nicht nur auf erlerntes propositionales Wissen zugreifen, sondern auch den individuellen biographischen Kontext ins Gedächtnis rufen, also die Art und Weise oder die Umstände, unter denen Wissen erworben wurde.

Tulving ist demnach der Überzeugung, dass das episodische Erinnern uns zu Individuen mit einer eigenen Identität, einer persönlichen Lebensgeschichte und einem einzigartigen Selbst macht.

Es besteht in der aktuellen Forschungspraxis ein deutliches Interesse an der Verknüpfung der biologischen, psychischen und sozialen Sphäre. Hans Markowitsch hat zusammen mit dem Soziologen Harald Welzer ein biopsychosoziales Modell des Gedächtnissystems und auf dessen Grundlage ein biopsychosoziales Modell des autobiographischen Gedächtnisses entwickelt (vgl. Welzer – Markowitsch 2005). Der heute weit verbreitete Begriff des autobiographischen Gedächtnisses ist jedoch schwer zu definieren. Wir können der Definition von Angelika Weber folgen, die besagt: „Als autobiographische Erinnerungen werden [...] alle Erinnerungen bezeichnet, die sich auf komplexe, subjektiv bedeutsame Ereignisse beziehen, die in einem bestimmten raum-zeitlichen Kontext erlebt wurden" (Weber 1993, 40; vgl. dazu auch Weber 2001). Autobiographisches Gedächtnis zeichnet sich dadurch aus, dass die Erinnerungsobjekte keine reinen Fakten sind, sondern in einem starken emotionalen Bezug zur persönlichen Lebensgeschichte des Subjekts stehen. Es handelt sich also um eine Form des Gedächtnisses, die eindeutig durch den Bezug zur eigenen, personalen Vergangenheit gekennzeichnet ist.[5]

Es ist eine unbestreitbare Tatsache, dass das Gedächtnis selbst nicht beobachtet werden kann. Nur durch die Schaffung von anschaulichen Mitteln wird es zugänglich. Aleida Assmann stellt fest: „Das Phänomen Erinnerung verschließt sich offensichtlich direkter Beschreibung und drängt in die Metaphorik" (Assmann 1993, 13). An diese wichtige Beobachtung, die sich allerdings nur auf kulturwissenschaftlich ausgerichtete Gedächtnisforschung ohne Bedenken anwenden lässt, schließt sie mit folgender interessanter Erkenntnis an: „Wo Gedächtnis im Horizont des Raumes konstituiert wird, steht die Persistenz und Kontinuität der Erinnerung im Vordergrund; wo das Gedächtnis im Horizont der Zeit konstituiert wird, stehen Vergessen, Diskontinuität und Verfall im Vordergrund" (Assmann 1993, 22). Traditionell dienten dazu als Sinnbild die Gefäßmetaphorik oder die Wachstafelmetaphorik (vgl. Weinrich 2005). Diese Metaphorik kommt in abgewandelter Form auch in neueren Forschungen zum Tragen. Pritzel und Markowitsch führen aus:

---

5 Oft wird das autobiographische mit dem episodischen Gedächtnis gleichgesetzt. Diese Gleichsetzung ist jedoch nicht plausibel. Viele Erinnerungen, die im eigentlichen Sinne mit der eigenen Lebensgeschichte verknüpft sind, treten schließlich auch (also nicht nur) in semantischer Form auf. Tatsache ist: Beide Konzepte werden oft als gleichbedeutend betrachtet.

Früher dachte man sich diesen Behälter als Krug, heute z. B. als künstliches oder neuronales Netzwerk einer Substruktur. Im zweiten Fall dominiert der Gedanke des Eingravierens von bestimmten Inhalten in ein zweidimensionales Speichersystem, einstmals in Form o. g. Wachstäfelchens, heute z. B. in Form eines Computereintrags (Pritzel – Markowitsch 2017, 5).

Metaphern sind ein mächtiges Werkzeug, um komplexe Sachverhalte auf einfache Weise zu veranschaulichen. Doch beim Thema Vergessen taucht ein Problem auf, denn was soll eine Metaphorik da eigentlich sichtbar machen? Bei Amnesien müsste man sich in Anlehnung an die klassische Gedächtnismetaphorik ggf. fragen, was passieren würde, wenn der Behälter oder die Wachstafel zerbrochen wäre?

Nehmen wir als weiteres Beispiel die Verdauungsmetaphorik. Oft wird herausgestellt, dass Gedächtnis kein statisches Phänomen ist, sondern dass es sich beim Erinnern und Vergessen um dynamische Prozesse handelt. Erinnerungseinheiten treiben bildlich gleichsam in einem Fluss. Diese Prozesshaftigkeit manifestiert sich auch in der besagten Verdauungsmetaphorik. „Das Gedächtnis ist offenbar so etwas wie der Magen des Geistes; Freude und Trauer sind wie eine süße oder bittere Speise. Übergeben wir sie dem Gedächtnis, wandern sie ab in den Magen. Dort können sie aufbewahrt werden, aber dort haben sie keinen Geschmack mehr" (Augustinus 2009, 491).

In unserem täglichen Leben hat das Vergessen keinen guten Leumund. Diese negative Bewertung des Vergessens prägt bis heute den Alltagsdiskurs. Wenn das Vergessen lediglich als Fehler oder als Loch im Gedächtnis verstanden wird, wird das eigentliche Geschehen missverstanden, denn auch beim Vergessen wird erhebliche Energie aufgewendet. Es ist wichtig, sich bewusst zu machen, dass Vergessen nicht nur als Mangel oder Verlust erkennbar ist. Nicolas Pethes definiert Vergessen zwar auch als „Verlust oder die Löschung von Gedächtnisinhalten", weist jedoch in seinen weiteren Ausführungen zum Begriff Vergessen darauf hin, dass „Vergessen nicht nur im destruktiven Sinne zu verstehen [ist], sondern als konstruktive Kategorie mit einer eigenen Kulturgeschichte" (Pethes 2009, 1047). Positiv gewendet kann also Vergessen als Voraussetzung für die Möglichkeit individueller Erneuerung und die Entwicklung einer neuen Identität betrachtet werden (vgl. Connerton 2008, 62). Selbst Pritzel und Markowitsch stellen fest: „die Beziehung eines Menschen zu seinen Mitmenschen wird durch das im Gedächtnis Behaltene ebenso geprägt wie durch das Vergessene" (Pritzel – Markowitsch 2017, 222).

Vergessen genauer zu betrachten, bedeutet daher immer auch, nach den Randbedingungen zu fragen, unter denen wir uns erinnern und mit psychischen und physiologischen Veränderungen umgehen. Dabei sind sowohl die sozial determinierten als auch die psychologischen und die neuronalen bzw.

epigenetischen Determinanten des kognitiven Apparates zu berücksichtigen. Christine Abbt beobachtet auf diesem Gebiet eine starke Tendenz, die sie wie folgt beschreibt:

> Seit Beginn des 21. Jahrhunderts und noch einmal verstärkt in den letzten Jahren lässt sich in verschiedenen Wissenschaften ein wachsendes Interesse am *Vergessen* ausmachen. [...] Die wissenschaftliche ‚Wiederentdeckung' des Vergessens ist vor allem von einem neugierigen Blick auf die konstruktiven Aspekte von Vergessen geprägt (Abbt 2016, 12 Hervorh. im Original).

Im Grunde haben wir es mit zwei Faktoren zu tun, die zu unterscheiden sind: Manchmal kann das Vergessen, wie oben in Bezug auf den Fall von Walter Jens ausgeführt, eine protektive Wirkung haben, z. B. als psychologische Schutzreaktion auf psychotraumatische Ereignisse. Der Prozess des Vergessens scheint in solchen Fällen ganz zentral für unser Selbstwertgefühl, unsere psychische Stabilität und Gesundheit zu sein. In Bezug auf traumatische Erinnerungen erklären Pritzel und Markowitsch: „Vergessen als Repression oder als Verdrängen [...] dient allerdings einer Funktion – nämlich der, sich vor negativen, belastenden Inhalten zu schützen, weswegen man auch von funktioneller Amnesie spricht [...]" (Pritzel – Markowitsch 2017, 79). Es handelt sich dann um einen direkt pathologischen Vorgang, der auch als dissoziative Amnesie bekannt ist.

Schließlich: Wer sich mit den molekularbiologischen Prozessen in einzelnen Zellen beschäftigt, wird das Thema Vergessen anders angehen als jemand, der sich auf die komplexen neuroanatomischen Netzwerke konzentriert, und der wiederum anders als jemand, für den psychologische und soziologische Fragestellungen vordergründig sind.

In den klinischen Neurowissenschaften werden Prozesse des Vergessens häufig im Rahmen von amnestischen Störungen behandelt und damit als defizitär bzw. pathologisch gegenüber einem Normalzustand betrachtet. Es wird „zwischen anterograden und retrograden Amnesien differenziert" (vgl. Pritzel – Markowitsch 2017, 54). Bei retrograder Amnesie bezieht sich der Begriff sowohl auf den vollständigen Verlust des Gedächtnisses als auch auf das Fehlen von Erinnerungen an bestimmte Ereignisse, Lebensabschnitte oder Informationen. Anterograde Amnesie meint die Unfähigkeit, neues Wissen zu speichern. Nach neurologischen Störungen treten eher ausgeprägte anterograde als retrograde Amnesien auf. Dementsprechend gibt es verschiedene Störungsbilder, die mit Amnesien einhergehen: Dazu gehören gezielte Hirnschädigungen, die zu anterograden (und teilweise auch retrograden) Amnesien führen, sowie funktionelle oder dissoziative Amnesien, die oft reversibel sind und deshalb auch als mnestische Blockaden bezeichnet werden. Amnestiker erinnern sich oft an vergangene Ereignisse, haben aber keine bewusste Erinnerung an ihre eigenen früheren Erlebnisse, was mit dem Verlust oder einer Veränderung der personalen Identität einhergeht (vgl. Pritzel – Markowitsch 2017, 54). Was in den im Folgenden analysierten Texten inhaltlich vorliegt, ist jeweils ein Schädel-Hirn-Trauma, das von retrograden Gedächtnisstörungen begleitet wird. Dies ist nach Pritzel und Markowitsch eine sehr weite Kategorie, „die von leichten Schädel-Hirn-Verletzungen bis zu schweren Gewebsschäden reichen" kann (vgl. Pritzel – Markowitsch 2017, 70).

Zu den wiederkehrenden Themen der Gegenwartsliteratur gehört die Darstellung des konstitutiven Zusammenhangs von Erinnerung bzw. Erinnerungsverlust und Identität. In zahlreichen Erzähltexten wird gezeigt, wie Individuen sich erinnern, wie sie vergessen und wie sie Identitäten entwerfen. Es werden Einblicke in die Denkprozesse der erkrankten Protagonisten gewährt. Der Leser erhält Einsichten in die Konstruktion einer Welt, deren Errichter nach Kohärenz streben. Viele literarische Texte verdeutlichen, wie Einzelpersonen durch selbstreflexive Erinnerungsprozesse versuchen, eine Verbindung zu ihrer verschütteten Vergangenheit herzustellen. Das Individuum formt seine Identität im Austausch mit seinem früheren Selbst. Dieser Prozess führt ggf. dazu, dass die verschiedenen Identitätsaspekte in einer erzählerischen Form in ein zeitliches Kontinuum eingebunden und als zusammenhängende Einheit dargestellt werden. Und auch für die Analyse der beiden Amnesie-Narrative ist die Kategorie der personalen Identität entscheidend. Sie wird als Indikator für Veränderungen in der Konstruktion des Subjekts eingesetzt. Identität als Vorstellung davon, wer wir sind, und als Erfahrung, von anderen auf eine bestimmte Weise wahrgenommen zu werden, ist eine lebenslange Konstruktionsarbeit, die an konkrete kognitive und soziale Voraussetzungen geknüpft ist. Ein wichtiger Aspekt im Zusammenhang mit personaler Identität ist die Frage, was genau eine Person zu einem bestimmten Zeitpunkt zu einer Person macht, d. h. was die synchronen Bedingungen der Identität von Personen sind. Das bedeutendere Problem ist allerdings jenes der diachronen Identität, also des raumzeitlichen Fortbestehens von Personen, das unter dem Begriff der Persistenz diskutiert wird. Personale Identität ist ein Geschehen, in dem das Individuum handelnd immer wieder neu, also kontinuierlich, in eine Beziehung zu sich selbst tritt und so die Aufrechterhaltung seines eigenen Selbstbildes sicherstellt.

Katja Crone weist aber auf einen weiteren wichtigen Umstand hin. Es sollen bei Analysen literarischer Texte „Merkmale der erstpersonalen Perspektive identifiziert und der Unterschied zwischen Selbst- und Fremdzuschreibungen herausgearbeitet" werden (Crone 2016, 12). Und Crone weiter:

> Wenn beispielsweise jemand in Folge eines schweren Unfalls unter einer retrograden Amnesie leidet und eine Vielzahl seiner persönlichen Erinnerungen ausgelöscht wären, würde man nicht dennoch sagen, dass die Person vor und nach dem Unfall numerisch dieselbe ist (und nicht zwei verschiedene)? (Crone 2016, 129).

Wenn der Zugang zur eigenen Autobiographie gestört oder, wie im Fall einer dauerhaften Amnesie, unmöglich ist, führt der Gedächtnisverlust zum Verlust der Identität. Ohne die Fähigkeit, sich an die eigene Vergangenheit zu erinnern und ihr Bedeutung zu verleihen, fehlt sowohl das Bewusstsein darüber, wer wir sind und wie wir zu dem wurden, was wir sind, als auch die Möglichkeit, biografisch begründete Vorlieben und Wünsche zu entwickeln oder zu erkennen. Christoph Kehl führt aus: „Es heißt, sein reichhaltiges Erinnerungsvermögen sei das, was den Menschen erst zum Menschen macht" (Kehl 2012, 10). Ohne die Fähigkeit, sich an die eigene Vergangenheit zu erinnern, fehlt das Bewusstsein darüber, wer wir sind und wie wir zu dem geworden sind, was wir sind.

In der Analyse gehen wir der Frage nach, welche Techniken angewendet werden, um neurobiologische Erkrankungen wie Amnesie zur literarischen Darstellung zu bringen. Außerdem geht es uns um die Frage nach dem zusätzlichen Erkenntniswert der literarischen Darstellung dieser Erkrankungen, bzw. darum, welche Folgen sich durch die Aufnahme neurobiologischer Phänomene für Konzeptionen von Gedächtnis ergeben.

11.1   Urs Zürcher: *Alberts Verlust*

Der analysierte Text des Schweizer Schriftstellers Urs Zürcher sticht aus dem Korpus der in dieser Arbeit untersuchten Krankheits-Narrative heraus. Es handelt sich um eine fiktive Pathographie. Albert, der titelgebende Protagonist des Buches, zeigt nach einem schweren Verkehrsunfall Symptome einer Amnesie. Nach dem Erwachen aus dem komatösen Zustand auf der Intensivstation ist er sich der Tatsache bewusst, dass er sich nicht mehr an die Zeit vor dem Unfall erinnert. Er realisiert, dass sein früherer Zustand nicht mehr mit seinem aktuellen Zustand korreliert. Die intakte Kenntnis von weltlichen Zusammenhängen, das sogenannte semantische Gedächtnis, steht in Kontrast zur beeinträchtigten episodischen Erinnerung an das eigene Leben. Bei der Konfrontation mit seiner Ehefrau verspürt er eine starke Verwirrung, denn diese Frau, die ihm nun vorgeführt wird, ist ihm gänzlich unbekannt. Ihr Name, ihr Aussehen und nicht zuletzt die gemeinsame Vergangenheit sind ihm fremd. Ihm bietet sich somit die Möglichkeit, sein Leben neu zu entwerfen.

Sein soziales Umfeld erkennt in diesem Umstand eine Chance. Gerda, Alberts Ehefrau, und Dr. Beck, sein Psychologe, bemühen sich nun gemeinsam, sein episodisches Gedächtnis wiederherzustellen. Dr. Beck analysiert den Patienten Albert mit distanzierter Objektivität. Die Tatsache, dass das Gedächtnis nach einem solchen Unfall nicht mehr in vollem Umfang funktionsfähig ist, ist für ihn keine Besonderheit, sondern eher ein Grund mehr, sich mit Albert zu befassen. Gerda wiederum erkennt in Alberts Zustand die Möglichkeit, ein neues Verhältnis zu ihm aufzubauen. Und Albert will einfach nur er selbst sein. Die Fragestellung, die sich in diesem Kontext aufdrängt, ist also die nach der Existenz einer personalen Identität ohne biographisches Gedächtnis. In diversen Nachbildungen früherer gemeinsamer Erlebnisse suchen sie gemeinsam nach Hinweisen. Dabei stellen sie für Albert frühere Kontexte wieder her, rekonstruieren zwischenmenschliche Konstellationen, zeigen ihm Fotos aus vergangenen Jahren. Keine dieser Maßnahmen führt zum erwünschten Ziel, denn Albert verweigert sich diesem Gestaltungsdrang seiner Frau und seines Psychologen. Er verharrt in seiner Erinnerungslosigkeit.

Der auktoriale Erzähler Albert berichtet ganz zu Anfang von einem Autounfall. Ein sich mehrmals überschlagendes Auto landet schließlich in einem Fluss. Im Fluss „erstarb jeder Klang wie die Flamme einer Kerze im Wind sofort und unwiederbringlich. Eine Situation wie vor Anbeginn der Welt. Die Dinge sind schon da, ihre Melodie erst eine Idee" (Zürcher 2018, 5–6). Mit dieser Eröffnung werden zwei Konzepte zusammengeschlossen: der Tod im Bild der ausgehenden Kerzenflamme und das Vergessen durch den Fluss, der an die Lethe erinnert. Der Körper schwebt scheinbar schwerelos, getragen von der ruhigen Leichtigkeit des Wassers, im Einklang mit sich selbst, in stiller, begrenzter Existenz, eingebettet in die Bewegungen des Wassers.

Durch den Unfall verliert Albert seine Integrität und wird zu einem hybriden Wesen. Stücke von Metall und Kunststoff in seinem Fleisch, die sich in seinen Körper gebohrt hatten und mit ihm eine Verbindung eingegangen waren, die für ihn neu war. Er hat sich sein ganzes Leben lang mit sich selbst auseinandergesetzt, hat sich bisher nicht vorstellen können, dass er ein Mischwesen sein könnte.

Albert verspürt Unsicherheit, als er wieder erwacht. Er erlangt kein klares Bewusstsein, er kann mit den Wahrnehmungen keine Sachverhalte erfassen und fällt immer wieder in ein vertrautes Schwarz zurück, das als ein schützendes Nest konzeptualisiert wird: Er erlangt keine Klarheit über sich, auch nicht über seinen Körper: „Sein Körper kam ihm nun vor, wie ein mit [...] Schleim überzogenes Gefüge. Dann fiel er wieder ins schwarze Nest. [...] Es fand keine Klärung, keine Fügung in seinem Kopf statt, keine Ränder, nicht einmal ein Schatten von etwas" (Zürcher 2018, 11 und 10).

Das Medizinische mit seiner Begrifflichkeit und Technik wird übertragen ins Ästhetische: Die entsprechende Szene auf der Intensivstation zeigt einen Menschen in einem Bett, umgeben von medizinischen Geräten, die als Messinstrumente für vitale Funktionen dienen. Die visuelle Darstellung vermittelt ein Gefühl der Ruhe und Gelassenheit, wobei der Name des Patienten, Albert, in diesem Kontext eine fremde und ungewöhnliche Anomalie, einen Fremdkörper darstellt (Zürcher 2018, 12). Folgende Textpassage ist von Interesse, da sie die Situation auf der Intensivstation beschreibt, auf der Albert ohne Bewusstsein liegt. Gerda, Alberts Ehefrau, findet ihren Lippenstift und steht vor Alberts Körper, um den Schriftzug ‚Albert' auf seine Brust zu schreiben. Als sie sich bereits bei der Tür befindet, kehrt sie um und setzt das Aigu in den Namen, um dessen Richtigkeit zu gewährleisten (Zürcher 2018, 17). Sie attestierte ihm seine Identität als Bestätigung seiner Persönlichkeit, vergleichbar mit der Namensgebung eines Neugeborenen durch seine Eltern. Er stellt fest, dass sämtliche Inhalte seines Erinnerungsvermögens, einschließlich der Informationen zu seiner eigenen Person, gelöscht sind: „Dort, wo die großen Worte sein müssten, war nichts, und es war, als ob dort niemals etwas gewesen war" (Zürcher 2018, 18).

Die Aufwachphase nach dem Koma wird von Dr. Grossmann, dem behandelnden Arzt, als eine interessante Angelegenheit beschrieben. Er beschreibt sie als sensiblen und fließenden Übergang vom Schlaf in den wachen Zustand, der sich nicht wie bei einem leicht zu bedienenden Lichtschalter von einem Zustand zum anderen bewegt, sondern eher „wie ein Fluss, der allmählich eine andere Form annimmt, eine andere Gegend durchquert [...]" (Zürcher 2018, 19). In diesem Zusammenhang wird der Begriff des Durchgangssyndroms aufgegriffen und Dr. Grossmann führt dazu aus, dass es sich um ein postoperatives Delirium handelt (Zürcher 2018, 19–20). Dieser Übergang ist ein Zustand, in dem Albert nur mit sich selbst eins ist, er ist nur bei sich, sonst aber nirgendwo. So erklärt der behandelnde Arzt: In diesem Zustand spürt er ein „urtümliches, vegetatives Murmeln und Glucksen in seinem Dunkelraum, wo die Organe lagerten. Aber er konnte mit der Fläche, die der Gedanke ‚Ich' bildete, seinen Körper nicht bedecken." Die Ich-Identität im Sinne einer Abgrenzung von Nicht-Ich, ist also nicht gegeben: „So baumelten beispielsweise Alberts Füße über sein Ich hinaus" (Zürcher 2018, 21). Aufschlussreich ist jedoch auch, dass sogar Alberts Hund sein Herrchen nicht identifizieren kann. Albert interpretiert diese Tatsache folgerichtig: „Er spürt, dass ich ihn vergessen habe" (Zürcher 2018, 76).

Albert versucht Wörter zu bilden, – vergebens. Er befindet sich in einem Zustand des Zerfalls, der sich in der Fragestellung manifestiert: „Was anfangen mit den Bruchstücken? Albert fand zu keinem Ganzen" (Zürcher 2018, 22).

Im Traum wird jener Zustand von Albert nachvollzogen. Die zuvor klare Welt erscheint nun wie durch einen grauen Schleier verhangen, als hätte sich ein Vorhang vor das Gehirn geschoben und dort die Gedanken und Erinnerungen der Menschen getrübt (Zürcher 2018, 26).

Albert erkennt Gerda nicht und Dr. Grossmann versucht sie mit dem Hinweis auf das Durchgangssyndrom zu beruhigen (Zürcher 2018, 29). Der Versuch misslingt, auch sie spürt, „ihr Fundament [würde] allmählich zerbröseln" (Zürcher 2018, 30). Es war ihr nicht möglich, ihre Gedanken zu sammeln und eine geordnete Struktur herzustellen. Die Bilder befanden sich in einem Zustand der Dispersion, die Konturen waren über das gesamte Gebiet verstreut und die Bilder verschmolzen zu einer undurchsichtigen, grauen Masse.

Im Rahmen der Therapie findet ein Gedächtniswiederherstellungsprozess unter Einsatz von Dr. Beck Anwendung (Zürcher 2018, 42). Dr. Beck erläutert die Funktion des Gedächtnisses wie folgt: Es sei von unermesslicher Kapazität, wobei das Erinnerungsvermögen aufgrund der retrograden Amnesie, einer primär das biographische Gedächtnis betreffenden Beeinträchtigung, eingeschränkt sei. Das Gedächtnis sei vergleichbar mit einer „Müllhalde voll funkelnder Zeichen. [...] Sowohl das semantische wie auch das motorische Gedächtnis scheinen [...] intakt" (Zürcher 2018, 44).

Dr. Beck fungiert in Zürchers Werk als Vermittler zwischen Diskursen. Er erläutert fachspezifische Sachverhalte und Begrifflichkeiten der Medizin: Wenn Gerda fragt: „Semantisch?", erklärt Dr. Beck: „Weltwissen" (Zürcher 2018, 44). Wenn sie fragt: „Also nur das Biografische?" Dr. Beck erklärt: „Ja, da ist die Lücke. [...] [A]ll das Biografische" (Zürcher 2018, 45). Sofern in den Autopathographien von Arno Geiger oder David Wagner eine reale intertextuelle Referenzialität festgestellt werden konnte, haben wir es in diesem Text mit fiktiven Referenztexten zu tun: Der fiktive Dr. Beck greift auf fiktive Autoren Snider und Zadlicky mit ihrer fiktiven Publikation, von der es heißt, sie „resümiert die Forschungsresultate der letzten zwei Jahrzehnte" (Zürcher 2018, 79). Darin wird der sog. Altenburger-Fall beschrieben, den es auch nicht in Wirklichkeit gab, von dem es aber heißt, dass er ein schwieriger Fall war, vielfach erforscht, trotzdem ein ungelöstes Problem. Darüber lässt sich Dr. Beck aus: „Die Erinnerungen sind nicht verschwunden, sie sind bloß verdeckt. Es gilt also, Sedimente abzutragen" (Zürcher 2018, 80).

Gerda denkt diesbezüglich an die Möglichkeit, das Gedächtnis von diesen Sedimenten zu befreien, doch bedenkt sie auch die Möglichkeit, dass das Gedächtnis gar nicht mehr zurück kommen könnte. Sie wiederholt diesen Gedanken sogar zweimal mit demselben Satz: „Dann ist mir der Albert wieder gegeben in seinem Reinzustand" (Zürcher 2018, 46). Darin wird die Idee der personalen Identität auf den Punkt gebracht. Es gibt für Gerda einen alten und einen neuen Albert und „die haben sich vermengt, sind zu einem Amalgam geworden [...]" (Zürcher 2018, 95).

Albert wird dazu angehalten, für sein Gedächtnis Anhaltspunkte, sogenannte Ankerpunkte, zu finden (Zürcher 2018, 48). Dafür wird er mit einem besonderen Foto konfrontiert. Darauf ein Mann, eine Campingszene mit einem Audi 80. Albert erkennt den Mann nicht. Er war sich der Tatsache bewusst, dass er der Einzige war, der diesen anderen Mann und diese andere Frau nicht kannte. Er sah sich als ein dem Planeten entrücktes Individuum: „Sein Gedächtnis hat den Planeten verlassen. [...] Der Unfall hatte ihn auf einen anderen Planeten katapultiert, weshalb es ihm nicht möglich war zu wissen, wo er war, zu wissen, weshalb er hier war [...]" (Zürcher 2018, 48 und 55). Signifikante persönliche Erfahrungen haben sich verflüchtigt, sie sind „in Pixel zerfallen, die Beck jetzt in mühsamer therapeutischer Arbeit zusammensucht [...]" (Zürcher 2018, 49). Der Tod der Philosophin Iris Murdoch, die infolge einer Demenzerkrankung gleichermaßen das Gedächtnis verloren hatte, wird ebenfalls nur wie beiläufig erwähnt, wobei es sich um eines der Fragmente handelt, die Albert zwar als Element von Weltwissen feststellen kann, doch das sich wie kein anderes dieser Fragmente zu einem Ganzen zusammenfügen lässt (Zürcher 2018, 59).

Gedächtnis heißt Luft, Erinnern heißt Atmen und daher heißt es konsequenterweise: Er würde sich erinnern, doch ihm ist „die biografische Luft" ausgegangen (Zürcher 2018, 49). Die Analyse von Alberts Leben ergibt eine Reihe von Aspekten, die es ausfüllen, jedoch ohne es vollständig zu füllen. Es sind einzelne Punkte in einem scheinbar unendlichen Raum, die nicht mehr als „Spritzer auf einer riesigen, weißen Leinwand" sind. Allerdings ist zu konstatieren, dass nach und nach ein Bild, „eine Lebenslinie, ein Netz, ein Raum" in seiner Vorstellung entsteht, der ihm einen bestimmten Ort bietet, an dem er einen uneingeschränkten Blick auf seine Lebensumstände hat. Ein „Aussichtspunkt", von dem aus er die Dinge um sich herum in ihrer vollen Gestalt erfassen kann: „Vorerst befand er sich noch in den Niederungen, wo Staub die Kontraste verwischte" (Zürcher 2018, 50).

Albert zeigt nach und nach eine deutliche Ablehnung gegenüber seinem früheren Leben. Er gibt an, dass der frühere Albert die Fähigkeit verloren zu haben scheint, die positiven Aspekte der Welt zu schätzen und die Freude und Schönheit des Lebens zu erkennen. Er betont, dass er nicht gewillt ist, in dieses Leben zurückzukehren (Zürcher 2018, 56–57).

Es gilt in der Forschung als erwiesen, dass das Gedächtnis durch bestimmte Reize angeregt werden kann und Erinnerungen somit in Gang gebracht werden können. Es folgt ein Treffen mit Alberts Vater, dessen Wichtigkeit Dr. Beck dieserart erklärt: „Die Begegnung ist von eminenter Bedeutung, möglicherweise provoziert sie auf einen Schlag die Rekonstruktion des Gedächtnisses, eine Bewegung, ein Tonfall der Stimme, ja selbst ein Wimpernschlag kann zum Dreh- und Angelpunkt einer mnestischen Wiedergeburt werden [...]" (Zürcher 2018, 61). Alberts Vater tut immer wieder – wie von Dr. Beck empfohlen – „im Schlamm der Vergangenheit wühlen" (Zürcher 2018, 65). Albert sieht sich mit der Herausforderung konfrontiert, sich in einer Ordnung zurechtfinden zu müssen, die durch eine spezifische Struktur der Bedeutungen charakterisiert ist, die zunächst freigelegt werden muss, um Zugang zu den aus den Fugen geratenen Erinnerungen zu erlangen (Zürcher 2018, 68). Dr. Beck unterbreitet den Vorschlag, einen Erinnerungsweg zu konzipieren. Er ist der Überzeugung, dass durch die Gestaltung einzelner Stationen, die in ihrer Anordnung eine Wellenbewegung repräsentieren, andere Erinnerungsregionen stimuliert und somit Unerschlossenes, das heißt Unbewusstes, in das Bewusstsein gerufen wird. Diese Idee findet sich in der Theorie von Endel Tulving wieder, welcher eine Verbindung zwischen Erinnerungen und mentalen Zeitreisen herstellte. Tulving beschreibt die Fähigkeit, unterschiedliche Episoden der eigenen Vergangenheit durch mentale Rückreisen wieder zum Leben erwecken zu lassen. Für Tulving besteht Konsens darüber, dass beim geschädigten episodischen Gedächtnis eine mentale Zeitreise[6] durch die subjektive Zeit das erneute Durchleben früherer Erfahrungen ermöglicht (vgl. Tulving 2006, 54 f.). Dr. Beck gibt nicht auf, er will

> Rückführungen veranstalten, temporale Transgressionen [...] derselbe Raum, unterschiedliche Zeiten [...] die Identität des Raumes erlaubt die Überschreitung der Zeit, und Sie, lieber Albert, tauchen in Ihre Erinnerungen ein, schreiten buchstäblich in Ihre Vergangenheit, erkunden sie mit allen Sinnen der Gegenwart und entlocken auf diese Weise Ihrer verlorenen Zeit ein zunächst fast unhörbares Ticken [...] dann kommt die verlorene Zeit wieder in Gang, und das Uhrwerk schwingt und gedeiht und alles im genauen Takt (Zürcher 2018, 108–109).

Dr. Beck ist fasziniert und eingenommen von seiner Idee:

> die Bühne sollte gewaltige Ausmaße haben, Landschaften, Städte, gigantische soziale Milieus würde er inszenieren [...] und mittendrin Albert, der sich dieser Zeitmaschine wird nicht entziehen können, ein historischer Sog wird ihn erfassen, seine Synapsen zerfasern, zerteilen und wieder rekombinieren, bis ihn der Schlag des Gedächtnisses trifft [...] (Zürcher 2018, 110).

---

6 „Ohne Zeit kein Gedächtnis, ohne Gedächtnis keine Zeit!" (Pritzel – Markowitsch 2017, 11).

Diese Unternehmungen münden bei Albert allerdings in einem psychologischen Misserfolg. Auch die bekannte olfaktorische Taktik wandte Dr. Beck an – ohne Erfolg. Und Gerdas Erzählungen von früher erscheinen Alberts Wahrnehmung nach wie vor wie „Märchen aus einer anderen, ihm fremden Welt" (Zürcher 2018, 87). Albert sah sich folglich in der Verpflichtung, Ordnung in dieses Chaos zu bringen, wobei er jedoch keinen Erfolg verzeichnen konnte. Stattdessen sah er „vor sich nichts als eine Flüssigkeit, die sich wie ein Lavastrom immer mehr ausbreitete, immer öfter das Strandgut seines Lebens überzog" (Zürcher 2018, 69). Wenn er erwachte, wurde er mit einer fragmentarischen Welt konfrontiert, was ihn zunächst über den eigenen Wachheitszustand zweifeln ließ.

Albert nahm bei sich eine eingeschränkte Sichtweise wahr, die sich als eine Art visueller Blockade äußerte und sich als persistent erwies. Diese Blockade behinderte seine Fähigkeit, sich mit seiner Umwelt zu verbinden, und führte zu einer eingeschränkten sozialen Interaktion. Bei der Ausführung von Aktivitäten wie dem Lesen oder dem Fernsehen stieß er auf Vertrautes. Er war in der Lage, sich ein Bild zu machen, Situationen zu erkennen und Personen und Gegenstände zu identifizieren. Dennoch vermochte er es nicht, Eindrücke und Wahrnehmungen in Zusammenhang zu setzen: „Er kam sich vor wie in einer dunklen Blase, die ihm die Sicht versperrte und einfach nicht zerplatzte" (Zürcher 2018, 74).

Interessant ist, dass der Gedächtnisverlust mit Zeitverlust gleichgesetzt wird. Sein Schmerz wurde „zusätzlich genährt durch den Verlust von Zeit, der sich irgendwo in seinem Körper zunächst wie ein Keimling eingenistet hatte, nicht schwerer als die wegschwebende Blüte einer Kornblume [...]" (Zürcher 2018, 87). Tatsächlich könnte es helfen, nach der Zeit zu fragen. Michael Jungert zufolge konstituiert das Zeitempfinden die notwendige Bedingung für das Gedächtnis bzw. die Erinnerung:

> Wenn das Gedächtnis ermöglicht, sich an Vergangenes als Vergangenes (und nicht z. B. als Phantasterei) erinnern zu können, dann ist es dafür notwendig, eine Vorstellung von Zeit und Zeitverlauf zu haben, um erlebte Episoden in eine subjektiv-phänomenale Zeitleiste integrieren zu können. Erst dadurch, dass der Erinnernde zwischen dem ‚Jetzt' seines gegenwärtigen Erinnerns und dem erinnerten ‚Jetzt' unterscheiden und beides zueinander in ein Verhältnis setzen kann, wird die für erinnerte Gedächtnisinhalte charakteristische Empfindung eines ‚Vorher' und ‚Nachher' möglich (Jungert 2013, 18–19).

Alberts Welt ist ein

Mosaik aus Zeit. Aus verlorener Zeit. Aber was, dachte Albert, verbindet diese Bilder? [...] Das Gedächtnis. Und ist das Gedächtnis verschwunden, bleibt nur noch ein Name. Albert. Und davon gibt es viele. Er ist einer von vielen. Er kann jeder sein, ist überall und in jeder Lücke dazwischen. Nichts verbindet die Teile des Mosaiks (Zürcher 2018, 108).

Dann wird ein Foto gemeinsam angeschaut, Sommer vor ca. 10 Jahren. Albert sieht das Bild einer Frau und fragt, wer sie sei, Gerda weigert sich es ihm zu sagen, sie sagt nur „Du hasst sie! Deine Schwester. [...] Du wolltest sie vergessen, auch den Namen" (Zürcher 2018, 115–116). Nach vielen Jahren gezielter Arbeit hatten Gerda und Albert es geschafft, dieses Element ihrer Vergangenheit aus ihrem Leben zu verdrängen, „den Körper dieser Frau zu vernebeln, mit allerlei Sprühdosen und Pinseln zu verwischen, aus den Unmittelbarkeiten des Alltags zu schieben [...]" (Zürcher 2018, 117). Dr. Beck hat mit seinen Interventionen eine Entwicklung in Gang gesetzt, deren Konsequenzen für alle Beteiligten von besonderer Schwere sein könnten. Es ist metaphorisch von einer Lawine die Rede, die Dr. Beck in Gang gesetzt habe oder von einer einstürzenden Wand, die dabei ist, beide, Albert und Dr. Beck, unter sich zu begraben (Zürcher 2018, 118). Die Idee, Albert und seine Schwester miteinander zu verknüpfen, ist in diesem Kontext von entscheidender Bedeutung. Gerda beteuert wiederholt, dass Albert seine Schwester hasse, und dass er sich dessen nur nicht bewusst sei (Zürcher 2018, 127). Sie beteuert zudem, dass diese Erinnerungsarbeit gegen Alberts Willen geschehe (Zürcher 2018, 127). Alberts Schwester also, die unter dem Namen Ulrike eingeführt und von Albert als nicht existent bezeichnet wird, ist ein wichtiger Punkt bei dieser Untersuchung. Es sei darauf hingewiesen, dass, wenn Albert nicht alles vergessen hat und wenn es noch ein kleiner Erinnerungsrest gibt, dies eine signifikante Rolle spielen könnte:

> Vielleicht eine Scherbe mit ein paar Kritzeleien, ein Fragment eines Gedankens, und auf einmal gibt es eine Verbindung zwischen Scherbe und Gedanken, auf einmal zeichnen sich Konturen einer großen Erinnerungslandschaft ab, die sich Schritt für Schritt aus kleinen Punkten zusammenfügt, bis das Panorama wieder da ist, in dem Albert wieder verschwinden wird [...] (Zürcher 2018, 132).

Ulrike wird seitens ihrer Familie als Störfaktor angesehen, der das familiäre Gefüge nachhaltig negativ beeinflusst habe. Alberts Vater äußerte sich dahingehend, dass Albert eine Kontaktaufnahme mit dieser Frau ablehnte und darauf verwies, dass dies aus seiner Sicht unabdingbar sei. Dr. Beck insistiert auf einer Kontaktaufnahme, jedoch geschieht dies nicht uneigennützig. Für Dr. Beck stellt Albert eine Art Schlüssel dar, der den Zugang zu einer der fundamentalsten Fragen des menschlichen Wesens eröffnet. Diese These bildet den zentralen Fokus des vorliegenden Buches. Der Schwerpunkt der Forschung von Dr. Beck liegt auf der Erörterung von Fragestellungen, deren Entstehungsprozess bis in die Antike zurückreicht und die das gesamte Gebiet der Psychologie und Philosophie fundamental tangieren. Die Erforschung dieses Themengebiets, welches die Probleme der unsichtbaren Vergangenheit, der transtemporalen Kontinuität sowie der Frage nach Zeit und Ordnung, Sinn und Dasein umfasst, stellt den Forschungsschwerpunkt dar. Das Gedächtnis konstituiert die Grundlage der Gegenwart und jeglicher Vernunft. Die Wiederherstellung des Gedächtnisses würde folglich eine enorme und bedeutsame Lücke schließen und Albert zu einem bedeutenden Patienten der Medizingeschichte machen. Er wäre dann seine „Anna O." und würde fortan erforscht werden (Zürcher 2018, 144–145).

Ulrikes Ankunft wird geschildert, wobei Albert sie nicht erkennt, aber dennoch umarmt er sie. Es wird deutlich, dass auch Albert eine Veränderung durchgemacht hat, trotzdem er die gleichen Eigenschaften wie zuvor aufweist, einschließlich des olfaktorischen Eindrucks, der Ulrike an die gemeinsame Vergangenheit erinnert (Zürcher 2018, 146). Die transtemporale Identität wird hier als eine olfaktorische Spur beschrieben. „Nachdem Ulrike das Zimmer verlassen und ihren Duftschleier achtlos fallen gelassen hatte, atmete ihn Albert noch eine Weile ein" (Zürcher 2018, 179). Die Szene wird so arrangiert, dass sie dem Original aus dem Jahr 1983 entspricht. Die Protagonisten beziehen dasselbe Zimmer wie damals. Dr. Beck beginnt mit seiner Arbeit. Albert gibt an, dass er sich der aktuellen Zeit entrückt gefühlt habe. Die Gegenwart sei „verblasst, fast vollständig weiß geworden und hätte einer anderen, vergangenen Gegenwart Platz gemacht" (Zürcher 2018, 153–154). Er empfindet eine Freiheit, die er als ungebunden und frei von Bindungen der Vergangenheit beschreibt. Er schreitet „leicht und schwebend in eine Zukunft hinein, die keinen Schatten hinter sich herzog und ruhig war wie ein See am Morgen" (Zürcher 2018, 161). Ulrike hegt Besorgnis und widmet sich der Analyse der Identität Alberts, die sie als „Albert-Land" bezeichnet, ein „hauchzart in der Luft schwebendes Land, das nicht existiert und trotzdem ausreichend Boden bietet, um darauf den Weg Richtung Heimat einzuschlagen" (Zürcher 2018, 159–160). Auch für sie steht fest: Im Falle des Gelingens der Therapie und der Wiedererlangung des Gedächtnisses von Albert wäre dies ein katastrophaler Ausgang. Die Protagonisten befinden sich nun in einem Café. Am Nebentisch ist ein Gespräch in niederländischer Sprache zu hören. Daraufhin zieht Ulrike ihren Rock über die Knie und hält inne. Diese Situation entspricht genau ihren Vorstellungen: Sie fühlt sich „leicht und schwebend". Albert konfrontiert seine Frau mit seinem Entschluss, die Beziehung beenden zu wollen, und sie insistiert: „Du bist verloren ohne Gedächtnis" (Zürcher 2018, 165). Gerda wurde vergessen und sie weiß: „Sein verlorenes Gedächtnis hat mich gleich mitgezogen. Ist ja klar, [...] ich bin Teil seiner Erinnerungen. [...] Mit Alberts Gedächtnis den Bach runter. Bin ich überhaupt noch da?" (Zürcher 2018, 181). Gerda ist nun eine Erinnerung, die verblasst ist und keine Relevanz für die Gegenwart hat: Sie hat das Gefühl, eine Schneeflocke zu sein, die in einen Wind geraten ist und nicht wieder zu sich finden kann (Zürcher 2018, 183). Sie ist als Erinnerung verschwunden. Diese Beschreibung veranschaulicht ihre Situation: „Eine zerfließende Erinnerung" (Zürcher 2018, 184). Durch Alberts Amnesie ist aber auch Ulrikes Identität in Frage gestellt: „Zu Hause [...] hatte sie sich nackt vor den Spiegel gestellt [...] aber keine Unterschiede entdeckt. Und trotzdem, dachte sie [...], bin ich eine andere, eine andere geworden, seit ich das Albert-Land betreten habe" (Zürcher 2018, 167). Ulrike wird an einen Ort transferiert, an dem die Stimmen derer, die einst dort lebten, nicht länger existieren, sondern nur noch als flüchtige Erinnerungen in den Gedanken der Bewohner verankert sind: „Zum ersten Mal hatte sie eine Vergangenheit. Und darin befand sich ihre Familie. Auch Albert. Ewig eingeschlossen. Den Schlüssel hatte sie weggeworfen" (Zürcher 2018, 168).

Zürchers Buch führt vor, dass Wissenschaft, vertreten durch Dr. Beck, Grenzen gesetzt sind bzw. sie wird in ihre Schranken verwiesen. Angesichts seines Gedächtnisverlustes und der Tatsache, dass er im Grunde keine Erinnerung an sein bisheriges Leben hat, formuliert Albert folgende dezidierte Aussage: „Ich bin über vierzig und mein Leben hat erst begonnen. Ist das nicht ein ungeheures Glück? Da hat die Psychologie nichts zu suchen. Sie greift ins Leere" (Zürcher 2018, 175–176). Seine Identität muss erst aufgebaut werden, er ist praktisch neu. Er verspürt die Erkenntnis, dass er innerhalb des Zeitflusses eine Art exogene Variable darstellt, ein Phänomen, das durch wissenschaftliche Erörterung nicht hinreichend erklärt werden kann. Albert „fühlte sich wie ein Widerstand im allgemeinen Getriebe. In einer weltfremden Mechanik" (Zürcher 2018, 178). Ulrike und Albert gehen weg, machen eine eigene Rückführung – ohne den unnötigen Umweg über die Wissenschaft.

11.2 Katharina Beta: *Katharsis. Aus dem Wasser geboren*

Das Buch der deutschen Autorin Katharina Beta (eigtl. Irmhild Paterok) *Katharsis* ist 2000 im Wiener Ibera-Verlag, 2001 im Ullstein-Verlag sowie als Hörbuch 2002 beim Ullstein Hörverlag (gelesen von der deutschen Schauspielerin Kornelia Boje) erschienen.

Bei einem schweren Autounfall im Jahr 1970 erlitt die damals 32-jährige Autorin ein offenes Schädel-Hirn-Trauma, das in der Folge zu einer Totalamnesie führte. Alle Erinnerungen an ihr früheres Leben sind ausgelöscht. Nach sieben Monaten im Koma musste sie sich alles wieder neu aneignen, quasi aus dem Nichts ein neues Leben anfangen. So erklärt die Autorin: „1970 hatte ich das zweiunddreißigste Jahr vollendet. Nach dem dreiunddreißigsten begann mein zweites Leben, was mich dazu motivierte, Beta, den zweiten Buchstaben des griechischen Alphabets, als Pseudonym zu wählen" (Beta 2000, 204).

Nach dem Krankenhausaufenthalt lebte sie bei ihrer Familie, doch es war ihr nicht möglich, aufgrund der fehlenden biographischen Erinnerungen die frühere Beziehung zwischen ihnen wieder herzustellen. Vergeblich suchte sie nach emotionalen Anknüpfungspunkten. Ein Wiedereinstieg ins Berufsleben war ebenfalls nicht möglich und es blieb bei missglückten Versuchen. Durch gravierende Versäumnisse des medizinischen Apparats wurde erst Jahre nach dem Unfall mit einer Rehabilitation begonnen.

Die Autorin ist 1984 nach Österreich gekommen, lebte ein Jahr in Villach und später in Wien, wo sie osteuropäische Geschichte, russische Sprache und Philosophie studierte. Nach und nach entwickelte sie eine intensive Beziehung zur russischen Sprache und zur Russisch-Orthodoxen Kirche (vgl. Korotin 2016, 288–290). Diesen Aspekt in Betas Leben beschreibt die tschechische Translationswissenschaftlerin Eva Marie Hrdinová in ihrem aufschlussreichen Aufsatz *Über die Wurzeln Katharina Betas oder darüber, wie sich religiöse Lexik übersetzen lässt* wie folgt: „Die Orthodoxie wird sozusagen zu ‚neuem geistlichen Zuhause' der Autorin, die sich nach der Konvertierung von allem Bisherigen abwendet, neue Freundschaften schließt, eine echte menschliche Gemeinschaft erlebt" (Hrdinová 2009, 5). Und dementsprechend beobachtet sie an Betas Buch zwei Gesichtspunkte: „Im konkreten Sinne geht es um den Umgang der Genesenden mit ihrer Amnesie, im abstrakten Sinne um ihre geistliche/spirituelle Suche nach Sicherheit, Geborgenheit, nach Gott" (Hrdinová 2009, 5). Wir wenden uns für unsere Untersuchungsbelange verstärkt dem ‚konkreten Sinn' zu, also den Aspekten der literarischen Repräsentation des Erlebens der Amnesie. Nach der Zeit im Koma, so Hrdinová, „rekonstruiert [...] [sie] ihr eigenes linguistisches und Textwelten-schaffendes Bewusstsein" (Hrdinová 2009, 6). Dieser Aspekt soll im weiteren Verlauf näher betrachtet werden.

Das Buch *Katharsis* ist als Autobiographie angelegt, wobei ausschlaggebendes Thema der Prozess der Rekonvaleszenz nach dem schweren Autounfall und dem darauffolgenden siebenmonatigen Koma die Erfahrung der Totalamnesie ist, sowie Versuche, ohne jegliche Erinnerung an die Zeit vor dem Unfall Orientierung zu gewinnen und Anschluss zu finden. Auf diese Aspekte des Berichts wollen wir nun unsere Aufmerksamkeit richten. Bei der totalen Amnesie ist der Erzählerin praktisch alles genommen. Ihr bisheriges Leben ist in ihr ausgelöscht. Die Autorin bringt es pointiert auf den Punkt: „Ich [...] verlor alles, was ein Mensch nur verlieren kann. Ich geriet in ein nirgendwo und machte mich auf die Suche. Wonach?" (Beta 2000, 5). Dieser Gedanke wiederholt sich fast wörtlich an einer anderen Stelle im Buch. Auch die Satzstruktur weist eine hohe Ähnlichkeit auf, was wir als Hinweis auf die Wichtigkeit der Aussage gerade in dieser Form auffassen wollen: „Ich hatte alles verloren, was ein Mensch nur verlieren kann. Zu den bitteren Empfindungen des Nichtseins stieg der Gedanke auf: Du bist anders als die anderen, darin liegt der Sinn. Der Sinn?" (Beta 2000, 81). Selbst der Verlust der eigenen Vergangenheit muss der Protagonistin zuerst mühsam vermittelt werden. Dementsprechend erklärt ihr die Mutter: „du hast alles, was du wusstest, vergessen" (Beta 2000, 52). An ein Früher lässt sich nicht anschließen, sodass die Protagonistin für sich erkennt: „Es gab mich gar nicht mehr" (Beta 2000, 68).

Durch die Auslöschung aller Erinnerungen wird die Zeitlichkeit und die Räumlichkeit der eigenen aktuellen Existenz fragwürdig. Darüber hinaus verliert die Autorin die Fähigkeit, Emotionen zu entwickeln, aber auch die Fähigkeit, Emotionen anderer Menschen zu erkennen und zu erwidern. Ein Gefühl der Fremdheit stellt sich sogleich nach dem Erwachen aus dem Koma ein und wird zu ihrem ständigen Begleiter und prägt ihr Erleben der Gegenwart, denn buchstäblich alles war für sie neu, auch sie selbst war sie sich neu, sie musste sich quasi neu erfinden. Und das ist das Thema des Buches. Beta schreibt: „Aus diesem Gedankenkreis heraus entwickelte sich dieses Buch. Ich schrieb das auf, was und wie ich es erlebte. Das Ziel, das ich suchte, war ich selbst. Ich hatte meine Identität verloren und begann zu suchen" (Beta 2000, 5).

Die Abwesenheit jeder Erinnerung, jeder Erfahrung und jeder Semantik konzeptualisiert Beta – im Prozess der Aufarbeitung ihrer Erfahrungen bei dem Aufbau einer neuen Identität – als Auflösung von Strukturen: „wie das Eis in der Wärme der Sonne" (Beta 2000, 7). Das metaphorische Feld der Verflüssigung ist hier zentral, das Wasser (und alles Fluide wie Sand, Wind, Nebel, Dunst) wird gleichsam zum Schlüsselmotiv: „Hauch, wie Nebel, weiße lichte Schleier stiegen aus dem Wasser. [...] Wasser an meinen Füßen, Sand, weicher Sand" (Beta 2000, 31). Zugleich stellt diese Fluid-Metapher den ideellen Kern der Reflexionen und wird zur Repräsentation der Unterspülung jeglicher Ordnung herangezogen: „Wasser, in dem ich lag, Wasser, in dem ich eins war mit den Wellen, mich in den Wellen schaukelte [...]. [B]ald lag ich im weichen Sand [...]" (Beta 2000, 7). Die Selbstsuche und die Selbstverortung in der Gegenwart wird ebenfalls im Modus der Wasser-Metaphorik realisiert: „Ich warf ein Netz zum Fischfang ins Meer und schwamm selbst im Meer [...]" (Beta 2000, 186). Sie erkennt in diesem Zwischenbereich, in dem sie im Element des Wassers war, zwei Muscheln, die sie als das „uralte Gedächtnis des Meeres" (Beta 2000,

9) beschreibt und worin sie ihre Augen erkennt: „Meine Augen sahen mich aus der Tiefe der Muscheln an. Ich beobachtete mich in diesem Spiegel. Das Wasser durchflutete mich" (Beta 2000, 9). Alles Fließende, also Wasser, Wellen, Wind, Sand etc. steht hier für Zeitlosigkeit und Unendlichkeit, Potenzialität und Hoffnung, ergo auch für das Leben und den Tod. Erhellend sind folgende zwei Sequenzen, in denen die Fluid-Metaphorik zum Tragen kommt: „Wie wird es für jene sein, wenn sie gestorben sind? Werden sie aus dem Wasser wieder zum Leben gelangen? [...] Gelangen andere nicht ins Wasser?" (Beta 2000, 71). Nach dem Aufwachen aus dem Koma ist die Erzählerin in einer vollkommen fremden Welt angekommen. Die Autorin erinnert sich: „Ich fühlte mich verloren, tauchte in den Nebel ein [...]" (Beta 2000, 12).

Der Übergang in dieses neue Leben erfolgt in einem sehr langsamen und tastenden Prozess. Fragen nach den Ursachen und dem Hintergrund dieses Zustandes drängen sich auf, Fragen nach den Umständen der Überführung in die erfahrene Gegenwart, die mit Angst vor dem Unbekannten verbunden ist, die zusätzlich durch die anfängliche Bewegungsunfähigkeit und völlige Hilflosigkeit verstärkt werden. Die Auslöschung der eigenen Vergangenheit führt dazu, dass sie den Eindruck hat, nur im Augenblick zu existieren. Das Kontinuum von Vergangenheit, Gegenwart und Zukunft existiert für die Autorin nicht: „Das, was geschah, erlebte ich. Was bin ich? Ich bin" (Beta 2000, 19). Die Frage „Was bin ich?" und ihre Beantwortung mit dem schlichten „Ich bin" wiederholt sich im Laufe des Textes mehrmals, wodurch unterstrichen wird, dass Zukunftsentwürfe aufgrund von fehlenden Erinnerungen an vergangene Erfahrungen einfach unmöglich sind:

> Zukunftsgedanken sind ohne Kenntnis des Vergangenen nicht möglich. Auch um die Gegenwart bewußt zu leben, ist die Vergangenheit notwendig. Erst wenn du die Vergangenheit kennst, die eigene und die der Menschengeschichte, kannst du sie in einem sicheren Behälter aufbewahren. Die größte Tragik ist, sich nicht erinnern zu können. Ich weiß es. Wenn Menschen behaupten, daß die Erinnerung das Paradies ist, aus dem wir nicht vertrieben werden können, dann wurde ich dennoch vertrieben (Beta 2000, 144).

Aufgrund der Tatsache, dass sie sich nicht in der Lage sieht, Vergangenes zu erinnern, ist es ihr unmöglich, Zusammenhänge zu erkennen oder herzustellen. Und auch die Suche nach sich selbst gestaltet sich im Modus des Findens von Zusammenhängen aus eigener Anschauung im Sinne der Autopoiesis, wie die folgenden Sequenzen eindrucksvoll belegen: „Nichts tat ich aus mir selbst, ich habe alles nur nachgesagt, nachgesprochen, und anfangs nachgedacht, solange mir alles Wissen um Lebenszusammenhänge fehlte" (Beta 2000, 259). Sie wünschte sich nichts sehnlicher als „[a]us sich selbst [zu] schaffen wie die Spinne ihren Faden [...]" (Beta 2000, 187), denn es existieren für sie keine Erinnerungen, nicht einmal Erinnerungsfragmente, an die eine Anknüpfung hätte vorgenommen werden können. Es gibt demnach keine Ordnung für die Protagonistin und sie klagt: „[W]ie sehr mir die Erinnerung fehlt, wie nötig sie für die Gegenwart ist. Von mir selbst wusste ich ebenso wenig wie von dem Menschengeschlecht" (Beta 2000, 78).

Die Elemente, die gegenwärtig ihr Leben konstituieren, haben ihren Ursprung in der gelebten Gegenwart und nur aus dem gegenwärtigen Erleben wächst ihr Wissen und entwickelt sich kontinuierlich bis zur Niederschrift des gegenständlichen Berichts, der etwa 28 Jahre nach dem Unfall verfasst wurde.

Im Zustand der Erinnerungslosigkeit wird zwangsläufig nach der eigenen Identität gefragt. Die Fragestellung „Wer bin ich?" zieht sich wie ein roter Faden durch den gesamten Text (die Frage wiederholt sich in demselben Wortlaut insgesamt achtmal) und verliert mit zunehmenden Erfahrungen nicht wirklich an Relevanz und Aktualität. In diesem Zusammenhang kommt das Motiv des Spiegels zum Einsatz. Die Dringlichkeit der Frage nach der eigenen Identität drückt sich in der schieren Häufigkeit der Spiegelszenen aus: „Ich hielt diese helle Wasserscheibe vor mein Gesicht. Als ich das Bild sah, wollte ich sogleich die Scheibe wegstoßen [...]" (Beta 2000, 15). Der extensive Gebrauch dieses Gegenstandes – denn über fünfzigmal wird von einem Spiegel Gebrauch gemacht –, unterstreicht das Bedürfnis nach Selbsterkenntnis der Protagonistin. Ähnliche Spiegelszenen kommen in anderen Autopathographien ebenfalls in einer signifikanten Häufigkeit vor. Die Protagonistin, „das zerrissene Geschöpf [...] mit dem zertrümmerten Schädel" (Beta 2000, 71), wird durch das verunstaltete Gesicht in ihrem eigenen Spiegelbild mit der Tatsache konfrontiert, dass sie sich von anderen Mitmenschen beträchtlich unterscheidet: „Ich habe ein anderes Gesicht als alle Gestalten, die sich hier bewegen. Warum ist das so? Ist das der Grund, warum ich hier bin?" (Beta 2000, 16). Die Abgleichung der eigenen Gestalt mit anderen wird als Möglichkeit zur Konstituierung eines neuen Selbst betrachtet.

Die Drastik der Amnesie manifestiert sich in allen Momenten, in denen Bezugspersonen aus der Zeit vor dem Unfall die Autorin mit Sachverhalten aus ihrem nächsten Erfahrungsbereich konfrontieren und an Dinge erinnern, die für die Protagonistin schlicht nicht existent sind. So auch die Zusammenführung mit ihrer Mutter und mit ihren Kindern: „An ihrer Hand hielt sie [Katharinas Mutter: RM] einen kleinen Menschen. Sie kamen zu mir. Der kleine Mensch schaute mich aus großen neugierigen Augen an" (Beta 2000, 27). Die Begegnung mit Mutter und Kind hat jedoch eine starke Wirkung auf das Selbsterleben der Protagonistin und sie berichtet: „Vergangenes Leben kam auf mich zu. Vergangenes war mir fremd, und auch in die Gegenwart tastete ich mich Schritt für Schritt vor, ertastete das Fremde mit jedem beginnenden hellen Morgen [...]" (Beta 2000, 28).

Die Protagonistin befindet sich in einem Zustand der Isolation und konstruiert sich eine Welt, die nur marginale Schnittmengen mit der Welt der anderen aufweist. Eine Analogie drängt sich auf mit dem ersten Satz von Peter Handkes berühmter Bühnenfigur Kaspar, der da lautet: „Ich möcht ein solcher werden wie einmal ein anderer gewesen ist." So erkennt die Protagonistin ein ganz anderes Lebenskonzept für sich als tragbar bzw. als einzig denkbar: „Ich war in der Welt und doch in meiner eigenen Welt [...]. In dieser sich langsam erweiternden Gewißheit begann ich, mich bewußt anders zu fühlen, verfolgte nicht die Absicht, so sein zu wollen wie die anderen Menschen" (Beta 2000, 35). Sie erkennt an, dass sie ein Fremdkörper und anders als die anderen ist und dass sie in ihrer Welt allein war und allein blieb. In ihrem Wesen war eine grundlegende Distanz gegen die Welt der Menschen verankert.

Die Zeit, in der Kinder sie als Mutter bezeichneten und ihre Mutter ihrerseits als Kind, war für die Autorin die schlimmste in ihrem Leben, denn sie verstand selbst die Bedeutung dieser Worte nicht (Beta 2000, 229). So schreibt die Autorin, mit dieser Einsicht und mit jedem Versuch, „die Fremdheit zu überwinden, wuchs die Festung in mir und um mich herum. [...] Dabei war ich ernsthaft im Erhalten meiner Mauer" (Beta 2000, 75). Die bewährte Metapher der Identität als Festung (aktuell bekannt im Zusammenhang mit dem Konzept ‚Festung Europa'), wird hier intensiv ausgestaltet. Hier wird Identität also als Alterität, als Versuch einer Identitätsbildung durch Abgrenzung gegenüber anderen konzeptualisiert. Eine Identität zu haben und aufrechtzuerhalten bedeutet, dass wir ständig bestrebt sind, diese Identität gegen mögliche innersystemische Veränderungen zu verteidigen, aber auch dass wir ebenso bestrebt sind, unsere eigenen Selbstentwürfe von anderen bestätigt zu bekommen. Dass die Reflexivität keine Einbahnstraße ist, drückt sich in folgenden zwei Spiegelszenen aus: „Das Menschenauge ist der Spiegel. [...] Auseinandersetzungen mit sich selbst zu beschreiben, ist sicher lohnend, denn wir selbst sind immer auch in anderen Menschen. Wenn ich mich kritisch vor meinen Spiegel stelle, erkenne ich, wie lebensnotwendig Gegenspieler sind" (Beta 2000, 129 und 258). Bezeichnend und irritierend zugleich ist daher folgende Aussage der Protagonistin: „Ich weiß, wer ich bin, und weiß auch, daß ich nicht die bin, für die ich gehalten werde" (Beta 2000, 123). Dieser Sachverhalt führt letztlich zur Isolation der Protagonistin: „Ich beobachtete das Leben um mich herum über jene Mauer, die ich um mich herum errichtet hatte" (Beta 2000, 77). Es ist die Kraft der Worte, die sie von Solitär-Gedanken ablenkt und „Risse in ihr privates Universum" bringt (Beta 2000, 131). Es ist die Leere, die sie in diesem Universum empfindet und die sie dazu anhält, dagegen zu arbeiten, indem sie schreibt, um sich im Schreiben selber zu finden. In diesem Punkt erfüllt das Schreiben eine therapeutische Funktion und die Protagonistin führt aus: „Ich spuckte aus, was mich quälte, denn was das weiße Papier aufnimmt, das foltert mich nicht mehr, Papier ist geduldiger als mein Herz. [...] Nur schreibend erhalte ich mich am Leben" (Beta 2000, 169 und 257).

Eine weitere Form der Konzeptualisierung der Identität geschieht über die Wurzel-Metapher, die auf folgende Weise eingeführt wird: „Verschlungene Fäden sind Wurzeln. [...] Gibt es Pflanzen ohne Wurzeln? Haben Menschen Wurzeln? Gibt es Menschen ohne Wurzeln? [...] Ich konnte es nicht erklären, warum ich mich wurzellos fühlte. Das Wasser, es war das Wasser" (Beta 2000, 76). Die im Hintergrund agierende Analogie funktioniert wie folgt: Die Wurzeln verknüpfen Vergangenheit und Gegenwart. Die Protagonistin allerdings ist ohne Vergangenheit und somit wurzellos: „Vergangenheit, dachte ich, überall begegnet uns Vergangenheit. Meine Vergangenheit, das Wasser, das Leben, es ist sehr schwer" (Beta 2000, 101).

Wasser bedeutet zugleich aber auch Auflösung von Identität, Erosion jeglicher Ordnung und Struktur, heißt Zeit- und Ortlosigkeit, heißt Tod, heißt Voraussetzung allen Lebens: „Ich sehnte mich nach dem Ort meiner Herkunft zurück, an den Strand, an das Ufer des Meeres, in das Wasser, das diesen Menschenkörper auftauchen ließ. Denn es heißt, wo Wasser ist, da ist Leben [...]" (Beta 2000, 90). In der Taufe sowie in der Sakramentenlehre spielt das Element Wasser eine tragende Rolle und bedeutet ebenso Leben wie Tod. Hrdinová führt zu diesem Zusammenhang und genauer in Bezug auf die Taufe in der Orthodoxen Kirche aus: „Die Orthodoxie wird zu dem bisher fehlenden Wurzelwerk des, metaphorisch gesagt, nach dem Unfall entwurzelten Baumes" (Hrdinová 2009, 5–6).

Die Assoziierung der Wurzeln mit Fäden scheint ursprünglich intendiert zu sein. Das Bild des Fadens induziert genuin einen Zusammenhang. Die Auflösung dieser Analogie ist also eindeutig. Wurzeln zu schlagen bedeutet nach dieser Analogie einen Zusammenhang gefunden zu haben. Daran schließt sich das Bild in folgender Sequenz an und stützt die Analogie zusätzlich:

> Während ich auf dem Schemel vor dem Bügelbrett am Fenster saß, [...] fiel vom oberen Fensterbrett eine winzige Spinne schwarz wie ein Schatten herunter. [...] Ich sah den silbern leuchtenden Faden, auf dem sie sich schon heruntergeseilt hatte. Sie hing an diesem, aus sich selbst produzierten Faden, wurde aus eigener Kraft gehalten. Eigentümlich blieb mir, daß ich sowohl das Herunterfallen als auch das Hinaufsteigen körperlich in mir empfand. Sie war den gleichen Weg gelaufen – hin und zurück –, den gleichen Faden benutzend zum Hinunterfallen und zum Aufsteigen. [...] Ich fühlte mich herausgefordert, den anfangs unsichtbaren Faden mit der menschlichen Seele zu vergleichen (Beta 2000, 185).

Die Logik, die sich hinter diesem Bild verbirgt, entspricht der Vorstellung der Linearität, genauer der vermissten Kausalität des eigenen Denkens. Ihr fehlten die Zusammenhänge und die Protagonistin führt aus: „[I]ch befand mich immer noch auf der Suche nach Zusammenhängen" (Beta 2000, 156). Sie ist bestrebt, die Zirkularität und somit eine potenzielle Paradoxialität, die sie als Mangelerscheinungen empfindet, zugunsten der Entwicklung von Kausalzusammenhängen zu überwinden, und sie schreibt: „In meinem Kopf drehten sich viele Kreise. Es gelang mir nicht, eine gerade Linie daraus zu formen" (Beta 2000, 82).

Auch die Sprache muss neu erlernt werden und es ist ein langwieriger und mühsamer Prozess mit für die Autorin fragwürdigem Ergebnis. Anfänglich, kurz nach dem Aufwachen aus dem Koma, kann sie nur unartikulierte Geräusche von sich geben. Später zeichnet sie einzelne Zeichen aus Bilderbüchern ab, anschließend versucht sie danach zu artikulieren. Ähnliches versucht sie mit Zeitungen: „Ich machte den Versuch, einen Artikel in der Zeitung zu lesen, und schrieb Wort für Wort und Zeile für Zeile ab, in der Hoffnung, dass ich es dann, wenn ich es geschrieben hatte, verstehen würde" (Beta 2000, 57). Dass aber nicht nur Buchstaben und Worte, sondern ebenso Zahlen gelernt und verstanden werden müssen, wird ihr ebenfalls erst später bewusst. Der Inhalt der gesprochenen Sprache ist ihr anfänglich gar nicht verständlich und auch später nur bruchstückhaft. Es kommt aber auch vor, dass sie manche Fragen nicht versteht, vor allem wenn sie sich auf die Vergangenheit beziehen. Sie sucht immer wieder nach Sinnzusammenhängen und ringt nach Worten, kommt mit der Gegenwart nicht zurecht, weil sie die Vergangenheit vergessen hat: „Gegenwart und Vergangenheit stehen ohne Zusammenhang im Raum" (Beta 2000, 296). Die auf diese Weise ausgedrückte Fragmentierung sowie die ausbleibenden semantischen Zusammenhänge stellen eine schmerzhafte Beobachtung dar, mit der sich die Protagonistin konfrontiert sieht. Eindrücklich wird die Leere des Bewusstseins ohne Gedächtnis mit neu angeschafften und sofern noch leeren Regalen in ihrer Wohnung in Analogie gebracht, die mit alten, vormals gelesenen und also in der Vergangenheit gekannten Büchern gefüllt werden:

> Bücher, von denen mir gesagt wurde, es seien meine, sollten mir beim Beantworten meiner Fragen helfen. Mir wurden viele Bücher gebracht. [...] Jetzt gab es genügend Regale, um sie unterzustellen; aber mir fehlte die Beziehung dazu. Ich versuchte zu lesen und das Gelesene zu verstehen. Satzzusammenhänge, Zusammenhänge von Vergangenheit und Gegenwart fehlten mir (Beta 2000, 77).

Diese Bücher werden erneut gelesen, ohne dass ein Bezug zu früheren Lektüren hergestellt werden kann: „Ich hatte meine Liebe zu Nietzsche entdeckt, seine Werke fand ich zwischen meinen Büchern. [...] Also musste ich mich mit ihm bereits beschäftigt haben! Daß sie nicht nur Dekoration waren, erkannte ich an meinen Notizen und kleinen Anmerkungen auf verschiedenen Seiten" (Beta 2000, 152).

Nur sporadisch und ganz konzeptlos werden externe Versuche unternommen, ihre Erinnerungen zu wecken. Eine Pflegerin bemüht sich diesbezüglich und zeigt der Protagonistin ältere Fotos. Die Protagonistin bleibt verständnislos:

> Siehe mal, hier auf diesem Bild, die junge Frau, das warst du vor deinem schweren Unfall. Ich schaute zuerst Brigitte an. Was meinte sie? Dann sah ich das Bild an. [...] ICH? Das war Irmhild. Ich bin Katharina, ich habe kein schönes Gesicht. [...] Sie zeigte mir Bilder, auf denen kleine Menschen zu sehen waren. Es sind deine Kinder Michael, Alexander und Stefan. [...] Du hast drei Kinder. [...] Ich hörte sie an, betrachtete die Bilder der Menschen, die mit mir verbunden waren. Gehörten sie in meine Welt? Oder ist es meine Bestimmung, allein zu sein? (Beta 2000, 47).

Die Trennlinie zwischen dem früheren, dem vergessenen Leben und dem aktuellen, neuen Leben verläuft entlang der Grenze zwischen den Namen Katharina und Irmhild. Die Irmhild-Existenz ist ausgelöscht, die Katharina-Existenz muss erst aufgebaut werden.[7] Für ihre Verwandten und Bekannten ist sie nach wie vor Irmhild: „IRMHILD. [...] Damit war ich, die Person, der Mensch gemeint" (Beta 2000, 41). Doch Katharina hat mit Irmhild nichts mehr gemein. Das Früher hat keine Gültigkeit: „Früher! Warum, dachte ich mir, sagen sie mir alle nicht heute, oder jetzt, sondern: wir liebten dich früher, wir nannten dich Irmhild" (Beta 2000, 50). Und weiter heißt es aus der Perspektive der Betroffenen: „Ich bin die andere, ihr verwechselt mich! [...] Ihr sucht Irmhild aus früherer Zeit. Ich versuche zu leben. [...] Ich musste erklären, wer ich war, was zum großen Problem wurde" (Beta 2000, 51). Beizeiten wirft sie einen Blick auf ihren Personalausweis, von dem ihr erklärt wird, die darin beschriebene Person sei sie selbst. Aber auf dem Ausweis steht der Name Irmhild und sie meinte doch, sie sei Katharina. Sie ist sich sicher, dass man sie verwechselt. Sie ist Zeugin einer Vielzahl von Erzählungen von früher, in welchen Irmhild die

---

7 Nicht zu übersehen ist die Herkunft des Namens Katharina: das altgriechische Wort ‚katharos', das ‚rein' bedeutet und in direktem Zusammenhang mit dem Wort ‚katharsis' steht, das wiederum ‚Reinigung' bedeutet.

Hauptfigur darstellt. Sie wird immer wieder mit Fakten aus früherer Zeit konfrontiert, doch das sind „Fakten aus Erzählungen" (Beta 2000, 223).

Es gibt in Betas Bericht einen interessanten Bezug zur Gedächtnisforschung. Etwa 27 Jahre nach dem Unfall werden Medien auf ihren Fall aufmerksam. Daraufhin wendet sich, wie im Bericht ausgeführt wird, ein Professor aus Bielefeld an sie und erklärt, dass er ihren Fall höchst bemerkenswert findet. Er ist Psychologe und mit dem Gebiet der Erforschung des menschlichen Gedächtnisses und dessen Störungen befasst. Es liegt nahe, dass es sich um einen prominenten Wissenschaftler vom Lehrstuhl für Physiologische Psychologie an der Universität Bielefeld handelt, der sich insbesondere mit dem Altgedächtnis befasst. Er beabsichtigt sie unter Einsatz von neuroradiologischen Techniken zu untersuchen, die interessante Erkenntnisse liefern und zu positiven Ergebnissen führen könnten.

Die Reaktion der Autorin darauf ist, dass sie überzeugt ist, dass es ihm nicht gelingen würde, sie von der Sinnhaftigkeit eines Experiments zu überzeugen, in dem es darum ginge, das, was sie eingebüßt habe, wiederzuerlangen. Zudem habe sie sich noch nie ernsthaft die Frage gestellt, welche Anstrengungen sie im Hinblick auf ihre potentiell wiedererlangte Vergangenheit unternehmen müsste, um einen konstruktiven Umgang mit dieser wiedererlangten Vergangenheit zu erlernen. Der Professor der Psychologie aus Bielefeld macht ihr folgendes Angebot: „Was ich tun könnte, wäre, mit Hilfe von Kollegen ihr Gehirn zu untersuchen. Wir könnten dann sehen, welche Hirnbereiche bei ihnen aktiviert sind, und darauf aufbauend sagen, wo eventuell Blockaden sind" (Beta 2000, 311). Doch dieses Angebot wird ausgeschlagen. Sie erteilt der Wissenschaft eine Absage indem sie schreibt: „Ich bin nach 27 Jahren nicht mehr bereit, als beinahe Sechzigjährige in fragwürdige Versuche einzuwilligen, meine Erinnerung bis 1970 wieder zu erhalten. Mein Gedächtnis funktioniert jetzt. 32 Jahre habe ich vergessen und damit zu leben gelernt" (Beta 2000, 312).

KAPITEL 12

Zurückfinden ins Leben nach Schlaganfall und bei Hirnaneurysma

Die Frage nach der personalen Identität spielt in autobiographischen Texten eine wichtige Rolle. Dies ist umso mehr der Fall, wenn schwere Erkrankungen im Fokus des literarischen Zugriffs stehen. Im Folgenden sollen vier autopathographische Werke untersucht werden, die jeweils eine sehr ernste, lebensbedrohliche Erkrankung zur Grundlage haben, den Schlaganfall bzw. das Hirnaneurysma. Die Autoren, die zugleich Protagonisten dieser Texte sind, ringen mit der Frage nach ihrer Identität, nach Abgrenzung, Autonomie, Individualität oder Persönlichkeitsveränderungen.

Die zu behandelnden Sachverhalte und ihre literarische Umsetzung beleuchten Lebensumstände von Individuen, in denen die personale Identität erst zum Problem wird, sie also entweder hinterfragt oder als problematisch gedeutet wird oder erst wieder mühsam rekonstruiert werden muss. Identitätsfragen können nur dann als sinnvoll angesehen werden, wenn Menschen, die diese Fragen formulieren, mit ihrer Beantwortung ernsthafte Probleme haben, wenn sie kein Gefühl mehr für ihre Unität haben – und das betrifft nicht nur äußere Ordnungen (also Entwurzelungen jedweder Art), sondern auch die innere Zerrüttung. Diese Verunsicherungen sind also der Auslöser für Fragen nach Identität.

In den nachfolgenden Analysen werden Texte in Augenschein genommen, die die Literaturwissenschaft wie auch das Feuilleton bislang nur aus dem Augenwinkel beobachtet haben: Renate Welsh: *Ich ohne Worte* (2023); Joachim Meyerhoff: *Hamster im hinteren Stromgebiet* (2020); Sobo Swobodnik: *Gaza im Kopf* (2015) und Kathrin Schmidt: *Du stirbst nicht* (2009). In den besagten Texten wird die Frage nach der personalen Identität entsprechend den Divergenzen in der Krankheitserfahrung (Schlaganfall bei Welsh und Meyerhoff und Hirnaneurysma bei Schmidt und Swobodnik) unterschiedlich gestaltet und entsprechend unterschiedlich werden diese, so unsere Eingangsthese, in Analogien und Metaphern kondensiert.

Hinter den jeweiligen Texten verbergen sich ebenso unterschiedlich strukturierte Spezialdiskurse als Referenzbereiche des Wissens: hirnphysiologische Grundlagen aus dem Fachdiskurs der Neurophysiologie und der Neurochirurgie sowie der Angiologie und der Gefäßchirurgie. In der Literaturwissenschaft wird in der Regel davon ausgegangen, dass Literatur das aktuell gültige medizinische Fachwissen aufgreift und transformiert. Es soll um Spezifika der literarischen Transformation bestimmter Elemente aus den besagten Spezialdiskursen gehen – also um die Integration und kreative Repräsentation von Wissen von Spezialdiskursen im Spektrum literarischer Mittel –, die potenziell mit einer neuen Wahrnehmungs- und Denkperspektive verbunden sind. Dies geschieht in der Regel im Kontext der Narrativik, der Metaphorik, der Symbolik etc. Wenn wir uns auf bestimmte Fachdiskurse beziehen und dabei von Transformationen von Wissen die Rede ist, verdichtet sich der Gegenstand des Interesses in der Frage: Welche Rolle spielt dabei die Literatur und was konkret wird in ihr zu welchem Zweck, mit welchen Mitteln und mit welchem Ergebnis transformiert?

Das Ziel unserer interdiskurstheoretisch ausgerichteten Untersuchung ist es zu zeigen, wie die Problematik der personalen Identität auf der Ebene des subjektiven Erlebens der jeweiligen Krankheit sowie in Bezug auf den jeweiligen fachspezifischen Hintergrund literarisch umgesetzt wird und welche Nebeneffekte dabei auftreten können (vor allem im Bereich der Metaphorik).

Zu bedenken ist auch, dass im Falle einer Erkrankung des Gehirns, wie beispielsweise bei einem Schlaganfall, sich eine krankheitsbedingte Veränderung der Persönlichkeit ergeben kann. Diese kann in ihrer Schwere einer körperlichen Funktionsstörung gleichkommen. Inwiefern Persönlichkeitsveränderungen zu Problemen mit der eigenen Identität führen können, soll ebenso im Einzugsbereich unserer Untersuchungen sein wie die Frage, wie diese literarisch repräsentiert werden.

12.1   Renate Welsh: *Ich ohne Worte*

Während eines Urlaubs im Sommer 2021 erleidet die österreichische Schriftstellerin Renate Welsh in Italien einen Schlaganfall. Welsh kann anfangs nicht mehr sprechen und weiß nicht, was in ihrem eigenen Kopf vorgeht. Bei ihrem Buch *Ich ohne Worte* handelt es sich um eine Aufarbeitung dieses Ereignisses und dessen Folgen, um einen literarischen Erlebnis- bzw. Fallbericht. Mia Eidlhuber bringt im Standardinterview vom 28.5.2023 diesen Sachverhalt auf den Punkt, wenn sie fragt: „Wer waren Sie, die Schriftstellerin, in dieser Zeit ohne Worte?" Welshs Antwort ist dementsprechend aufschlussreich: „Zuerst war ich wirklich niemand. Es ist nichts geblieben. [...] Ich als Ganzes war nichts mehr."[1]

---

1   https://www.derstandard.at/story/3000000134938/autorin-renate-welsh-nach-dem-schlaganfal-ich-war-wirklich-niemand

Welshs Bericht ist eine sehr direkte Auseinandersetzung mit der Gegenwart des Daseins, mit der Leere, die durch den Schlaganfall eingetreten ist, dem bedrohlichen Nichts, mit Wut und Frustration, aber auch mit dem Alter, dem Altern, den Begleitumständen des Schlaganfalls, aber auch mit dem Gewordensein, mit zentralen Elementen des autobiographischen Gedächtnisses. Gleichsam wird Welsh durch den Schlaganfall in einen Zustand der Hilflosigkeit und der Pflegebedürftigkeit versetzt, sodass Erinnerungen an frühe Lebensphasen eine wichtige Rolle spielen. Das Buch stellt somit auch eine Art Selbsterforschung im Rückspiegel ihrer Vergangenheit dar. Die Gegenwart wird zusätzlich begleitet durch Reflexionen über die anstehende Aneurysma-Operation ihres Mannes und die damit verbundene Angst, sowie über die Lockdown-Maßnahmen in der Corona-Pandemie und von anderen, direkt erfahrenen Verwerfungen in dieser Zeit.

Der Umstand, dass sie nicht mehr in der Lage ist, Dinge so zu benennen, wie sie es gewohnt war, stellt eine existenzielle Ausnahmesituation dar. Auch die Fähigkeit des Schreibens ist in weiterer Folge zunächst auch nur auf die rechte Körperhälfte beschränkt. Sie unternimmt Versuche, sich wieder dem Schreiben zu widmen. Nun aber muss sie feststellen, dass der ins Auge gefasste Plan nicht den erwünschten Verlauf nimmt. Nach einem solchen Schreibversuch offenbart sich der Autorin bei Betrachtung des Bildschirms nur eine hohe Anzahl an sinnfreien, redundanten Zeichenabfolgen. So muss sie feststellen: „Ich machte keine Fehler, was da erschien, war ein einziger Fehler, es war nicht einmal möglich, auch nur annähernd zu erraten, was ich hätte schreiben wollen. [...] [I]n der Wut über die Fehlleistung vergaß ich völlig, was ich hatte sagen wollen" (Welsh 2023, 70).

Sie beschreibt und verarbeitet auf diese Weise ihren mühsamen Weg zurück in die Welt ihrer Sprache und zu sich selbst. In einem Interview für den *Standard* sagt Welsh:

> Für mich war es sehr schwierig, dieses neue Buch zu schreiben, obwohl ich einen inneren Auftrag dazu verspürt habe. Meine Neurologin sagte, gerade eine wie ich, die von der Sprache kommt, sei doch geradezu beauftragt, diese Sprachlosigkeit zu schildern. Dazu kommt: Ich hatte mein Leben lang versucht, Sprachlosen eine Sprache zu geben, musste mir aber jetzt eingestehen, dass ich mir etwas vorgemacht hatte. Zwischen Verstehenwollen, sich selbst als Stellvertreterin zu sehen, und dem Eingesperrtsein in einen Käfig absoluter Sprachlosigkeit ist ein himmelweiter Unterschied. Es hat mein Verständnis von mir selbst ins Wanken gebracht.[2]

---

2 https://www.derstandard.at/story/3000000134938/autorin-renate-welsh-nach-dem-schlaganfal-ich-war-wirklich-niemand

Zu den Symptomen des Schlaganfalls zählte, dass bei Welsh die linke Körperhälfte nahezu vollständig gelähmt war. Sie kann daher nicht mehr sprechen, selbst die Artikulation ihres Namens ist nicht mehr möglich. Die Lähmung der linken Körperseite drückt sich darin aus, dass sie den linken Arm nicht als solchen identifizieren kann, sodass sie nur von einem ‚Ding' spricht: „Neben mir im Bett lag ein widerwärtiges, gallertartiges Etwas. [...] In der Nacht kam mir der Gedanke, das Ding könnte schuld daran sein, dass ich nicht sprechen konnte [...]" (Welsh 2023, 8). Es wird ein Zusammenhang hergestellt zwischen der Hand und dem Vorhandensein der eigenen Person. Somit steht das fremdartige Ding gleichsam für die Identität der Autorin. Auch ihre eigenen Bücher erscheinen der Autorin, ähnlich wie dieses Ding, fremd.

In der Erinnerung wird Welsh immer wieder in die Zeit ihrer Kindheit versetzt. Als Schüler, so erinnert sie sich, wurden sie damals dazu angehalten, sich beim Aufrufen der Namen im Klassenbuch laut und deutlich zu melden. In der aktuellen Lage ist eine derartige Artikulation des Daseins nicht möglich. Sie als Ganzes identifiziert sich also mit diesem Ding: „Ich war dieses fremde Ding, gallertartig, widerwärtig. [...] Nichts fehlte mir. Alles fehlte mir. Vor allem die Wörter" (Welsh 2023, 10).

Der Zeitraum zwischen der Kindheit und der Gegenwart des ‚Dings' wird durch Erinnerungen konstituiert, die ihre Biographie ausmachen und dafür verantwortlich sind, dass Personen sich über die Zeit hinweg als selbige Personen wahrnehmen, obwohl biomedizinisch die aktuelle Person mit jener aus der Kindheit keine Gemeinsamkeit aufweist. Dieser Sachverhalt, der im Fachdiskurs der Gedächtnisforschung als Persistenz bezeichnet wird, wird in einer eindrücklichen Selbstbeobachtung wie folgt zum Ausdruck gebracht: „Als ich nach dem Wasserglas auf dem Nachttisch griff und die Falten, Runzeln und blauen Adern auf meiner Hand sah, erschrak ich. Das Kind, das ich gewesen war, war die alte Frau, die ich war, standen einander gegenüber, getrennt von einer Kluft, in der es brodelte" (Welsh 2023, 42). Der menschliche Organismus unterliegt einem permanenten Wandel, trotzdem persistieren Personen: „Wir waren nicht mehr die, die wir gewesen waren. Ich nicht mehr ich, du nicht mehr du. Aber dennoch wir. Wir waren einander nicht verloren gegangen" (Welsh 2023, 101).

Nach Erik H. Erikson umfasst der Begriff der Identität die Vorstellung eines Individuums von seiner eigenen Kontinuität und gleichzeitig seine Wahrnehmung des Bildes, das andere von ihm haben (Erikson 1959; 1973). Welsh hebt ebenfalls die Bedeutung der Erinnerungen für die eigene Identität hervor und führt aus: „Ich glaube, wir müssen uns immer wieder versichern, dass wir tatsächlich vorhanden sind, am besten eingebettet in ein Kontinuum aus Gestern, Heute und Morgen. Erinnerungen sind Markierungen, die aus der Vergangenheit in eine mögliche Zukunft weisen" (Welsh 2023, 95–96).

Die dringlichen kommunikativen Defizite nach dem Schlaganfall führen vor allem dazu, dass das subjektive Wahrnehmungsbild der Betroffenen von Selbstwahrnehmung durch Andere als problematisch und traumatisierend empfunden wird. In einem Zustand vollständiger sprachlicher Isolation beschreibt Welsh ihre kognitive Verfassung entsprechend wie folgt: „Die Windungen meines Gehirns erschienen mir als vielfach verknotete Sackgassen. Ich fürchtete mich davor, mich darin zu verirren oder zu ersticken" (Welsh 2023, 10).

Von besonderem Interesse ist die Art und Weise, wie die Autorin den Moment beschreibt, als sich der Schlaganfall ereignete: „Als mich der Schlag traf, war ich nicht dabei. Schon am Morgen war ich fremd neben mir gestanden, hatte gegen Wellen von Übelkeit gekämpft. [...] Ich war da und nicht da [...]" (Welsh 2023, 5–6). Der vorliegende Sachverhalt lässt sich als Anwesenheit bei gleichzeitigem Nichtvorhandensein beschreiben und als einen Hinweis darauf, dass die Integrität der Person einen Bruch erlitten hatte. Die Autorin befindet sich in einem Zustand der Isolation, sie kann niemanden erreichen, ist existent und dennoch nicht anwesend: „[D]ie Menschen aber waren unerreichbar. [...] Zwischen ihnen und mir stand eine Wand aus Milchglas, meine Schreie erstickten, lange bevor sie den Weg aus der Kehle gefunden hatten" (Welsh 2023, 23). Diese ‚Wand aus Milchglas' ist also inwendig, die Isolation resultiert aus der Unfähigkeit, sich zu artikulieren. Sie sucht nach Wörtern und muss sich in Geduld üben, diese zu finden. Sie analogisiert ihre Verfassung mit dem Angeln, indem sie den italienischen Ort, an dem sie der Schlag traf, semantisch ausbuchstabiert: „Auf der Isola dei Pescatori hatte ich die Sprache verloren. Also musste ich nach meinen Wörtern fischen, geduldig wie ein Fischer. Ich fischte im Trüben. [...] Isola, Beginn der Isolation" (Welsh 2023, 29).

Nach und nach wird diese trennende Wand aus Milchglas aufgebrochen: „Schreibend komme ich Menschen näher, kommen sie mir näher" (Welsh 2023, 92). Trotz anhaltenden Wortfindungsschwierigkeiten wird eine Lesung abgehalten, bezeichnenderweise im Aufenthaltsraum des AKH in Wien. Ihr Wortschatz ist aber weiterhin „ein zerschlissenes, von den Motten angegriffenes Gewebe [...], das keiner Zerreißprobe standhalten konnte" (Welsh 2023, 32).

Der Grundmodus ihres Empfindens ist Fremdheit und zudem das Gefühl, in einer Verfassung zu sein, die nicht ihrer Selbstwahrnehmung entspricht. Dieser Bruch in der Integrität der Person bleibt als Thema der Reflexion über Welshs gesamten Bericht bestehen. Repräsentiert wird die Reflexivität des Berichts, wie in vielen anderen Autopathographien auch, über das Motiv des Spiegels. Eine Logotherapeutin stellt zu therapeutischen Zwecken einen Spiegel auf den Tisch. Die Autorin berichtet: „Ich hasste diesen Spiegel. Zwanzig Minuten lang oder noch länger gezwungen zu sein, mir ins Gesicht zu schauen, war die reine

Quälerei" (Welsh 2023, 31). Die exzessive Reflexivität, so heißt es, kann potentiell also auch ins Gegenteil umschlagen: „Sich selbst ständig zu beobachten führt zu einem Verlust des Selbst, dachte es in mir [...]" (Welsh 2023, 22).

Eine zentrale Fragestellung im Kontext der hier thematisierten personalen Identität ist auch jene nach der Zeit. Das Zeitempfinden konstituiert eine wesentliche Voraussetzung für das Gedächtnis und somit für die personale Identität. Es kann festgestellt werden, dass aufgrund einer Inkonsistenz im Zeitempfinden die gesamte Wahrnehmung der Protagonistin – einschließlich der Raumwahrnehmung – nicht „den Tatsachen entsprach" und dass ihr „Gefühl für Zeit ganz und gar unzuverlässig war" (Welsh 2023, 14). Es müssen Koordinaten zwischen Zeit und Raum gefunden werden, solitäre Elemente der Realität in einen Zusammenhang gebracht werden: „Wie ein Huhn peckte mein Hirn nach allem, was auch nur irgendwie [...] in einen Sinnzusammenhang gequält werden konnte" (Welsh 2023, 17). Der Zusammenhang wird hier ganz traditionell auch mit der Faden-Metapher, die in den Bereich der Fluid-Metapher gehört, konzeptualisiert: „[P]lötzlich riss der Faden ab. Je mehr ich mich bemühte, ihn wieder aufzunehmen, umso vager wurde die Erinnerung" (Welsh 2023, 31). Die Fluid-Metapher ist im Wesentlichen dem Bereich des Gedächtnisses vorbehalten. Es tauchen anfänglich auch nur vereinzelte Sprachfragmente, Zeilen aus diversen Texten, auch vereinzelte Verse, unvermittelt und ohne jeglichen Sinnzusammenhang, auf, „während so vieles im trüben Teich des Vergessens abgesunken war" (Welsh 2023, 82). Das auf diese Weise dargestellte Gefühl der semantischen Zusammenhanglosigkeit wird zusätzlich verstärkt, indem sich die isolierten Sprachfragmente in ihrem Gedächtnis wie in einem Netz verfingen. Wörter boten der Autorin immer schon Sicherheit, sie konnte sich an Wörtern festhalten, sie waren ihr in ihrer Geschmeidigkeit Hilfe, sie waren „das Öl im Getriebe" (Welsh 2023, 22). Es stellt sich die Frage, ob Wortfindungsstörungen eine Bedrohung darstellen, die sich aus der Tatsache ableiten lässt, dass sie die Fähigkeit von Personen, über sich selbst zu verfügen, einschränken bzw. außer Kraft setzen. Jetzt, geplagt von Wortfindungsschwierigkeiten, tut ihr das Denken weh: „Wenn ich zu denken versuchte, stieß ich mir das Hirn an einer Mauer wund" (Welsh 2023, 20). Die oft erfolglose Suche nach Wörtern und die damit einhergehende Verzweiflung werden in der folgenden Szene eindrücklich dargestellt:

> Ich hätte ihm [dem Ehegatten: RM] und damit mir selbst so gern den Tumult in meinem Kopf erklärt, ruderte wild mit beiden Armen herum, hätte ich ein einziges brauchbares Wort einfangen können, hoffte ich, würde unweigerlich ein ganzer Schwall nachfolgen. Es gelang mir nicht, ich konnte nur verzweifelt den Kopf schütteln (Welsh 2023, 54).

Ausgeprägte Formen der Sprachidentifikation sind bei Schriftstellern keine Ausnahme. Bei Welsh lässt sich eine ähnliche Entwicklung beobachten. Früher suchte und fand sie Sicherheit und Hilfe in der Sprache; nun ist sie dazu gezwungen, sich Wort für Wort einen Orientierungsraum zu erkämpfen. Bei einem Sprachtest im Rahmen einer Sprachtherapie schafft sie es nicht einmal, das Durchschnittsniveau zu erreichen. So stellt sich gezwungenermaßen die entscheidende Identitätsfrage: „[W]as blieb von mir übrig?" (Welsh 2023, 66).

Die Herausforderungen, die für Welsh mit der Herstellung von Orientierung verbunden sind, werden immer wieder thematisiert. Auch ihre Darstellungsweise bleibt dem Bildfeld der Fluidität verhaftet: „Bilder tauchten auf, [...] Satzfetzen. Sobald ich versuchte, sie in irgendeinen Zusammenhang zu ordnen, begann das dumpfe Pochen gegen meine Hirnschale [...]" (Welsh 2023, 42–43).

Welshs Buch zeichnet sich im Vergleich zu manchen anderen Autopathographien dadurch aus, dass verhältnismäßig wenig Referenzen auf den medizinischen Fachdiskurs zu finden sind. Für die Reflexivität der eigenen Lebenslage und jene der Mitmenschen scheint eine intensive Referenzialität auf den medizinischen Fachdiskurs auch nicht der ausschlaggebende Punkt zu sein. Doch Welsh weiß um diese vermeintliche Leerstelle in ihrem Bericht und erklärt: „Über allem aber hing die Angst, die Aneurysmen an der Gabelung von Shiraz' [Shiraz Rabady ist Welshs Ehegatte: RM] Aorta könnten platzen. Ich hatte so wenig Ahnung von Anatomie. Je dürftiger das Wissen, umso üppiger kann sich die Angst ausbreiten" (Welsh 2023, 52). Welsh argumentiert bewusst im ursprünglichen Sinne der Aufklärung, doch das Verhältnis kann an einem kritischen Punkt auch ins Gegenteil umschlagen, wie es Peter Sloterdijk in seinem Werk *Kritik der zynischen Vernunft* ausführt: „Wenn einst Aufklärung – in jedem Wortsinn – der Angstminderung durch Mehrung von Wissen diente, so ist heute ein Punkt erreicht, wo Aufklärung in das einmündet, was zu verhindern sie angetreten war, Angstmehrung" (Sloterdijk 1983, 602).

Die Abwesenheit von fachspezifischer Spezialterminologie ist jedoch nicht absolut zu nehmen. Als Beispiel sei auf den medizinischen Fachterminus für Schlaganfall hingewiesen, der Eingang in den Bericht und in die Reflexionen der eigenen Befindlichkeit findet. Doch dieser Terminus wird aus den Verwendungskoordinaten des Spezialdiskurses herausgelöst und stattdessen wird ein Erlebenszusammenhang auf dessen Grundlage errichtet: „Insult, fiel mir plötzlich auf, war der medizinische Terminus für Schlaganfall. Passender könnte das gar nicht sein, so ein Schlaganfall war in der Tat eine Beleidigung. Eine tiefe Kränkung sogar [...]" (Welsh 2023, 66). Die bildliche Ausgestaltung des genuin medizinischen Fachbegriffs zwecks Darstellung des Erlebenszusammenhangs bleibt aufrechterhalten. An einer anderen Stelle heißt es dementsprechend: „[D]ie Neurologin [...] nannte mir auch eine großartig herausfordernde Neuro-Psychotherapeutin, die bereit war, mit mir am Wiederaufbau meiner beleidigten Nervenbahnen und geschwächten Muskeln zu arbeiten [...]" (Welsh 2023, 76).

In ihrem Buch, einem persönlichen Bericht, erzählt Welsh primär vom Verstummen, von ihren Ängsten, vom körperlichen Elend des Ausgeliefert-Seins, von der eigenen Entfremdung und vom Kampf um die eigene Identität. Wiederholt wird die Spaltung zwischen Körper und Geist in Anschlag gebracht. Nicht zuletzt, angeregt durch den Substanzdualismus von René Descartes, ist diese Problematik eines der zentralen Themen der Philosophie des Geistes. Im Sinne dieser Tradition wird der Körper bei Welsh als ‚Haus für die Seele' metaphorisiert, ein Haus allerdings, das nun ‚renovierungsbedürftig' ist, in dem man sich aber mangels Alternativen einrichten muss: „Ich musste mich schließlich in einem Körper einrichten, der mir in keiner Weise passte, gleichzeitig zu groß und zu klein war, zu weit und zu eng [...]" (Welsh 2023, 75). Doch es gab auch Momente, in denen die Autorin sich in ihrem „Körper zu Hause und im Vollbesitz [ihrer] Kraft fühlte, eins mit [sich] selbst" (Welsh 2023, 64). Diese Leib-Seele-Spaltung zeigt sich in der Art und Weise, wie diese beiden Entitäten in ein Abhängigkeitsverhältnis gebracht werden: „Mein Körper fand aber auch immer wieder neue Möglichkeiten, mich daran zu erinnern, dass nicht er auf mich, sondern ich auf ihn angewiesen war" (Welsh 2023, 82).

Welshs Bericht kann als ein Zeugnis der Überwindung einer gewissen „Scheu vor dem Umgang mit Krankheit und Verlust" (Welsh 2023, 53) betrachtet werden, aber auch als eine Auseinandersetzung mit der eigenen „Unfähigkeit zu akzeptieren, dass Scheitern ein wichtiger Teil des Lebens ist" (Welsh 2023, 104). Die Optik, die Welsh mit ihrem Bericht konstituiert, findet sich in analoger Weise in der Schilderung der MS-Erkrankung eines Freundes, der sich anfänglich seiner Erkrankung verweigerte. Die Auseinandersetzung der Autorin mit dem Krankheitserleben ihres MS-kranken Freundes resultiert in einer Veränderung ihrer Perspektive. Die Analogie entspricht in etwa der Funktionsweise ihres eigenen Berichts: „Erst später begann ich zu ahnen, dass ich keinen ernsthaften Versuch unternommen hatte, die Dinge mit seinen Augen zu sehen" (Welsh 2023, 69).

Ein Detail ist an Welshs Buch auffällig. Dieses Detail verweist ihren Bericht in den Kontext der Erzählung *Störfall* von Christa Wolf aus dem Jahr 1987. In dieser Erzählung verbringt die Protagonistin einen Tag alleine in ihrem Elternhaus in Mecklenburg. Dies geschieht wenige Tage nach der Nuklearkatastrophe von Tschernobyl. Parallel dazu thematisiert die Erzählerin die Gehirnoperation ihres Bruders. Eine ähnliche Analogisierung von zwei unterschiedlichen bzw. scheinbar unzusammenhängenden Ereignissen, die, wie bei Wolf, nur als potenziell zu bezeichnen ist, findet sich auch in Welshs Bericht, in dem es heißt: „vom russischen Überfall auf die Ukraine erfuhren wir fast gleichzeitig mit der Diagnose, dass meine jüngste Schwester Blutkrebs hatte und Metastasen im Gehirn" (Welsh 2023, 76). Bei Wolf ist eine Analogisierung der beiden Ereignisse offensichtlich. Die Gehirnoperation des Bruders der Erzählerin wird mit dem naturwissenschaftlichen und technischen Fortschritt in Verbindung gebracht und das Gelingen der Operation von diesem Fortschritt abhängig gemacht. Andererseits führt dieser naturwissenschaftliche und technische Fortschritt in eine Katastrophe. Es wird also der eine Sachverhalt auf den anderen projiziert. Bei Welsh allerdings legt die Gleichzeitigkeit der Ereignisse ihre Analogisierung nur potenziell nahe und zwar im Sinne von metaphorischen Projektionen von Krankheiten auf gesellschaftliche Zustände und vice versa, wie wir es bspw. bei Fritz Zorn beobachten konnten.

12.2   Joachim Meyerhoff: *Hamster im hinteren Stromgebiet*

Der Burgschauspieler und Schriftsteller Joachim Meyerhoff erleidet im Alter von 51 Jahren einen Hirnschlag, „das Unglückszenarium schlechthin für einen Schauspieler" (Meyerhoff 2020, 27). In dem vorliegenden Roman *Hamster im hinteren Stromgebiet* wird die medizinische Historie eines Protagonisten geschildert, welcher vor einer Wiener Theaterpremiere einen ischämischen Insult erleidet. Daraufhin erfolgt ein stationärer Aufenthalt im Krankenhaus über einen Zeitraum von neun Tagen sowie eine anschließende therapeutische Behandlung. Die Auswirkungen der Schädigungen im Gehirn auf die Lebensqualität sind erheblich, insbesondere die mühsame Wiedererlangung der motorischen Fähigkeiten. Eben die Lokalisierung der Schädigungen im sog. ‚hinteren Stromgebiet' seines Gehirns, die zu den spezifischen Lähmungserscheinungen auf der linken Körperseite führte, diente als Inspiration für den Titel des Buches. Es war ein Kleinhirninsult (Meyerhoff 2020, 59), keine Blutung, Lysetherapie kommt zur Anwendung (Meyerhoff 2020, 45). Dem Patienten wird ein Infusionsschlauch angelegt: „Das war jetzt also meine Lösung. Das war der Zaubertrank, der den geronnenen Korken ziehen sollte" (Meyerhoff 2020, 46).

Der Roman *Hamster im hinteren Stromgebiet*, der als 5. Band des autobiographischen Romanzyklus *Alle Toten fliegen hoch* erschienen ist, ist eine komische und gleichzeitig eine düstere und zutiefst erschütternde Reise in unentdeckte Gebiete der eigenen Persönlichkeit. Im Roman kommt es gleich zu Beginn zu einem einschneidenden Erlebnis, das den Protagonisten in den Bann der Krankheit zieht. Der Autor beschreibt seinen Kampf um die Beherrschung seiner linken Körperhälfte. Folgender Vergleich ist für die

Mühsal dieses Kampfes bezeichnend: „Meine linke Hand stürzte wie eine führerlose Cessna ab und zerschellte an meiner Stirn" (Meyerhoff 2020, 108).

Und auch um die adäquate literarische Ausdrucksweise für seinen gesundheitlichen Zustand wird gekämpft. Der Autor ist sehr auf die Gegenwart des Erlebens und auf seinen persönlichen Ist-Zustand fokussiert. Das Thema des Buches scheint zunächst in einer selbstreferenziellen Auseinandersetzung mit der eigenen Sterblichkeit zu liegen. Doch *Hamster im hinteren Stromgebiet* ist keine verzweifelte und betroffen machende Klage. Der Roman ist vielmehr ein Versuch, sich erzählerisch zu befreien und seine Integrität wieder herzustellen. In einem Interview vom 9.9.2020 mit Anja Höfer für SWR2 Lesenswert-Magazin sagt Meyerhoff:

> Im Grunde ist der ganze Roman, den ich geschrieben habe, eigentlich ist der nur dafür da, diesem Wort [Schlaganfall: RM] etwas entgegenzusetzen, nämlich meine Art von Erzählen. [...] Damit nicht so eine Diagnose das Erzählen übernimmt, weil so ein Wort, das kann dazu führen, dass das alles bestimmt [...] plötzlich und man sich komplett in so eine Diagnose begibt [...] das alleine, die Feststellung, dass man das hat oder war oder ist, einem auch ein Stück der Biographie versucht zu entwenden. Und ich schreibe dagegen an, ich hol mir das Narrativ zurück.[3]

Der Schlaganfall ereignet sich, während er mit der älteren seiner beiden Töchter eine Hausarbeit über Bipolarität schreibt. Ihm wird schlecht, der Raum verliert seine Konturen. Sein linkes Bein beginnt zu kribbeln. Schauplatz des Geschehens ist hauptsächlich das Allgemeine Krankenhaus in Wien und die Handlung endet mit seiner Entlassung aus dem AKH. Die Hauptsorge des Ich-Erzählers ist, dass er seine Sprache verlieren könnte, also jener Umstand, dass auch seine berufliche Existenz in Frage gestellt ist. Die Rettung für ihn stellt zunächst sein Zweitberuf als Schriftsteller dar. Mehr denn sonst gilt bei ihm die Sprache als ein Überlebensfaktor. Sie hat ihm in seiner Lage geholfen. Der Schlaganfall trat im Kleinhirn auf, sodass das Sprachzentrum nicht betroffen war. Es handelte sich um einen Verschluss einer Arterie im hinteren Stromgebiet, wie der Ich-Erzähler in aller medizinischen Ausführlichkeit schildert. Die Behandlung dieses Verschlusses ist mit Hilfe von Medikamenten möglich. Einschränkungen der Motorik werden entsprechend therapiert und können ebenfalls behandelt und weitestgehend behoben werden.

Meyerhoffs Bericht zeichnet sich durch eine hohe Dichte an Bildlichkeit auf der Ebene der Repräsentation des Krankheitserlebens aus. Die Konnotationen

---

[3] https://www.swr.de/swrkultur/literatur/joachim-meyerhoff-hamster-im-hinteren-stromgebiet-100.html

des Schlaganfalls werden bereits durch die Assoziation mit einem gezogenen Schwert deutlich (Meyerhoff 2020, 7), womit unmittelbar der Bereich der Kriegsmetaphorik der Krankheit berührt wird. Ebenso wird die Personifikation der Krankheit als Feind (ggf. in einer kriegerischen Auseinandersetzung) in Anschlag gebracht: „Der Schlaf hatte einem weiteren Schlaganfall nicht die Zugbrücke heruntergelassen" (Meyerhoff 2020, 216). Und schließlich kommt ein weiteres bekanntes Sprachbild zum Tragen, das Bild der Krankheit als Raubtier:[4] „Schlaganfall. Mich hatte der Schlag getroffen. Der Begriff hatte mich mit einem Happs verschlungen, mich geschluckt, ohne zu kauen, und nun würde er mich verdauen, mich durch seinen stinkigen, meterlangen Darm pressen und als jemanden anderen wieder ausscheiden" (Meyerhoff 2020, 59). Das Wort beschäftigt Meyerhoff mehr als der mit ihm assoziierte medizinische Sachverhalt, es macht ihm auch mehr zu schaffen:

> *Schlaganfall.* Dieses Wort war jetzt zu mir gekommen und würde für immer bei mir bleiben. Ich hasste es jetzt schon. Ich würde mich durch das Nadelöhr dieses Begriffs hindurchquetschen müssen. Gegen die Diagnose hatte ich weniger einzuwenden als gegen das Wort. [...] Jetzt hüpften die Gedanken hinaus aus dem Wortgefängnis *Schlaganfall,* hinein in eine Serie, die ich als Kind gesehen hatte (Meyerhoff 2020, 59–60; Hervorh. im Original).

Diese metaphorische Konzeptualisierung des Schlaganfalls als Raubtier koppelt auch den Sachverhalt der Angst an dieses Bildfeld. Angst wird nämlich ebenfalls als gefährliches Raubtier konzeptualisiert: „[D]ie Angst schoss heraus wie eine Moräne und schnappte mich" (Meyerhoff 2020, 65). In diesem konkreten Beispiel kommt durch die Schlangenartigkeit des Tieres zusätzlich die christliche Symbolik der Schlange zum Tragen. Die Angst wird als eine rein destruktive Emotion betrachtet, die Vernichtung, Gewalt und Zerstörung verursacht. Sie wird auch bei Meyerhoff in diesem Sinne personifiziert, was sich in der folgenden Aussage widerspiegelt: „All die Ängste [...] machten Jagd auf mich" (Meyerhoff 2020, 249).

Bezeichnend ist bei Meyerhoff auch die Darstellung des Empfindens der Symptomatik des Schlaganfalls, die durchaus große Ähnlichkeit mit den Schilderungen der Anfangssymptomatik des Schlaganfalls bei Renate Welsh aufweist. Feste Strukturen lösen sich auf, sie werden amorph, Orientierung ist nicht mehr möglich. Dieser Zustand der Struktur- und Orientierungslosigkeit wird mittels Analogien zur Anschauung gebracht: „Wo waren nur die Ränder des Denkens hin? Ich lag gemütlich im Zentrum einer Kugel und um mich herum wölbte sich ein Kosmos an Möglichkeiten" (Meyerhoff 2020, 260).

---

4 Vgl. Ausführungen zu Arno Geigers Buch *Der alte König in seinem Exil* in diesem Band.

„Wenn das Universum einen Schlaganfall bekäme, würden die Planeten ins Schlingern geraten, ihre Umlaufbahnen verlassen und für den Rest aller Zeiten unberechenbar durchs All eiern" (Meyerhoff 2020, 281). „Innerhalb der nächsten Sekunden zerfiel der Raum um mich herum. [...] [S]anfte Wellen schwappten durchs Mauerwerk. [...] [D]ie Zimmerdecke erschlaffte, hing durch und blähte sich mir entgegen" (Meyerhoff 2020, 9), „Haut und Muskeln fühlten sich zäh, ja teigig an" (Meyerhoff 2020, 231). Die Nacht im Krankenhaus erlebt Meyerhoff als ein „traumatisches Kaugummi" (Meyerhoff 2020, 161).

Dadurch verliert sich auch der Bezug des wahrnehmenden Ichs zu einem durchstrukturierten Umfeld: „mein linkes Bein [...] verlor seine für mich eindeutige Position im Raum" (Meyerhoff 2020, 9). Diese Darstellung der Auflösung von Strukturen wird kontinuierlich fortgesetzt:

> [I]n die Gedanken hinein fiel ein gleißendes Licht, wodurch sie wie Luftspiegelungen zerflimmerten. [...] Die Winkel des Zimmers schwangen auf und zu, schnappten nach mir. Die gesamte Geometrie des Raumes war in Auflösung begriffen und drehte mich durch die Mangel. Gegenstände und Wände gaben ihre feste Form auf, fransten aus, wucherten in- und übereinander, schmolzen, verflüssigten sich und schlugen über mir zusammen, verschluckten mich. [...] [M]ein Zeitgefühl war ebenso wie mein Raumgefühl verrutscht (Meyerhoff 2020, 10, 17 und 21).

Jegliche temporalen oder spatialen Limitierungen waren aufgehoben. Die nunmehr maßgebende Struktureinheit ist die vertikale Spaltung in zwei Körperhälften, die als ein mit chirurgischer Präzision durchgeführter Schnitt in die alte, unversehrte und die taube, fühllose, „wegradierte Seite" (Meyerhoff 2020, 11) empfunden wird.

Bekanntlich können bei einem Schlaganfall alle kognitiven Fähigkeiten betroffen sein. Dazu gehören auch Beeinträchtigungen des Gedächtnisses und der Sprachfähigkeit. Infolgedessen ist es Meyerhoff darum zu tun, seine Gedächtnisleistung zu testen. Bezeichnend an dieser Stelle ist der Gebrauch der Liquid-Metapher. Im Bildfeld ‚Wasser', das eines der Ursprungsbilder (Feuer, Wasser, Erde, Luft) darstellt, vollzieht sich auch Meyerhoffs Konzeptualisierung des Gedächtnisverlustes: „[U]m mich zu vergewissern, dass meine Erinnerung nicht gerade dabei war, zu kentern und für immer in der Tiefsee zu versinken, machte ich einen Selbsttest und suchte nach irgendwelchen Textzeilen" (Meyerhoff 2020, 12). Ein See oder Teich fungiert als Metapher für die menschliche Seele bzw. das menschliche Bewusstsein. Wasser kann daher als ein Spiegel der Seele interpretiert werden. Zum Unterschied von der Fluid-Metapher wird in der Liquid-Metapher die Verflüssigung von Strukturen mit dem Endzustand der Bewegungslosigkeit (im Sinne von

Bewusstlosigkeit, Unbewusstheit) zum Ausdruck gebracht. Man erkennt in tiefen Gewässern nicht, was sich in der Tiefe verbirgt. Erinnern wir uns, was Hans Blumenberg (2012) im Zuge seiner Analysen zum Eisberg-Motiv in den psychologischen Studien des frühen 20. Jahrhunderts erkannt hatte. Durch die Verwendung des Eisberg-Motivs wird die menschliche Psyche metaphorisch konzeptualisiert. Der unsichtbare Teil des Eisbergs wird von Wassermassen verdeckt und unsichtbar, somit auch für das Bewusstsein unerreichbar gemacht. Gegen diesen Zustand zu arbeiten heiß, sich über Wasser zu halten. Und um im Bildfeld zu bleiben, schreibt Meyerhoff: „War denken jetzt wie schwimmen? Würde ich ertrinken, wenn ich für einen Augenblick mit dem Erinnern aufhörte?" (Meyerhoff 2020, 13). Die vorliegende Sachlage birgt das dringliche Potenzial zur Ausbildung einer Petrifizierung: „Meine Augen zwei Türspione im Betongesicht als einzige Verbindung zur Außenwelt, der Rest erstarrte Lava" (Meyerhoff 2020, 66). Es ist ein Zustand, der nach Bewegung verlangt und nur durch Bewegung (einschließlich mentaler Bewegung) abgestellt werden kann: „Ich musste mich durch Erinnerungen wiederbeleben" (Meyerhoff 2020, 13). Die Bewegungslosigkeit führt zu einem Gefühl, das mehrheitlich durch Vergleiche und Analogien ausgedrückt wird. Der Schlaganfall wird primär als plötzliche und starke Einschränkung der körperlichen und geistigen Fähigkeiten wahrgenommen und daher als „Vollbremsung" (Meyerhoff 2020, 158 und 176) metaphorisiert. Andererseits hat Meyerhoff das Gefühl, „als wäre [er] in Wachs getaucht" (Meyerhoff 2020, 52). Und an einer anderen Stelle heißt es: „Berührungen [der Krankenschwester: RM] [hinterließen] den Eindruck, als würde sie mir Dellen ins Fleisch drücken" (Meyerhoff 2020, 46). In einer Vielzahl von Bildern und Vergleichen wird die Bewegungslosigkeit dargestellt, bis hin zur Selbstidentifizierung als „gekappte Marionette" (Meyerhoff 2020, 20).

Der Drang nach Bewegung wird in einem Bild enggeführt mit der Semantik der Wasser-Metapher: „Mein Ich, war ich sicher, würde sich auflösen im Stillstand. Nur das Tempo meines Lebens hielt mich an der Oberfläche. Wenn man jedoch einem Wasserskiläufer in voller Fahrt die Verbindung zum Boot kappt, ändert sich Grundlegendes für ihn" (Meyerhoff 2020, 53). Beides beruht auf der wurzelgleichen Analogie, wie auch das folgende Beispiel die Funktionsweise dieser Analogie eindrücklich vorführt: „Ich dachte an das Stück, in dem ich nun nicht mitspielen würde, dessen Text ich aber schon komplett konnte. Wie ein niemals zu Wasser gelassenes Boot würden die Worte nach und nach in mir verrotten" (Meyerhoff 2020, 193–194). Die Erinnerungen, die in der Tiefsee zu kentern drohen, wollen in Bewegung gebracht werden. Darum sagt sich Meyerhoff Verse vor, die ihm diese vitale Beweglichkeit verleihen sollen: „[D]ie Verse federn leicht wie junge Gelenke" (Meyerhoff 2020, 28).

Wie bei Renate Welsh, die das persönliche Schicksal, die Blutkrebs-Diagnose ihrer jüngsten Schwester, mit dem russischen Überfall auf die Ukraine durch die Gleichzeitigkeit beider Ereignisse zusammendenkt, wird auch Meyerhoffs Schlaganfall mit einem historischen Ereignis, dem Untergang des Frachters Estonia, in Verbindung gebracht:

> Neben den metallischen Schlägen an die Bordwand gab es noch eine beunruhigende Vibration, die sich durch das Metall zitterte. Ich lag da und dachte an den Untergang der *Estonia*. Innerhalb von wenigen Minuten war sie in der Ostsee abgesoffen, da der Sturm die riesige Ladeluke aufgebogen und abgerissen hatte und die Wassermassen ungebremst in den Frachtraum gestürzt waren. Hatten damals die Gäste auch zuerst diese Vibration wahrgenommen? War sie ein Vorbote des Unheils? Und war das, was gerade in meiner linken Körperhälfte die Nerven elektrisierte, eventuell auch nur die Ankündigung von etwas Größerem? (Meyerhoff 2020, 99)

Meyerhoffs Text zeichnet sich durch einen durchaus positiven Bezug zur Medizin als Wissenschaft aus, nicht aber unbedingt zu medizinischen Einrichtungen. Das medizinische Spezialwissen kommt, wie bei Renate Welsh auch, nur in einem geringen Umfang zum Tragen. Bezeichnend für diesen Abstand vom medizinischen Diskurs ist folgende Passage, in der der Befund wörtlich zitiert wird. Die zitierte Passage wird auch typographisch hervorgehoben: „*1,5 cm großes Insultareal in der linken Kleinhirnhemisphäre. Kein Nachweis einer rezenten intra- oder extrazerebralen Blutung. Die inneren und äußeren Liquorräume normweit. Unauffällige Strömungsverhältnisse. Verdacht auf Wallenberg Syndrom. Pat stabil*" (Meyerhoff 2020, 245). Von Interesse ist vor allem die Lesart des Autors und seine bezeichnend künstlerische Reaktion nach der Konfrontation mit einer derart geballten Ladung von Fachtermini: „Die Sätze gefielen mir. Das war praktisch angewandte Poesie" (Meyerhoff 2020, 245). In der Besprechung seines Befundes mit einem Mediziner kommt es letztlich und folgerichtig zur Poetisierung der medizinischen Spezialterminologie: „,Aber schauen Sie hier, Ihr gesamtes hinteres Stromgebiet sieht sehr gut aus.' ,Heißt das wirklich so?' ,Ja, hinteres Stromgebiet.' ,Klingt ja toll, nach Flusslandschaft'" (Meyerhoff 2020, 246).

12.3 Kathrin Schmidt: *Du stirbst nicht*

Der autobiographische Hintergrund des Romans *Du stirbst nicht* der deutschen Autorin Kathrin Schmidt ist grundlegend. Sie erlitt im Jahr 2002 eine Gehirnblutung und fiel in ein Koma. Ein geplatztes Hirnaneurysma und in der Folge ein Schlaganfall lautete die Diagnose. Die Autorin erlitt eine Hirnblutung, wurde notoperiert, litt an Aphasie und blieb halbseitig gelähmt. Ihren Zustand nach dem Vorfall beschrieb Schmidt bei einer Lesung folgendermaßen: „Mit diesem Roman habe ich mich aus dem Sumpf der Sprachlosigkeit gezogen."[5]

Zu Beginn der Erzählung erwacht die Protagonistin Helene Wesendahl aus der Narkose und stellt als erstes fest, dass sie ihren Körper nicht mehr kontrollieren und sich nicht mehr sprachlich ausdrücken kann. Es kommt ihr vor, „als ob noch vor der Übersetzung ins gesprochene Wort der Bauplan der Rede einstürzt und sie unmöglich macht" (Schmidt 2009, 79).

Kathrin Schmidt ist auf der Suche nach einer adäquaten Ausdrucksform für Phänomene, die als Angst oder Schrecken bezeichnet werden können. Diese Phänomene sind mit der Grenze zwischen Leben und Tod assoziiert, die durch zivilisatorische Prozesse entstanden ist und die gleichsam als ein historisch konstruiertes Phänomen verstanden werden kann. Die zentrale Problematik des Buches ist der Verlust der Kohärenz der Welt, das heißt der Fähigkeit, die Welt in der früher bekannten Komplexität in der Sprache zu modellieren. Im Mittelpunkt der Analyse steht die Kategorie des individuellen Gedächtnisses, genauer gesagt des episodischen Gedächtnisses, in dem Ereignisse in ihrer zeitlichen Reihenfolge gespeichert werden. Die isolierten Elemente des episodischen Gedächtnisses werden von der Autorin im Buch sukzessive rekontextualisiert, was in der Erkenntnis und infolgedessen in der Selbsterkenntnis münden soll. Es mangelt der Protagonistin an der Fähigkeit, die isolierten Elemente sinnvoll mit etwas zu verknüpfen, dessen sie sich sicher sein könnte. Der Roman betont, dass die einzelnen Elemente des episodischen Gedächtnisses sukzessive in einen neuen Kontext überführt werden müssen. Er thematisiert die Problematik, dass der Mensch plötzlich nicht mehr in der Lage ist, sich verbal auszudrücken, seinen Willen oder seine Bedürfnisse zu artikulieren. Dies wirft die Frage auf, auf welche Weise diese Erfahrung zum Ausdruck gebracht werden kann.

Der vorliegende Roman zeichnet sich durch eine stoische Ruhe aus, mit der die plötzliche Unfähigkeit des Menschen, sich zu artikulieren und seinen Willen oder Bedürfnisse auszudrücken, geschildert wird. Der Zustand der Protagonistin führt zu einer vollständigen Abhängigkeit von ihrem sozialen Umfeld. In diesem Zusammenhang stellt sich die Frage, inwiefern diese Erfahrungen die bildliche Rede prägen. Es ist von besonderem Interesse, die persönliche Lage der Protagonistin sowie das Kommunikationssystem, in dem sie sich bewegt, zu analysieren.

---

5 https://www.aerzteblatt.de/archiv/66930/Kathrin-Schmidt-Wider-den-Sumpf-der-Sprachlosigkeit

Die Bildlichkeit des Textes manifestiert sich insbesondere in der Darstellung der Ruptur des Aneurysmas und der damit einhergehenden pathophysiologischen Umstände. Metaphern werden vereinzelt in Bezug auf zwischenmenschliche Beziehungen, Freundschaft, Liebe sowie historische Ereignisse wie den 11. September 2001 oder die Jahrhundertflut in Dresden 2002 eingesetzt.

Das Erleben der Erkrankung und die sprachliche Darstellung der Reflexion der existentiellen Grenzerfahrung sind zwei Seiten einer Medaille. Das pathophysiologische Profil einer Subarachnoidalblutung prägt aus naheliegenden Gründen die Verwendung von Metaphern in Bezug auf die Zieldomäne, wobei sich eine verlässliche Systematik abzeichnet, die den strukturellen Aufbau des pathologischen Zustands widerspiegelt. Zu den vermittelten Inhalten gehören Symptome, Ursachen, pathophysiologische Prozesse und der Prozess der Erholung. Vor diesem Hintergrund können wir feststellen, dass folgende Zieldomänen am häufigsten vertreten sind: Erinnerungen, Amnesie, Vergangenheit, Wahrnehmung, Denken, Verstehen, Erkenntnis, Emotionen (Angst, Unsicherheit, Wut), medizinische Instrumente und medizinisches Personal, die Ruptur des Aneurysmas, die Krankheit an sich, Selbstwahrnehmung und Selbstempfinden, die Protagonistin als Patientin, Körperteile und Sprache.

Im Kontext der Symptomatik der Krankheit werden Erinnerungen metaphorisch dargestellt, wobei diese als Bruchstücke, Fetzen oder vereinzelte Elemente beschrieben werden. Darüber hinaus existiert eine Vielzahl von Metaphern, die den Verlust des Gedächtnisses beschreiben und die eng mit der Vergangenheit verknüpft sind. Der Gedächtnisverlust wird metaphorisch als Finsternis, als finstere Grube oder Loch, als dunkles Fass oder hohle Kugel dargestellt. Eine besonders signifikante Szene ist in diesem Zusammenhang folgende: „Ihre Freundin Inga wollte sie [die Protagonistin: RM] besuchen, wurde zum Eintreten ermuntert, aber eine tiefe Fallgrube muss hinter der Tür sein. Sie ist hineingestürzt. [...] Ah, da ist sie ja wieder [...]. Bestimmt war es nicht leicht, aus der Grube herauszukommen, was?" (Schmidt 2009, 8–9).

Infolge der Ruptur eines Aneurysmas wird der Zeitraum vor der Ruptur metaphorisch durch eine Plane verdeckt. Es kann jedoch beobachtet werden, dass sich diese Plane in einer Bewegung befindet. Dies ermöglicht die Aufnahme von Erinnerungsfäden: „[D]ie letzten Monate vor dem Platzen des Aneurysmas sind ja hinter luftigen, duftigen Vorhängen verborgen [...], mehr als Zipfel von Ideen [...] bekommt sie noch nicht zu fassen" (Schmidt 2009, 241).

Die Amnesie hat signifikante Auswirkungen auf die Konzeptualisierung von Vergangenheit. Die Analyse zeigt, wie die Vergangenheit als ein verhüllter, nicht einsehbarer Bereich dargestellt wird, der sich hinter einem Vorhang oder einer Plane verbirgt. Ein Beispiel aus dem Text lautet: „Neuerlich hebt sich ein

Streifen Plane vom Bild [...]" (Schmidt 2009, 87). Die Untersuchung zeigt auf, dass die erinnerten Sachverhalte in einem abgedeckten oder abgetrennten Bereich verharren.

In der Konzeptualisierung dieses komplexen Bereichs zwischen Erleben und Erinnern spielt das Denken, genauer gesagt, spielen Gedanken, eine wesentliche Rolle. Der gesamte Zielbereich wird mit der Analogie des Fließens dargestellt, die etymologisch mit Fliegen verknüpft ist. Die fließende Bewegung des Denkens wird metaphorisch dargestellt als eine gleichmäßige, jedoch unregelmäßige Regung, die als „Plätschern der Worte im Redefluss" beschrieben wird: „Wenn er [Matthes, Helenes Partner: RM] spricht, schwimmt sie im Verstehen drei, vier Sätze auf gleicher Höhe, schnell wird es zu viel, kommt es nur noch zum punktuellen Auftauchen, bis sie ganz und gar abgesoffen ist" (Schmidt 2009, 270). Das Denken von Helene schwankt, schwebt oder treibt im Wasser, da es sich als eine Regung im fluiden Umfeld vollzieht. Die zentralen bildlichen Konzepte für die Domäne des Denkens schlechthin sind Fließen, Rinnen, Rieseln und Fliegen. Dieses Bild begegnet dem Beobachter auf Schritt und Tritt: „[D]ie Buchstaben [...] sind durch den Rost gefallen. [...] Da flattert alles, was ein Gedanke hätte werden können, wie ein Schwarm Fledermäuse durch die Dämmerung [...]" (Schmidt 2009, 88 und 300).

Es sei darauf hingewiesen, dass Phänomene der Wahrnehmung, ähnlich wie Erinnerungen, als isolierte Elemente betrachtet werden können. In diesem Kontext manifestiert sich keine genuine Wahrnehmung in festgefügten Strukturen, sondern lediglich eine gestaltlose Assemblage loser Elemente und Gegenstände: „[S]ie nimmt nicht wirklich wahr [...] es ist ein Nebeneinander von Personen und Dingen [...] die sie in keinerlei Beziehung zueinander zu setzen vermag [...]" (Schmidt 2009, 253). So lässt auch die Information „ein lächelnder Mann" den Zusammenhang zwischen „Mann" und „Lächeln" nicht erkennen. Je länger die Protagonistin den Mann imaginiert, „umso seltsamer findet sie sein Lächeln. Angepflockt hängt es zwischen den Wangenknochen wie eine Salzgurke" (Schmidt 2009, 7).

Es kann mit Jürgen Straub festgehalten werden, dass Menschen, die mit den Fragmenten ihrer zerrütteten Biographie konfrontiert sind und keine Möglichkeit haben, diese zu einem kohärenten Ganzen zu verknüpfen, in einer inkohärenten Verfassung sind. Sie sind weder imstande, einen klaren Bezug zu ihren Ursprüngen herzustellen, noch eine Richtung für ihre Zukunft zu bestimmen. Dies ist auf ein Defizit an „narrativer Synthese" zurückzuführen, welches eine grundlegende Voraussetzung für die autonome Lebensführung darstellt (Straub 2019a, 255). Schmidts Roman leistet eine solche narrative Synthese. Nach dem Hirnschlag befindet sich Helene Wesendahl in einer solchen prekären Situation. Ihre Lebensgeschichte ist durch eine

Vielzahl von negativen Ereignissen und Erfahrungen geprägt, was zu einem umfassenden Verlust an psychischer Stabilität geführt hat. Es ist erforderlich, die einzelnen Elemente ihrer Lebensgeschichte zu analysieren und diese in einer rekonstruierten Form wiederzuerlangen. Straub führt aus, dass sich die personale Identität auf das Bewusstsein einer Person von der eigenen Autonomie bezieht (Straub 2019a, 33–34). Die Bestimmung der Einheit einer nämlichen Person geht demnach Hand in Hand mit der Zuschreibung von Autonomie. Die Protagonistin zeigt Angstsymptome im Zusammenhang mit der Erwartung, ihre Autonomie zu verlieren und fremdgesteuert zu werden. Sie verweigert die Teilnahme an einem Betreuungsverfahren (Schmidt 2009, 309) und zeigt eine generelle Abwehrhaltung gegenüber jeglichen Versuchen, ihre Autonomie zu beschränken. In einer Textpassage wird die Protagonistin mit einer Frau assoziiert, die ihren Arm an einen Schlauch anschließt, was als Metapher für eine potenzielle Fremdsteuerung interpretiert werden kann (Schmidt 2009, 9). Auch die damit zusammenhängende Netz-Symbolik wird im Buch sehr anschaulich ausgeführt: „Die linke Hand liegt fest, ein Schlauch steckt darin. Ist sie etwa immer noch am Netz, wird sie etwa immer noch ferngesteuert? [...] Warum kann sie die Hand nicht bewegen? Bestimmt haben die über das Netz alle ihre Bewegungen unter Kontrolle" (Schmidt 2009, 12).

Straub konstatiert: „Erst die Kontinuität und Kohärenz verbürgen, zusammen mit den (zumindest partiell) autonomen Akten reflexiver Subjekte, die Identität einer Person" (Straub 2019a, 133). Autonome Akte sind im Falle der Protagonistin Wesendahl, aufgrund ihrer Aphasie, die sich infolge eines geplatzten Aneurysmas entwickelt hat, nicht möglich. Allerdings ist ein Wille, durch intrinsisches Interesse motiviert zu handeln, gegeben. Dieser Sachverhalt ist von Relevanz. Diesbezüglich ist die folgende Sequenz als erhellend zu betrachten: „Ach, ist das dumm, dass sie nichts sagen kann. Warum kann sie eigentlich nichts sagen? Im Kopf formt sich doch vor, was sie eigentlich sagen möchte. Aber es kommt nicht aus dem Mund heraus" (Schmidt 2009, 19).

Die Fragwürdigkeit der Identität von Helene Wesendahl teilt sich insbesondere in der Frage mit, ob sie ihren echten Namen zu tragen glaubt. Ihre Verwirrung darüber, ob sie Helene heißt, verdeutlicht die Ambivalenz ihrer Selbstidentität. Die metaphorische Verbindung zwischen ihrem Namen und ihrem Aneurysma – „Aneurysma, das klingt schön, findet sie. Ein weiblicher Vorname: Aneurysma Wesendahl" (Schmidt 2009, 34) – unterstreicht ihre innere Zerrissenheit. Die Verweigerung der Unterschrift unter offizielle Dokumente reflektiert ihre mangelnde Bereitschaft zur namentlichen Deklaration ihrer selbst, die durch die metaphorische Verbindung zwischen ihrer Identität und ihrem Aneurysma verstärkt wird. Ihre Ablehnung, den Namen „Helene" zu tragen, verdeutlicht eine tiefgreifende Krise der Selbstidentität. „Sie suhlt sich in der Vorstellung, Aneurysma zu heißen" (Schmidt 2009, 34). Solange die Identität des Namens noch nicht festgestellt werden kann und er nur angenommen werden muss, ist eine namentliche Deklaration ihrer Identität unmöglich. Auch die Unterschrift unter einem amtlichen Zettel wird von Helene Wesendahl verweigert: „Eine Unterschrift konnte sie einfach nicht leisten. Sie wollte auch nicht, solange sie sich nicht bei klarem Verstande fühlte" (Schmidt 2009, 229).

Für ein Verständnis von Individuen, die sich durch bestimmte Eigenschaften auszeichnen, müssen diese Personen als konsistent und kohärent aufgefasst werden. Schmidt konzeptualisiert diese Kohärenz und Kontinuität anhand der Metapher des „Erinnerungsfadens", an dem sich die Protagonistin entlanghangelt (Schmidt 2009, 39). Ebenso wird das Erinnern als Akt der Herstellung von Kohärenz und Kontinuität konzeptualisiert, indem die Faden-Metapher angewendet wird: „Sie hat schon gemerkt, dass das Erinnern gut geht, wenn sie ein Seil auswirft. Es verhakelt sich dort, wo es im Dunkel ist, und sie kann sich daran vorwärtsziehen" (Schmidt 2009, 93).

Die Protagonistin befindet sich in einer komplexen Beziehungsdynamik mit Matthes, Helenes Partner, der die Vergangenheit repräsentiert. Diese Verbindung ist durch eine Vielzahl von Verflechtungen gekennzeichnet, die es der Protagonistin unmöglich macht, sich einfach von dieser zu lösen und sich neu zu orientieren. Dies ist auf ihre Angst vor Vereinzelung zurückzuführen. Im Prozess des aktiven Erinnerns greift sie nach einem Fragment ihrer Erinnerung und „zieht, zerrt, versucht zu entwirren" (Schmidt 2009, 273).

Straub hält fest: „Zerbrochene Menschen [...] erinnern uns nicht zuletzt daran, dass man sich nicht dafür zu schämen braucht, dem eigenen Selbst eine bestimmte Gestalt verleihen zu wollen [...]" (Straub 2019a, 51). Helenes Erinnerungen bleiben demnach in der Regel ohne Form. Sie sind ausgesprochen unstrukturiert: „An das Auspusten von Eiern muss sie dabei denken: das Wissende platscht womöglich wie ein Dotter, mit Eiweiß gemischt, einfach hinab" (Schmidt 2009, 274). Die sukzessive Rekonstruktion der verlorenen Kohärenz erfolgt unter beträchtlichem Aufwand, wobei eine Diskontinuität in Kontinuität transformiert und das „Heutegesicht in alte Zeiten montiert" wird (Schmidt 2009, 67).

Gemäß Straub gewährleistet die Identität, dass Individuen über einen längeren Zeitraum hinweg ein Gefühl der Ausgewogenheit und eine solide perspektivische Ausrichtung entwickeln können (Straub 2019b, 18). Ist die Identität, wie im Fall von Helene Wesendahl, beeinträchtigt, resultiert daraus ein Gefühl der Orientierungslosigkeit: „Sie ist ein abgehängter Karren, der ohne Pferd seine Richtung nicht findet. Nicht einmal dessen ‚Räder' scheinen sich auf einen Kurs einigen zu können" (Schmidt 2009, 308–309).

Abgesehen von ihrer Funktion, Orientierungslosigkeit zu verhindern, kann Identität auch als Fessel erfahren werden. Dieser Gedanke manifestiert sich ebenfalls in Straubs Überlegungen. Er beschreibt die „Fesseln einer lebensgeschichtlichen Vergangenheit" und betont, dass die permanente Reflexion über das Vergangene und die emotionale Erinnerung an dieses eine „stählerne Kette" bilden können (Straub 2019a, 106). In ihrer gemeinsamen Vergangenheit sahen sich die Protagonisten, Helene und ihr Partner Matthes, in Anbetracht ihrer enger gewordenen Beziehung außerstande, die an sie gebundene Leine, die sie aneinander führte, auch nur für einen Augenblick aus der Hand zu geben: „Dabei hatte sich die Leine zwar ausgeleiert, war nicht mehr knapp armlang wie in ihren ersten Jahren [...] aber sie spürten sie ständig, sie war ihnen heilig, die Fessel" (Schmidt 2009, 316–317). Helene empfindet die Leine als eine Art Pflicht, die sie nicht hinterfragen darf. Dieser Vorgang einer wechselseitigen Domestizierung beschreibt den Prozess, in dem sich die betreffenden Personen als ursprünglich frei empfundene und autonome Handlungssubjekte in ein Abhängigkeitsverhältnis zueinander entwickeln. In Anbetracht der vorübergehenden Einstellung der Erinnerungsarbeit stellt sich nun die Frage: „Wo ist sie eigentlich jetzt, die Leine?" (Schmidt 2009, 317).

Die Protagonistin verspürt eine Abgrenzung von ihrer Umwelt, was als ein Inseldasein interpretiert werden könnte. Es lassen sich hierbei Parallelen zu anderen analysierten (Auto-)Pathographien ziehen. Es ist festzustellen, dass die Protagonistin für sich die Möglichkeit sieht, diesen Zustand zu beheben:

> [G]ehen von ihr nicht vorsichtige Triebspitzen aus? Auf einmal bemerkt sie die gläserne Kugel um sich herum. An einer Stelle, einem winzigen Punkt nur, hat es eine kräftigere Ranke geschafft, das Glas zum Splittern zu bringen, und durch dieses Loch hat sie eben die eingestürzten Türme [die Twin Towers des World Trade Centers: RM] sehen können. [...] Sie muss diesen verdammten Efeu [...] dazu bringen, die Kugel platzen zu lassen! [...] Sie kann es nicht fassen, dass es *die Welt* gibt da draußen, sie hatte bis heute Kanäle in die Vergangenheit zu graben versucht, die doch immer nur ihre eigene Vergangenheit gewesen war, hatte den Film zu rekonstruieren versucht, dessen Hauptheldin sie immer noch ist (Schmidt 2009, 123; Hervorh. im Original).

Des Weiteren existiert ein wichtiger Aspekt, der als Identitätsanker bezeichnet werden kann: die Identität als Schriftstellerin. Die Verbindung zwischen dem Ich und der Rolle als Schriftstellerin ist durch das beschädigte Gehirn infolge eines Hirnschlags unterbrochen. In der Textpassage wird dies durch den Satz beschrieben: „Zwischen einem möglichen Gedicht und Helene Wesendahl gähnt ein Loch. Ein schwarzes" (Schmidt 2009, 42). In einer leicht modifizierten Form wird diese Formulierung erneut aufgegriffen: „Zwischen ihr und einem möglichen Gedicht gähnt ein sehr schwarzes Loch" (Schmidt 2009, 250).

12.4 Sobo Swobodnik: *Gaza im Kopf*

Swobodniks Erzählung *Gaza im Kopf* ist eine Autopathographie, die mit der Diagnose eines Aneurysmas im Gehirn ansetzt und sich durchgehend stark auf den subjektiven Erfahrungshorizont des Ich-Erzählers fokussiert. Hirnaneurysma ist eine Diagnose, die einem Todesurteil gleichkommt, denn die Ruptur eines Aneurysmas endet sehr oft letal: „Eine 7 mm kleine Aussackung kann im Handumdrehen einen kompletten, hochkomplexen Organismus zerstören, ein Leben, eine Welt" (Swobodnik 2015, 57). Im Text geht es also um die Bewusstwerdung der eigenen Empfindungen und Gedanken angesichts der potenziell tödlichen Krankheit und in Aussicht auf die eigene Sterblichkeit.

Im Jahr 2014 wird bei Swobodnik ein Aneurysma in der Nähe des Hirnstamms diagnostiziert, das jederzeit reißen kann. Bis zum angesetzten Operationstermin vergehen zwei Monate. In dieser Zeit versucht sich der Protagonist, mit sich selbst, mit der Krankheit und mit dem Leben unter diesen Umständen auseinanderzusetzen und sich gegebenenfalls neu auszurichten. Das Buch besteht aus 2 x 99 Annäherungen (kürzeren Kapiteln) an einen prekären Zustand. Swobodnik beschreibt diese Zeit als eine Konfrontation mit einem Feind, er personifiziert die Aussackung (Ausbuchtung), er nennt sie einen Bastard und dreht seinen achtzehnten Film, in dem er selbst die Hauptrolle spielt. Der Dokumentarfilm trägt den bezeichnenden Titel *Bastard in Mind* und wurde 2022 präsentiert. Auch in diesem Film werden die Monate zwischen der Diagnose und der Operation aufgearbeitet. Emotionen wie Angst, Wut und Verzweiflung spielen hier eine große Rolle und werden im steten Ringen um Sagbarkeit entsprechend häufig metaphorisch konzeptualisiert. Nach dem chirurgischen Eingriff, bei welchem dem Protagonisten ein Titanclip eingesetzt wurde, fängt für ihn ein neues Leben an und er versucht herauszufinden, was von seiner alten Identität in dem neuen Leben einen Fortbestand hat und was unwiederbringlich verloren ist.

In dieser thematischen Gemengelage steht die Frage nach der personalen Identität im Vordergrund. Ähnlich gestaltet wurde der Roman *Du stirbst nicht* von Kathrin Schmidt. Um den Unterschied der Sachverhalte in den beiden Texten zu verdeutlichen, sei festgehalten: Es handelt sich bei Swobodnik nicht um eine Ruptur des Hirnaneurysmas und die damit verbundenen Folgen wie Koma, Körperlähmung oder Aphasie, sondern um eine akute Bedrohung und um das Wissen, es könnte jeden Moment der Tod eintreten. Die Rede ist also von einem Damoklesschwert, das über dem Ich-Erzähler hängt und die Ausgangslage des Erzählens bildet. Der erzähltechnische Unterschied zu Schmidts Roman besteht darin, dass aus der Ich-Perspektive erzählt wird. Ähnlichkeiten bestehen auf der Ebene der Integration von medizinischem Spezialwissen in den literarischen Text. Es werden bei Swobodnik Zitate medizinischen Inhalts aus Fachtexten oder aus Arztbriefen eingesetzt, diese werden entsprechend typographisch kenntlich gemacht und die Quellen werden korrekt angegeben. Integriert werden Referenztexte aller Couleur, die mal wörtlich zitiert, mal paraphrasiert werden, oder es wird nur der Name des jeweiligen Autors genannt.[6] Auf diese Weise entstand ein Netz intertextueller und interdiskursiver Elemente, eine mentale Landkarte, an der sich der Autor orientierte.[7] Diese Karte verliert nach dem einschneidenden Ereignis, der Diagnose und mehr noch durch den chirurgischen Eingriff, weitestgehend ihren orientierenden Sinn. Es geht also um die Vulnerabilität des eigenen Gehirns. An die damit verbundene Brüchigkeit der eigenen Identität wird von Anfang an über diesen Fixpunkt herangegangen und die Individualität generell in Frage gestellt, indem der Erzähler über sein Gehirn sagt: „Ich wette, ich könnte Ihnen meines als Ihres unterjubeln und Sie würden es nicht einmal bemerken" (Swobodnik 2015, 9).

Die titelgebende Analogie wird wie folgt erläutert: „Gaza im Kopf. Die israelische Regierung rät der Zivilbevölkerung in Palästina sich bei den Bombenangriffen in Sicherheit zu bringen. Was für ein Zynismus! Genauso fühle ich mich. Mein Gaza war ab jetzt im Kopf. Und kein Platz weit und breit, um sich zu verstecken" (Swobodnik 2015, 15). Die besagte Analogie steht metaphorisch für die Ausweg- und Hoffnungslosigkeit, die dem Krankheitsbild physiologisch entspricht. Diese erzählen zu können bedeutet für den Erzähler eine Art mentale Ausrichtung. Wenn für Jürgen Straub „Selbstthematisierungen [...] überwiegend Antworten auf *praktische Probleme*" sind (2019a, 16; Hervorh. im Original), so sieht der Erzähler den Sinn der Kunst und der Literatur in der therapeutischen Funktion, die der Autopathographie ja zugestandenermaßen anhaftet. Und er fragt sich entsprechend: „Was kann Kunst denn dann? Vielleicht: sichtbar machen, zeigen, bewusst werden lassen. Oder einfach der Hilf- und Hoffnungslosigkeit Ausdruck verleihen. Den Stillstand in Bewegung versetzen" (Swobodnik 2015, 15).

Es zeichnet sich eine metaphorische Struktur des Textes ab. Was durchaus naheliegend ist, finden sich Metaphern zum Aneurysma und zum psychischen Zustand des Betroffenen, aber auch Metaphern mit den Zielbereichen

---

6   Michel Houellebeck, Wolfgang Herrndorf, Fritz J. Raddatz, Tor Ulven, Thomas Bernhard, Julie Zeh, Peter Nádas, Martin Heidegger, Elias Canetti, Albert Camus, Franz Kafka, Hans Henny Jahnn, Peter Handke, Heiner Müller, Werner Schwab, Georg Trakl, Tomas Espedal etc. Erwähnung finden aber auch Schauspieler, Musiker und andere Künstler wie Ben Wagin, Hermes Phettberg, Laurie Anderson oder Kurt Cobain.

7   Rolf Parr spricht von „mentalen Landkarten" (2013, 15–35) im Interdiskurs, die mit Hilfe von Kollektivsymbolen konstruiert werden. Ähnliches entsteht durch Referenzen aller Art auf fremde Texte.

wie dem Gehirn, der Angst, der Narkose oder dem eingesetzten Titanclip. Die komplexeste Struktur der Metaphorisierung weist erwartungsgemäß der Zielbereich Aneurysma auf. Bekanntermaßen werden Krankheiten mit dem Bildfeld ‚Krieg' analogisiert. Demensprechend wird das Aneurysma als „Zeitbombe" (Swobodnik 2015, 10) metaphorisiert, und zwar genauer als eine, die mit Zeitzünder ausgestattet ist, der auf ungewiss eingestellt ist.

Des Weiteren wird das Aneurysma personifiziert, es kommuniziert mit dem Betroffenen und es wird mit Schimpfwörtern wie „Schwein" oder „Drecksack" (Swobodnik 2015, 11) belegt. Das Schwein grunzt und spricht mit dem Erzähler (Swobodnik 2015, 13). Wird der strukturelle Aspekt des Aneurysmas mit dem Lexem „Sack" enggeführt (Aneurysma ist eine arterielle Aussackung), entsteht eine metonymische Beziehung, die mit dem Pejorativum „Drecksack" einen zusätzlichen Sinnbereich aufschließt.[8]

Die Kartenspielmetapher, die zuerst im Beispiel „[d]er pokert, der Drecksack" (Swobodnik 2015, 34) gebraucht wurde, wird an einer anderen Stelle wieder aufgegriffen und fortgesetzt: „Hinter der Hand verweist der Drecksack vermutlich auf ein Megablatt mit lauter Trümpfen" (Swobodnik 2015, 43).

Die strukturelle Ähnlichkeit kommt auch in der Bezeichnung „Made im Speck", mit der das Aneurysma verglichen wird, zum Tragen. Dabei wird zusätzlich das bedrohlich Unbekannte durch den Einsatz des Bildes der Gleichung mit einer Unbekannten verstärkt (Swobodnik 2015, 43).

Unter den Emotionen sind es nachvollziehbarerweise die Angst und die Hoffnungslosigkeit, die bei Swobodnik im Vordergrund stehen. Vernichtende Katastrophen, denen man sich nicht entziehen kann, wo ein Ausweg nicht denkbar ist, sind für die Krankheit wie auch für die daraus resultierende Ausweglosigkeit vorgesehen. Es wird zu diesem Zweck zusätzlich die Nuklearkatastrophe von Fukushima herangezogen: „Super Gau! Ich befinde mich psychisch in der Nähe von Fukushima. Gaza allein reicht wohl nicht, kommt auch noch Fukushima hinzu" (Swobodnik 2015, 36).

Fast schon klischeehaft werden die Zielbereiche Gehirn und Narkose metaphorisiert. Das Gehirn wird mit einer mathematischen Metapher belegt: „Das Hirn ist kein Organ, auch kein Muskel, das Hirn ist ein kleiner elastischer Algorithmus" (Swobodnik 2015, 84). Die Narkose wird in Form eines fallenden weißen Schleiers in Anschlag gebracht (Swobodnik 2015, 82). Eine besonders poetische Ausformung erfährt die Personifizierung des Titanclips, der sich „um

---

8 Dieses Bild kommt in zahlreichen Beispielen vor: „[d]ieser Drecksack im Hirn" (Swobodnik 2015, 14); „der Drecksack im Hirn spuckt um sich" (Swobodnik 2015, 23).

die Arterie schlängelt [...] und sich mit der Arterie [...] liebevoll vereint [...]. Ein schönes Liebespaar" (Swobodnik 2015, 90).

Den größten Raum in der Struktur der Metaphern nehmen in Swobodniks Erzählung Konzeptualisierungen von Erinnerungen, Vergangenheit und Neuanfang ein, also Sinnbezirke, die mit der Problematik der personalen Identität aufs Engste verknüpft sind.

Die wohl auffälligste Art der metaphorischen Konzeptualisierung von Identitätsstörungen ist die Isolation, die Abtrennung von existierenden Bezügen, und zwar in diachroner Perspektive zur eigenen Vergangenheit oder in synchroner Sicht zum aktuellen Geschehen. Dies wird in Swobodniks Erzählung durch die Einfügung des Bildes einer Glasscheibe umgesetzt, die sich zwischen den Erzähler und die Welt schiebt und alle Verbindungen kappt: „Zwischen mir und der Welt scheint die Camus'sche Glasscheibe geschoben zu sein. Kein Kontakt. Keine Verbindung" (Swobodnik 2015, 53).

Eine weitere Variante der Darstellung von Identitätsstörung, genauer in Bezug auf das Konzept der Individualität, ist die Aufspaltung des Ich. Diese erfolgt bei Swobodnik, indem er den Rat seines Psychotherapeuten, um seine Angst zu überwinden, befolgt: „Ich spalte mich in ein erlebendes, ein erleidendes und ein beobachtendes Ich auf" (Swobodnik 2015, 54).

Die Kohärenz der personalen Identität ist beschädigt, Erinnerungen ergeben keine fassbaren Einheiten, die sich nahtlos in größere Sinnzusammenhänge integrieren könnten. Vielmehr werden Erinnerungen und dadurch die Vergangenheit Stück für Stück abgetragen, dazu noch als bewusster Willensakt: „Vergangenheit, die die Gegenwart beschwert. Alles muss raus. Alles zerkleinert, zerschreddert [...]" (Swobodnik 2015, 35). Swobodnik zerstört die bestehenden Verbindungen zur Vergangenheit selbst willentlich:

> Das alte Zeug von früher zu lesen ist eine Qual. [...] Ich muss viel mehr wegschmeißen, nicht nur diese bescheuerten Fotos, die von einer Vergangenheit zeugen, an die man sich um keinen Preis freiwillig erinnern möchte. Wegschmeißen, alles wegschmeißen. Lass uns vom Baum der Unkenntnis zwei Äste abhacken und ein Feuerchen machen für die Herzenswärme (Swobodnik 2015, 49).

Es sind also vor allem Bücher, die Erinnerungen wachrufen und an denen entlang sich der Erzähler seine Identität erbaut hatte. Jetzt, nach der Diagnose und vor dem angesetzten Operationstermin betrachtet er sie als Krücken. Er lässt die Buchrücken sprechen und sagen:

> Wir sind die identitätsstiftenden Krücken, die sinnweisenden Pflaster [...]. Ja, wir helfen ihm, sich zurechtzufinden. Aber vor allem helfen wir ihm, damit die anderen sich mit ihm zurechtfinden können. Er wird durch uns für sie fassbar

[...]. Und wir scheinen ihm offenbar nicht nur Sicherheit zu geben, sondern auch Anlass, sich seiner Identität zu versichern (Swobodnik 2015, 60).

Der Erzähler nennt sich selbst Meister von Identitätsvergewisserungstechniken und konzeptualisiert Identität als etwas Statisches: „Immer wieder muss ich die Kelle in die Hand nehmen und den Zement gegen die Wand schmeißen" (Swobodnik 2015, 66). Diese substanziell gedachte Art von Identität ist statisch, nicht stabil, warum sie nunmehr vor dem Kollaps steht. Ein Neubeginn ist allerdings angesagt. Nach der Operation stellt der Erzähler die einzig zu erwartende Frage, die nach seiner Identität: „Wer bin ich?" (Swobodnik 2015, 69) Und er erkennt, dass eine neue Qualität emergiert. Eine neue Identität ist entstanden: „Ich. Kolossal. Irgendwas wurde da falsch verschaltet. Ich ist von nun an ein anderer" (Swobodnik 2015, 76).

Auf die Frage ‚Wer bin ich?', die sich der Erzähler im Aufwachraum stellt, ist keine einfache Antwort möglich. Der Erzähler verweist auf Montaignes Ideen zur Identität, und zwar auf das, was wir als Problem der als Einheit einer Person verstandenen Identität bezeichnen. Dementsprechend bemerkt er auch: „Wenn ich nach der OP noch der bin wie vor der OP [...]" (Swobodnik 2015, 80). Eine neue Identität muss erst entstehen, Zuschreibungen müssen akzeptiert oder abgelehnt werden, Verhaltensweisen müssen erprobt werden etc. Darum muss auch der Erzähler den Namen, den er am Handgelenk an einem Plastikbändchen erkennt, zunächst einmal nur glauben, wie Helene Wesendahl in Kathrin Schmidts Roman ihren Namen erst einmal glauben musste: „Um das Handgelenk ein Plastikbändchen. Name. Geburtsdatum. Zwei Nummern. [...] Wenn ich ehrlich bin [...], kann ich weder mit dem Namen noch mit dem Geburtsdatum etwas anfangen" (Schmidt 2009, 95).

Eine weitere Parallele mit anderen Autopathographien, in denen die personale Identität verhandelt wird, erkennen wir im Einsatz des Motivs des Spiegels. Spiegelszenen werden eingesetzt, um zu zeigen, dass sich die Protagonisten darin nicht wiedererkennen, ggf. dass sie darin jemanden anderen sehen, einen Fremden. In Swobodniks Text heißt es entsprechend:

> Auch nach dem Blick in den Spiegel [...] fällt mir nichts ein. [...] Aber ansonsten ist mir das Spiegelbild fremd. Interessant: Ich sage, das Spiegelbild. Nicht der, der in den Spiegel guckt. Obgleich der ja identisch sein müsste. [...] Der Anzug passt, die Schuhe, alles, obgleich ich sie nicht als meine eigenen in Erinnerung habe (Swobodnik 2015, 95).

Nachdem sich der Protagonist von seiner Vergangenheit getrennt hat, müssen neue Zusammenhänge erst mühsam hergestellt werden. Dafür wird die bewährte Netz-Metapher in Anschlag gebracht: „Ich versuche über verschiedene

Koordinationspunkte ein Netz zu flechten, in das ich mich fallen lassen kann […]" (Swobodnik 2015, 112). Dabei werden Referenzen zu jenen Sinnbezirken, von denen sich der Protagonist getrennt hatte, tunlichst umgangen, um zu vermeiden, dass diese in den neuen Beziehungen Schäden anrichten: „Aber ich will nicht die Vergangenheit herbei zitieren" (Swobodnik 2015, 118). Das neue Netz bzw. der neue Text ist nichts Festes, vielmehr setzt sich die Auflösung auch in der neuen Situation nach der OP fort: „Der schwarze Hund sitzt neben mir. […] Wir lassen uns treiben, ich und er. Zwei abgebrochene Äste auf dem Meer. […] [Ich] wünsche, dass […] ich […] schließlich vergesse. Alles vergesse, damit die Vergangenheit in seine [sic] Einzelteile zerfällt. […] Auflösen. Sich einfach auflösen" (Swobodnik 2015, 164 und 166).

KAPITEL 13

Zusammenfassung

In der Literatur werden Sachverhalte verhandelt, die das jeweilige Bild, das wir uns von unserer Lebenswelt machen, wesentlich prägen. Der deutsche Soziologe Niklas Luhmann untersuchte die Eigendynamik der Hervorbringung solcher Lebensbilder und beschrieb ein System von Diskursen, die daran maßgeblich beteiligt sind. Er erkennt in modernen Gesellschaften eine Tendenz zur Ausdifferenzierung in sogenannte Spezialdiskurse, zu denen er auch die wissenschaftlichen Diskurse zählt. Luhmann konnte aber auch Diskurs-Bereiche identifizieren, deren Zweck er darin sieht, interdiskursive Kommunikation zu ermöglichen. Einer dieser Bereiche ist das System der Literatur. Bei der Analyse interdiskursiver Zusammenhänge können wir eine Zirkulation von Begriffen, Analogien, Metaphern, Symbolen, Paradigmen usw. zwischen den beteiligten Diskursen beobachten. Die Frage, wie Literatur in interdiskursiven Formationen mit ihren eigenen Mitteln Wissen unterschiedlicher (vor allem aber wissenschaftlicher) Provenienz transformiert und kommuniziert, steht im Zentrum unserer Untersuchungen.

Es wird im *Teil I* der Arbeit u. a. der Frage nachgegangen, wie das Verhältnis von Literatur und Wissenschaften theoretisch zu fassen ist, und es werden methodologische Möglichkeiten aufgezeigt, den konstruktiven Charakter von Literatur als Interdiskurs zu reflektieren. Eine eigene Problemstellung lautet, wie die Literaturwissenschaft Literatur als ein Phänomen des Interdiskurses, also als ein Phänomen der Kommunikation zwischen dem System Literatur und dem System Medizin auf verschiedenen Ebenen dieser Wechselwirkung beschreiben kann. Und wir gehen davon aus, dass auch Interdiskurse spezifisches Wissen generieren. Dieses entsteht durch die Kombination und Integration von hoch selektivem Material aus den Spezialdiskursen in literarische Texte. Die Herstellung von Analogien ist dabei ein wichtiger Weg zur Erzeugung von solchem interdiskursiven Wissen.

Explizit interessiert uns die Frage, welche Effekte auftreten, wenn Ideen durch entsprechende Transformationen die Grenzen eines Fachdiskurses überschreiten und (insbesondere in Form von Analogiekonzepten) in andere Diskurszusammenhänge eintreten. Der interdiskursive Charakter literarischer Texte ist im Rahmen des gesamten Literatursystems nicht zu verkennen. Literatur aggregiert Wissensbestände aus verschiedenen Wissenschaftsbereichen und verarbeitet dieses komplexe Diskursmaterial so, dass der Kontingenzgrad der Kopplungsmöglichkeiten von Wissenselementen zunimmt. Literatur wird hier also explizit als ein auf interdiskursive Integration angelegtes Feld verstanden. Wir konzentrieren uns in dieser Arbeit auf die sprachlichen Konzeptualisierungen von Krankheit in der Literatur und fragen nicht nach der Konstruktion von Wissen, sondern nach der sprachlichen Repräsentation und Kommunikation von Selbstwahrnehmungen in Auseinandersetzung mit bestehenden medizinischen Wissenskonzepten.

Theoretisch modelliert wurde dieser Zusammenhang von Jürgen Link und Rolf Parr unter dem Stichwort Interdiskurstheorie. Es wird dabei die Auffassung vertreten, nach der Literatur als ein Interdiskurs zu verstehen sei. Literatur sei demnach in der Lage, Elemente aus verschiedenen, zumal wissenschaftlichen Spezialdiskursen, aufzunehmen, diese mit anderen Diskurssträngen zu verknüpfen und so innerhalb des literarischen Systems neue Konfigurationen zu schaffen. Birgit Neumann führt pointiert aus: „Literatur stellt einen ‚reintegrierenden Interdiskurs' (Jürgen Link) dar, der mit anderen Systemen wie der Psychologie, Geschichts- und Medienwissenschaft oder Religion verwoben ist und sich aus kulturell zirkulierenden Gedächtnisinhalten und -konzepten speist" (Neumann 2005, 165). In diesem Zusammenhang kann die Wechselbeziehung etwa zwischen Neurobiologie und Literatur nicht nur eindimensional in Richtung von der Neurobiologie auf die Literatur betrachtet werden. Ausgehend von der Interdiskurstheorie wird die Analyse sprachlicher Bilder (Metaphern, Kollektivsymbole) in den Mittelpunkt der Betrachtung gestellt. Metaphern werden in dieser Theorie nicht mehr nur als Stilmittel der Sprache betrachtet, sondern vielmehr als Grundlage für Erkenntnisprozesse und die Strukturierung von Wahrnehmung und Erfahrung.

Ziel der vorliegenden Werkanalysen ist die Beschreibung der Art und Weise, wie Literatur in interdiskursiven Konstellationen mit ihren spezifischen Mitteln (durch die Verwendung bestimmter Denkbilder, Projektionen, aber vor allem durch Symbole, Analogien und Metaphern) Wissen aus dem Bereich der medizinischen Wissenschaften literarisiert. Es stellt sich heraus, dass die Metapher ein zentrales Gestaltungsmittel darstellt, wenn es darum geht, über Krankheit zu sprechen. Sie ist im Zusammenhang mit Repräsentationen von Krankheiten in hohem Maße virulent. Die Metapher fungiert als eine Informationskapsel, die es ermöglicht, in konzentrierter und reduzierter Form und sehr wirksam einen Einblick in hoch komplexe Systeme von Einstellungen und Ideen zu gewähren. Dies hat zur Folge, dass Aspekte der erlebten Wirklichkeit, die sonst nicht zur Sprache gebracht werden können, gerade in der Metapher eine Darstellung finden. Die Metapher macht also gerade auf jene Teile unserer gegenwärtigen Wirklichkeit aufmerksam, für die es keine adäquaten Begriffe gibt. In Übereinstimmung mit den obigen Erkenntnissen wird in dieser Arbeit die Hypothese aufgestellt, dass der überwiegende Anteil der Metaphern sich auf sprachlich schwer zu realisierende Gegebenheiten bezieht, nämlich auf psychotische Eigenzustände, spezifische Empfindungsqualitäten, Emotionen und Gefühle etc. Gerade Emotionen oder Affekte werden in der Regel in Form von Metaphern realisiert.

Als Ausgangspunkt der Analysen wird die Beobachtung von Bettina von Jagow und Florian Steger zur Krankheitsmetaphorik genommen. Die Autoren unterscheiden drei Arten der Krankheitsmetaphorik: Die Sprache der Medizin als solche enthält Metaphern, die der Darstellung medizinischer Sachverhalte dienen. Diese Metaphern haben jedoch keinen Bezug zur Medizin, sondern stammen z. B. aus dem militärischen Bereich. Zum anderen werden Krankheiten und ihre Symptome in der Medizin als metaphorischer Ausdruck latenter psychischer Störungen interpretiert. Die dritte Art der Krankheitsmetaphorik ist die Übertragung medizinischer Begriffe auf Phänomene außerhalb der Medizin, also z. B. auf kulturelle Zustände, soziale Gruppen, individuelle oder kollektive Verhaltensformen (Jagow – Steger 2005, 535).

Der medizinische Fachdiskurs spielt bei der Textgestaltung von (Auto-)Pathographien oft eine grundlegende Rolle und wirkt sich entsprechend stark auf die literarischen Krankheits-Narrative aus. Die Krankheit wird darin als ein Phänomen betrachtet, das allen früheren Erfahrungen und Ereignissen eine neue/andere Bedeutung verleiht. Sie bildet den Ausgangspunkt aller Reflexionen des erlebenden und erzählenden Subjekts, sie ist der treibende Mechanismus des Erzählens und eine breite Projektionsfläche für die Reflexion über die eigene Identität und deren Kontingenz. Hier wirkt die Literatur, was in den Autobiographien in vielen Fällen sehr deutlich und explizit formuliert wird, als Korrektiv zum im medizinischen Diskurs verankerten Erfahrungshorizont. (Auto-)Pathographien verhandeln also ein Wissen, das die Biowissenschaften nicht erfassen können, ein Wissen, das sich nicht auf biologische Prozesse bezieht, sondern das als Lebenswissen beschreibbar ist.

So wie die Pathographien als Bezugstexte für die Untersuchung der Beziehung zwischen Literatur und Medizin von unschätzbarem Wert sind, so erzählen die Autobiographien eine Geschichte der Erkrankung, sie erzählen eine Geschichte des Wirklichen. Berücksichtigt wird, dass die meisten (Auto-)Pathographien als Betroffenheits- und Verständigungsliteratur firmieren und ihre Autoren nur in den seltensten Fällen zum Kreis der renommierten Berufsschriftsteller gehören. Ein künstlerischer Qualitätsanspruch wird an diese Texte in der Regel nicht gestellt. Dafür werden die individuellen und sozialen Funktionen von (Auto-)Pathographien, die Infragestellung der eigenen Identität, die Kritik oder Korrektur der biomedizinischen Perspektive durch die Patientenperspektive sowie wiederkehrende Erzählmuster, Denkbilder, Symbole, Analogien und Metaphern analysiert. Darüber hinaus wird der Frage nachgegangen, welchen zusätzlichen Erkenntniswert die literarische Darstellung von Krankheiten hat.

(Auto-)Pathographien können als ein aufschlussreicher Fall von Interdiskursivität betrachtet werden, da sie die Transformation des jeweils gültigen medizinischen Fachwissens veranschaulichen. Bei aller Auseinandersetzung mit der Individualität des Erlebens des Krankheitsverlaufs und seiner Symptome wird in den (Auto-)Pathographien häufig das Interesse an den Fachdiskursen der medizinischen Wissenschaft deutlich, und so finden sich in der Gattung regelmäßig Erörterungen von Methoden und Forschungsergebnissen, Zitate aus der Fachliteratur und die Verwendung von Fachterminologie. Die Individualität des Krankheitsverlaufs wird zusätzlich durch die in den meisten Fällen verwendete diaristische oder protokollarische Form unterstrichen. Die (Auto-)Pathographie erfüllt dabei oft eine autotherapeutische Funktion. Die Erzählungen richten sich sowohl an andere als auch an den Autor selbst, sie sind persönlich und gleichzeitig sozial. Der soziale Aspekt der Autopathographien besteht darin, dass kulturelles Wissen, seine kognitiven Rahmungen, konventionelle Sprachbilder usw. immer wieder neu bewertet und bis zu einem gewissen Grad modifiziert werden. Diese Texte zielen nicht ausschließlich auf eine Kritik der medizinischen Praktiken ab. Vielmehr sollen sie die Komplexität des Spannungsverhältnisses zwischen den biomedizinischen Aspekten der Erkrankung einerseits und ihrer psychosozialen Realität andererseits verdeutlichen.

Autobiographische Schriften, die schwere Erkrankungen zum Thema haben, thematisieren in hohem Maße die Frage nach der eigenen Identität. Diese kann nur in dem Maße sinnvoll formuliert werden, in welchem es dem Individuum nicht mehr möglich ist, eine klare Vorstellung von sich selbst herzustellen und ein Gefühl für die eigene Integrität zu entwickeln. Jürgen Straub definiert Identität als eine Form oder eine Struktur des kommunikativen Selbstverhältnisses von Personen unabhängig von inhaltlichen Prädikaten (vgl. ausführlicher Straub 2019a, 74, 79, 206; 2019b, 138, 264). Diese Struktur stellt die Wahrnehmung der Einheit der Differenzen innerhalb einer Person sicher, sodann ist die Identität gleichsam als Funktion gedacht, nicht als Substanz. Es geht in den zu analysierenden Texten also um die Problematik des Zerfalls dieser Struktur mitsamt ihrer Funktion, nicht um die Beschreibung des Verlustes irgendeiner Substanz. Theoretisch ist der Begriff der Identität in der Struktur der Beziehung einer Person zu ihrem Selbst verankert. Diese Struktur kann begrifflich weiter ausdifferenziert werden. Dazu dienen drei Konzepte, welche die logischen Konstituenten des Begriffs der personalen Identität darstellen: Kontinuität, Konsistenz und Kohärenz (vgl. Schmid 1996; Schoer 2006). Um als eine Person mit bestimmten Eigenschaften verstanden zu werden, muss diese

Person also ein gewisses Maß an Konsistenz, Kohärenz und der Kontinuität im Laufe der Zeit aufweisen.

Im Zusammenhang mit der Frage nach der personalen Identität kommt dem Gedächtnis eine zentrale Bedeutung zu. Es ist das so genannte autobiographische Gedächtnis, das eine notwendige Grundlage für das Erleben personaler Identität bildet.

Die Metaphorisierung des Erlebens der eigenen Krankheit ist ein Effekt der Suche des betroffenen Subjekts nach einer geeigneten Sprache für die Unfassbarkeit der aktuellen Eigenzustände, die den Fokus der Analysen im *Teil II* dieses Bndes darstellt. An den analysierten Krebs-Narrativen der beiden Schweizer Autoren Fritz Zorn und Peter Noll ist zu beobachten, dass Krankheiten, wenn ihnen eine kommunikative Funktion zugeschrieben wird, auch eine gewisse Symptomatik besitzen. In der Analyse geht es vor allem darum, diese kommunikative Funktion von Krankheit zu identifizieren und zu beobachten, inwiefern gerade die Metaphorisierung von Krankheit eines der Schlüsselmomente ihrer Kommunikation darstellt. Dabei kommt notwendigerweise auch der selbsttherapeutische Aspekt des Schreibprozesses deutlich zum Tragen.

In Fritz Zorns Roman *Mars* liegt eine aufschlussreiche ätiologische Autopathographie vor. Der Autor versucht im Schreibprozess, den Ursprung und die Entstehung seiner Krebserkrankung zu ergründen. Zorn erklärt die Ursachen seiner Krankheit mit seiner Unfähigkeit, sich aus der sozialen Abhängigkeit zu befreien oder sich den Zwängen des sozialen Umfelds, in das er hineingeboren wurde, entschieden zu widersetzen. Entsprechend wird der Krebs in Analogie zum sozialen System gesetzt. Zwischen dem Symptom und der eigenen Unfähigkeit, Gefühle auszudrücken, konstruiert der Autor einen psychosomatischen Zusammenhang. Ein charakteristischer Aspekt der Metaphorisierung des Selbst ist daher seine eigene Herabsetzung bzw. Abwertung. Dafür stellt Zorn die soziale Bedeutung seiner individuellen Krankheit metaphorisch dar, indem er z. B. die Eisberg-Metapher in Anschlag bringt. Was hier unter der Oberfläche liegt und nicht evident ist, ist der Einfluss des sozialen Umfelds.

Zorns Krankheitsmetaphorik ist auch religiös und mythisch geprägt. Er greift in seinem Werk auf die christliche Metapher des Krebses zurück, eine Krankheit, die schon zu Zeiten des Hippokrates und später des Galenos von Pergamon bekannt war und explizit beschrieben wurde.

Bei Zorn findet sich auch die konventionelle metaphorische Verwendung militärischer Begriffe. Diese Militarisierung des Krebsdiskurses bewirkt eine starke Emotionalisierung der Sprache und eine Steigerung der Überzeugungskraft. Insbesondere Angst wird auf diese Weise vermittelt.

ZUSAMMENFASSUNG

Peter Nolls *Diktate über Sterben und Tod* sind eine tiefe und reflektierte Auseinandersetzung mit dem eigenen Sterben und den Gedanken an den Tod. Dieser Bericht bindet auch Überlegungen zum medizinischen Betrieb in diese Auseinandersetzung ein. Noll kritisiert nicht nur den medizinischen Betrieb, er kritisiert auch die moderne Wissenschaft, ja die Funktionssysteme überhaupt. Seine Kritik hat einen universellen Charakter. Sie offenbart den Zwangscharakter der Funktionssysteme.

Das Buch von Noll verhandelt zwar medizinisches Fachwissen, doch dieses Wissen wird durch die negative Einstellung des Autors zur Medizin auf ein Minimum reduziert. Gerade die technisch-maschinelle Seite der Medizin ist der Grund, warum sich Noll gegen eine Operation entscheidet. Noll ist entschlossen, seinen freien Willen nicht in die Hände des medizinischen Apparats zu geben und will seine Integrität und seine Identität bewahren, die sich für ihn nicht in der Unversehrtheit des Gehirns erschöpfen.

Das Nachdenken über das Leben wird hier durch die Todesperspektive stark modifiziert, und wir erfahren einmal mehr, dass aus dieser Perspektive alles Wissen ungewiss wird. Der Tod wird häufig metaphorisch als das Unsagbare konzeptualisiert, das wiederum durch weitere metaphorische Darstellungen ausdifferenziert wird. Bei Noll wird die bekannte Personifizierung des Todes umgesetzt. Er rückt den Tod auch in die Nähe des bekannten Konzepts des Schlafes. Bezeichnend ist aber auch seine Verwendung des Begriffs ‚Nichts' im Zusammenhang mit dem Tod.

Nolls Überlegungen sind über weite Strecken der Krankheit selbst gewidmet – dem Krebs, dem metaphorischen Gehalt dieses Begriffs, aber auch dem evasiven Umgang mit ihm. Der Krebs als solcher wird im Sinne der Tiermetapher konzeptualisiert. Teilweise wird aber auch auf die bekannte Kriegsmetapher zurückgegriffen.

Ein weiteres zentrales Thema in Nolls Buch ist die Auseinandersetzung mit dem Schmerz. Die verbale Beschreibung von Schmerzempfindungen ist für die Selbstwahrnehmung von Bedeutung. Doch gerade die ‚Sprachlosigkeit' gegenüber dem Schmerz erschwert den Umgang mit dessen Erleben.

Einen Akt, der die biologische Integrität in Frage stellt, ist auch die Organtransplantation. Sie macht die Grenzen zwischen Innen und Außen, zwischen Mein und Dein porös. Sie bedeutet ein Aufbrechen der gewohnten Logik und ein Akzeptieren der Durchlässigkeit des Körpers und nicht zuletzt der Seele. Das Fremde soll nun umgepolt werden zum Eigenen. Der transplantierte Körper soll vor seiner eigenen Schutzfunktion geschützt werden, mit dem Ziel, Hybridität herzustellen. Es liegt auf der Hand, dass Hybridisierungen nur dort möglich sind, wo die Vorstellung von Einzigartigkeit, Unversehrtheit und

Reinheit existiert. Das Konzept der Reinheit und Identität ist also logisch mit dem Konzept des Hybriden eng verknüpft. Die Idee der Hybridisierung beeinflusst die Individualität und damit die Identität eines Menschen entscheidend. Es ist festzuhalten, dass sowohl die Identität als auch die damit verbundene Individualität durch die Transplantation eines fremden Organs in Frage gestellt werden. Bei der Organtransplantation ist also jene Grundstruktur aufgebrochen, in der die identitätsrelevante Selbstreflexion für gewöhnlich stattfindet.

David Wagners Buch *Leben* gehört zu den wohl bekanntesten Autopathographien. Wesentlich an Wagners Buch ist, dass es im aktuellen Kontext der Entwicklungen in der Transplantationsmedizin steht. Der medizinische Fachdiskurs spielt hier als Voraussetzungssystem eine wichtige Rolle. Hier überlagern sich förmlich medizinisches Wissen und persönliche Reflexionen. Es wird danach gefragt, wie der medizinische Fachdiskurs das Erleben der Organtransplantation prägt. Wagner geht explizit auf die Frage der individuellen Integrität ein. Eine Besonderheit des Buches ist, dass die persönliche Erzählung von fremden Referenztexten eingerahmt wird. Diese verweisen darauf, dass es sich um Sachverhalte handelt, die nicht persönlich erlebt werden können. Zwei wichtige Phänomene des literarischen Systems greifen hier ineinander: Interdiskursivität und Intertextualität. Die wechselseitige Bedingtheit von Interdiskursivität und Intertextualität wird bei Wagner vor allem durch die Verwendung von Zitaten vornehmlich aus Fachtexten realisiert. Die dadurch hergestellte Analogie der Verpflanzung des Zitats in einen neuen Textkörper folgt dabei derselben Logik wie die Transplantation eines fremden Organs in einen neuen biologischen Körperkontext.

In der Erzählung *Adoptiert. Das fremde Organ* von Susanne Krahe geht es um Verunsicherung durch die Störung des Bezugssystems der personalen Identität. Krahe reflektiert den medizinischen Hybridisierungsprozess der Transplantation. Hier wird das Referenzsystem der personalen Identität metaphorisch als Netz oder Netzwerk konzeptualisiert. Die mit der Transplantationsmedizin verbundene Identitätsproblematik liegt auf der Hand: Die Annahme eines fremden Organs führt zu einer Vervielfältigung der Person.

Häufig wird die Begegnung der beiden Organismen durch Spiegelszenen vermittelt, in denen es zu einer prekären Verschmelzung kommt. Besonders konkret wird das Spiegelmotiv in der literarischen Darstellung der Organtransplantation. Die Protagonistin erkennt den Riss zwischen den beiden Entitäten, dem Eigenen und dem Fremden. Der entstandene Riss in der Identität, metaphorisch als zerrissene Leinwand oder Riss im Spiegel dargestellt, wird durch die Herstellung von Kohärenz behoben. In Krahes Werk manifestieren sich sowohl Parfits Konzept des Replikanten als auch das Konzept des Chimärismus auf signifikante Weise.

ZUSAMMENFASSUNG

Peter Cornelius Claussen schildert in seinem Buch *Herzwechsel* Erfahrungen einer medizinischen Extremsituation, in der er durch Identitätsverlust und Verlust des Weltbezugs bedroht war. Der Text zeichnet sich durch eine fokussierte Ausrichtung auf die Problematik der Infragestellung personaler Identität aus. Auch bei Claussen stehen Identität und Hybridität im Mittelpunkt, die eine besondere Korrelation zueinander aufweisen.

Ein wichtiger Aspekt von Claussens Buch ist die Darstellung oneiroider Zustände. Er ist durch explizite Referenzen auf Forschungsliteratur zum Thema oneiroides Erleben fest im medizinischen Kontext verankert. Es kann festgestellt werden, dass nicht die als Notfall eingestufte Herztransplantation den Auslöser des oneiroiden Erlebens darstellt, sondern es ist dies vielmehr die postoperative Situation. Während dieses Zustandes ist der Patient Claussen zur vollständigen Isolation, einem gänzlichen Entrücktsein, zur motorischen und kommunikativen Entäußerung verurteilt. Dabei konstituiert sich die Angst als ein Scharnier zwischen der realen Welt des Krankheitsbildes und der phantasierten Innenwelt des Patienten.

Hans-Rudolf Müller-Nienstedts Buch *Geliehenes Leben* thematisiert das Phänomen der Transplantationserfahrung und wie diese durch die Erzählung des Betroffenen konstituiert wird. Das Motiv eines Schiffbrüchigen, der ohne Fluchtmöglichkeit auf einer Insel gestrandet ist, wird dabei mehrfach in strukturell ähnlichen Varianten durchdekliniert. Dem Grundbedürfnis nach einem tieferen, gesetzmäßigen Zusammenhang steht in dieser Erfahrung eine Fragmentierung der Eindrücke, eine Zersplitterung des seelischen Erlebens und der Wille zur Konstruktion einer als kohärent erlebten Welt gegenüber. In der Konsequenz wird das Spitalszimmer als eine Art Insel konzeptualisiert, auf der sich der Autor wie ein Schiffbrüchiger sieht. Es handelt sich also um einen Raum ohne einen äußeren Weltbezug, sondern vielmehr um eine Räumlichkeit in einer inneren Landschaft.

In Müller-Nienstedts Text spielen Gedächtnis und Erinnerung eine zentrale Rolle. Die Verbindung zweier innerer Landschaften erfolgt durch das metaphorische Abschreiten von Erinnerungspfaden.

Zwischen Müller-Nienstedts und Claussens Beschreibungen des oneiroiden Erlebens gibt es klare Parallelen. Beide Autoren verwenden das metaphorische Konzept der ‚Reise'.

Im deutschsprachigen Raum lässt sich seit etwa 2010 ein verstärktes Interesse an literarischen Darstellungsformen von Demenz beobachten. Dabei richtet sich die Aufmerksamkeit vor allem auf die Problematik des individuellen Gedächtnisses und seiner Störungen. Der Verlust des Erinnerungsvermögens und der Sprachfähigkeit geht mit dem Verlust des Ichs und einer gravierenden Beeinträchtigung der Selbstwahrnehmung einher. Das unmittelbare Erleben dieser Sachverhalte ist in der Sprachkunst bezeichnenderweise nur schwer zu vermitteln. Angesichts des Krankheitsverlaufs der meisten Demenzformen sind literarische Texte, in denen Betroffene sich selbst und ihre Erkrankung wahrnehmen, eine äußerst seltene Ausnahme. Die für das Verständnis des Krankheitsverlaufs relevante Innensicht kann narrativ nicht glaubhaft wiedergegeben werden. Angesichts der Auswirkungen der Krankheit ist eine Innensicht des Krankheitserlebens in Form einer Ich-Erzählung ein Widerspruch in sich. Darum ist die Mehrzahl der Demenzberichte aus der Perspektive eines externen Beobachters verfasst.

Indem in der Literatur die neurobiologische Sichtweise der Krankheit überwunden und die Verbindung zur Lebensgeschichte des oder der Erkrankten hergestellt wird, kann die verschüttete Identität des oder der Demenzkranken in den freigelegten Gedächtnisspuren sichtbar gemacht werden. In den ausgewählten Erzählungen, die sich der narrativen Darstellung neurodegenerativer Erkrankungen widmen, werden vor allem Fragen des personalen Identitätsstatus und des Ich-Verlustes demenzkranker Individuen thematisiert.

In dem hier zur Debatte stehenden Korpus der Demenz-Narrative wird auf wissenschaftlich fundierte medizinische Positionen mehr oder weniger konsequent Bezug genommen. Die Art und Weise der Implementierung der genannten Quellen variiert jedoch in hohem Maße.

Der österreichische Autor Arno Geiger äußert in seiner Erzählung *Der alte König in seinem Exil* die Ansicht, dass der übliche und durch und durch konventionelle topische Vergleich der Krankheit mit einer Regression des Individuums zurück in einen infantilen Zustand problematisch ist, und beschreitet stattdessen andere Wege der Repräsentation der Erkrankung. Um die komplexe Materie Alzheimer-Demenz zu strukturieren, nutzt er auch wissenschaftshistorisches Hintergrundwissen und es kommen ebenfalls intertextuelle Bezüge zur Anwendung. Die Analyse zeigt auch, dass die Krankheit nicht ausschließlich negativ konnotiert ist. Der Autor misst der Alzheimer-Krankheit damit eine weitaus größere Bedeutung zu, als nur in Bezug auf die eigene Individualität. Die Krankheit fungiert in dieser Perspektive als gesellschaftliches Symptom. Der Erzähler interpretiert den Zustand der Demenz als Sinnbild einer von Verunsicherung betroffenen Gesellschaft, in der der Gesamtüberblick und das Verständnis für Zusammenhänge verloren gegangen sind. Das als bittere Erfahrung empfundene Einzelschicksal steht für etwas, das über den Einzelnen hinausgeht.

Die Leitmetapher in der Auseinandersetzung mit der Krankheit findet sich bereits im Titel. Der Vater August Geiger wird in der Metapher mit einem König im Exil verglichen, was ein breites Assoziationsspektrum auslöst. Diese Konnotation manifestiert sich in einer Abfolge von Metaphern, die sinnbildlich seine Isolation zum Ausdruck bringen.

Die Konstruktion der eigenen Identität, die unweigerlich mit der Kontinuität der eigenen Geschichte verbunden ist, wird bei Geiger auch metaphorisch unterstrichen. Deutlich wird dies an Erinnerungen, die als ‚Fäden' konzeptualisiert werden.

Eine alternative Form der metaphorischen Konzeptualisierung von Demenzerkrankungen stellt die Amorphie dar. Nach der hier vertretenen Auffassung wird das im Element der Metapher zum Ausdruck kommende Problem der Identität bzw. des Verlustes der Ich-Wahrnehmung beim Vater folgendermaßen formuliert: „Die Persönlichkeit sickert Tropfen für Tropfen aus der Person heraus" (Geiger 2011, 12).

In der deutschsprachigen Demenznarrativik nimmt auch David Wagners Erzählung *Der vergessliche Riese* einen wichtigen Platz ein. Wagners Literarisierung von Demenz zeichnet sich dadurch aus, dass er die alltäglichen Erfahrungen gestörter Kommunikation in den Mittelpunkt stellt. Es werden spezifische Dialoge durchgespielt und auf deren strukturellen Besonderheiten eingegangen. Es manifestiert sich darin ein wiederkehrendes Dialogmuster mit zirkulärer Verlaufsstruktur, in dessen Initialphase das zuvor vom Vater Gesagte eine Rückkehr zum Ausgangspunkt des Dialogs bewirkt. Aus identitätstheoretischer Sicht lassen sich in diesen iterierenden Dialogen bemerkenswerte Eigenheiten feststellen. So fällt auf, dass der Vater seinen Sohn an keiner Stelle mit seinem Vornamen anspricht. Daraus lässt sich die Erkenntnis ableiten, dass mit dem Verlust der eigenen Identität auch die Fähigkeit verloren geht, die Identität anderer zu erkennen und ihnen diese zu bestätigen.

Tilman Jens beschreibt in seinem Bericht *Demenz. Abschied von meinem Vater* die Krankheitssymptome seines demenziell erkrankten Vaters Walter Jens. Dabei ist die Analogie, die zwischen der Demenzerkrankung von Walter Jens und dem Verschweigen bzw. Verdrängen einer Schuld in Bezug auf seine nachweisliche Mitgliedschaft in der NSDAP hergestellt wird, ein wesentliches Gestaltungselement der Erzählung. Tilman Jens stellt die Hypothese auf, dass die Demenzerkrankung seines Vaters politisch motiviert ist und interpretiert diese als einen Akt des Willens. Obwohl sich zwischen den Werken von Tilman Jens und den beiden Werken von Arno Geiger und David Wagner gewisse Ähnlichkeiten feststellen lassen, gibt es doch signifikante Unterschiede, die auch die divergierende Wahrnehmung einerseits im Feuilleton und andererseits eine intensivere Auseinandersetzung in der Literaturwissenschaft erklären. In literaturwissenschaftlichen Arbeiten zu Demenz-Narrativen scheint Jens' Bericht bestenfalls als Randnotiz auf.

Zahlreiche zeitgenössische Texte deutschsprachiger Literatur thematisieren Erkrankungen, deren vermeintlich genuiner Verhandlungsort die Neurobiologie und die Biomedizin sind. Dabei werden die Grenzen zwischen den

Diskursen auf vielfältige Weise überschritten. Indem die Literatur Fragen des Erinnerns und Vergessens thematisiert und die Rolle des Gedächtnisses bei der Konstitution biographischer Identität hinterfragt, bewegt sie sich in einem Bereich zwischen Gedächtnis- und Identitätsforschung. Im Mittelpunkt steht daher auch die Frage, inwieweit diese Art von Literatur zur adäquaten Darstellung neurobiologischer Konzepte des Gedächtnisses und der personalen Identität geeignet ist.

Tatsache ist, dass nur durch bildgebende Mittel bzw. durch Sprachbilder das Gedächtnis zugänglich wird. Einschlägig ist folgende Aussage von Aleida Assmann: „Das Phänomen Erinnerung verschließt sich offensichtlich direkter Beschreibung und drängt in die Metaphorik" (Assmann 1993, 13).

In zahlreichen Erzähltexten wird gezeigt, wie Individuen sich erinnern, wie sie vergessen und wie sie in diesem Geschehen ihre personalen Identitäten konstruieren. Auch für die Analyse der beiden Amnesie-Narrative ist die Kategorie der personalen Identität von zentraler Bedeutung. Ohne die Fähigkeit, sich an die eigene Vergangenheit zu erinnern und ihr Bedeutung zu verleihen, fehlt der Zugang zur eigenen Autobiographie, was zum Verlust der Identität führt.

Der analysierte Text des Schweizer Schriftstellers Urs Zürcher *Alberts Verlust* sticht aus dem Korpus der in dieser Arbeit verhandelten Krankheits-Narrative heraus. Es handelt sich um eine fiktive Pathographie. Albert, der titelgebende Protagonist des Buches, zeigt nach einem schweren Verkehrsunfall Symptome einer Amnesie. Dem nach wie vor intakten Wissen um die Zusammenhänge der Welt, dem so genannten semantischen Gedächtnis, steht die stark beeinträchtigte episodische Erinnerung an das eigene Leben gegenüber. Sein soziales Umfeld, vor allem seine Frau und sein Psychologe und Gedächtnisforscher Dr. Beck, bemühen sich nun gemeinsam um die Wiederherstellung seines episodischen Gedächtnisses. In diesem Zusammenhang stellt sich die Frage nach der Möglichkeit der Existenz einer personalen Identität ohne autobiographisches Gedächtnis.

Der auktoriale Erzähler Albert berichtet gleich zu Beginn von einem Autounfall. Sein Wagen überschlägt sich mehrmals und landet schließlich in einem Fluss. Im Fluss, so heißt es, „erstarb jeder Klang wie die Flamme einer Kerze im Wind sofort und unwiederbringlich" (Zürcher 2018, 5–6). Diese Eröffnung ist eine Verschmelzung von zwei Konzepten: der Tod im Bild der erlöschenden Kerzenflamme und das Vergessen im Bild des Flusses, der an die Lethe erinnert.

Konnte bei Arno Geiger oder David Wagner eine reale intertextuelle Referenzialität festgestellt werden, so haben wir es hier mit fiktiven Referenztexten zu tun: Der fiktive Dr. Beck greift auf fiktive Sekundärliteratur zurück. Für Dr. Beck stellt Albert eine Art Schlüssel dar, der den Zugang zu einer der

ZUSAMMENFASSUNG 193

grundlegendsten Fragen des Menschen eröffnet. Diese These steht im Mittelpunkt des vorliegenden Buches. Zürchers Buch zeigt, dass die Wissenschaft, vertreten durch Dr. Beck, an ihre Grenzen stößt bzw. in ihre Schranken verwiesen wird.

Bei einem schweren Autounfall im Jahr 1970 erlitt die damals 32-jährige Autorin Katharina Beta ein offenes Schädel-Hirn-Trauma, das in der Folge zu einer Totalamnesie führte. Das Kontinuum von Vergangenheit, Gegenwart und Zukunft existiert für die Autorin nicht. Die Abwesenheit von Erinnerung, Erfahrung und Semantik wird in Betas Werk *Katharsis. Aus dem Wasser geboren* als Auflösung von Strukturen konzeptualisiert. Das metaphorische Feld der Verflüssigung ist hier zentral, Wasser (und alles Fließende wie Sand, Wind, Nebel, Dunst) wird gleichsam zum Schlüsselmotiv. Zugleich bildet diese Fluid-Metapher den ideellen Kern der Überlegungen. Die Selbstfindung und Selbstverortung in der Gegenwart erfolgt auch im Modus der Wassermetapher. Alles Fließende, also Wasser, Wellen, Wind, Sand etc. steht hier für Zeitlosigkeit und Unendlichkeit, für Auflösung von Identität, Erosion jeglicher Ordnung und Struktur, bedeutet Zeit- und Ortlosigkeit, bedeutet Tod, aber auch Voraussetzung allen Lebens. Im Zustand der Erinnerungslosigkeit stellt sich zwangsläufig die Frage nach der eigenen Identität. In diesem Zusammenhang kommt das Motiv des Spiegels zum Einsatz. Die Dringlichkeit der Frage nach der eigenen Identität wird durch die Häufigkeit der Spiegelszenen veranschaulicht.

Die Protagonistin befindet sich in einem Zustand der Isolation und konstruiert sich eine Welt, die nur marginale Überschneidungen mit der Welt der anderen aufweist. Die bekannte Metapher der Identität als Festung wird hier intensiv ausgearbeitet. Identität wird hier also als Alterität konzeptualisiert, als Versuch der Identitätsbildung durch Abgrenzung von anderen. Eine andere Form der Konzeptualisierung von Identität erfolgt über die Metapher der Wurzel. Die Protagonistin ist jedoch ohne Vergangenheit und somit wurzellos.

In den untersuchten Texten zum Themenbereich Schlaganfall und bei Hirnaneurysma wird die Frage nach der eigenen Identität entsprechend den divergierenden Krankheitserlebnissen verschieden gestaltet und entsprechend verschieden in Analogien und Metaphern verdichtet. Hinter den jeweiligen Texten stehen unterschiedlich strukturierte Fachdiskurse als Referenzfelder der Erkenntnis: die hirnphysiologischen Grundlagen aus den Fachdiskursen der Neurophysiologie und -chirurgie, der Angiologie und Gefäßchirurgie.

Nach einem Schlaganfall im Jahr 2021 ist die österreichische Autorin Renate Welsh anfangs nicht mehr in der Lage zu sprechen und ist sich der Vorgänge in ihrem eigenen Kopf nicht bewusst. Ihr Buch *Ich ohne Worte* stellt eine Aufarbeitung dieses Ereignisses und dessen Folgen dar. Nicht mehr in der Lage zu sein, Dinge zu benennen, ist eine existenzielle Ausnahmesituation. In einem

Zustand sprachlicher Isolation beschreibt Welsh ihre kognitive Verfassung als „vielfach verknotete Sackgassen" (Welsh 2023, 10). In der Isolation ist sie für niemanden erreichbar. Sie existiert und ist dennoch nicht anwesend. Die imaginierte Milchglaswand zwischen ihr und der Welt bildet eine innere Barriere, die maßgeblich durch die Unfähigkeit zur verbalen Artikulation bedingt ist.

Der Bruch in der Integrität der Person konstituiert das Thema der Reflexion der Autorin. Die Reflexivität des Berichts wird, wie in vielen anderen Autopathographien auch, über das Motiv des Spiegels repräsentiert.

Eine Fragestellung von zentraler Relevanz innerhalb der hier thematisierten personalen Identität ist jene nach der Zeit. Das Zeitempfinden konstituiert eine wesentliche Prämisse für das Gedächtnis und folglich auch für die personale Identität. Es bedarf der Erfassung von Korrelationen zwischen Zeit und Raum, um die Analyse des Verhältnisses zwischen einzelnen, in sich geschlossenen Elementen der Realität zu ermöglichen. Der Zusammenhang wird auf traditionelle Weise durch die sogenannte Faden-Metapher konzeptualisiert, die in den größeren konzeptuellen Bereich der Fluid-Metapher gehört. Die Fluid-Metapher ist dabei insbesondere im Bereich des Gedächtnisses verortet.

Joachim Meyerhoff erleidet im Alter von 51 Jahren einen Hirnschlag. Sein Roman *Hamster im hinteren Stromgebiet* kann als ein Versuch betrachtet werden, sich erzählerisch zu befreien und seine Integrität wiederherzustellen. Meyerhoffs Buch zeichnet sich durch eine hohe Dichte an Sprachbildern auf der Ebene der Repräsentation des Krankheitserlebens aus. Die Konnotationen des Schlaganfalls werden bereits durch die Assoziation mit einem gezogenen Schwert deutlich, womit unmittelbar der Bereich der Kriegsmetaphorik der Krankheit berührt wird. Ebenso wird die Personifikation der Krankheit als (Kriegs-)Feind in Anschlag gebracht.

Ein weiteres etabliertes Sprachbild, das hier zur Anwendung kommt, ist das der Krankheit als Raubtier. Durch die metaphorische Konzeptualisierung des Schlaganfalls als Raubtier wird Angst vermittelt. Angst wird auch explizit als Raubtier konzeptualisiert. In diesem spezifischen Fall wird zudem die christliche Symbolik der Schlange herangezogen, die durch die Schlangenartigkeit des Tieres repräsentiert wird.

Bei Meyerhoff lässt sich eine große Ähnlichkeit mit den Schilderungen der Anfangssymptomatik des Schlaganfalls bei Renate Welsh feststellen. Feste Strukturen lösen sich auf, sie werden amorph. In diesem Zusammenhang ist der Gebrauch der Liquid-Metapher als signifikant zu bewerten. Das Wasser, das im Bildfeld dargestellt ist, steht dabei für eines der Ursprungsbilder (Feuer, Wasser, Erde, Luft). Gemäß Meyerhoffs Konzeptualisierung des Gedächtnisverlustes ist das Wasser ein Symbol für das menschliche Gedächtnis. Ein See oder ein Teich fungiert als Metapher für die menschliche Seele bzw. das menschliche Bewusstsein. Wasser kann daher als ein ‚Spiegel der Seele' interpretiert werden. Im Gegensatz zur Fluid-Metapher verdeutlicht die Liquid-Metapher die Verflüssigung von Strukturen, die zum Endzustand der Bewegungslosigkeit führen, wie sie im Sinne von Bewusstlosigkeit oder Unbewusstheit beschrieben wird.

Im Jahr 2002 erlitt die deutsche Autorin Kathrin Schmidt eine zerebrale Blutung, die zu einem Koma führte. Die Diagnose lautete auf ein geplatztes Hirnaneurysma und in der Folge einen Schlaganfall. Ihr Werk *Du stirbst nicht* kann als eine Suche nach angemessenen Ausdrucksformen für Phänomene betrachtet werden, die als Verlust der Kohärenz der Welt, d. h. der Fähigkeit, die Welt in der früher bekannten Komplexität in der Sprache zu fassen, gedeutet werden können. Der Roman thematisiert den Verlust der globalen Kohärenz und stellt das individuelle Gedächtnis in den Fokus der Untersuchung.

Die Bildlichkeit des Textes zeigt sich insbesondere in der Darstellung der Ruptur des Aneurysmas. Im Zusammenhang mit der Symptomatik der Krankheit werden Erinnerungen metaphorisch dargestellt, indem sie als Fragmente, Fetzen oder einzelne Elemente beschrieben werden. Darüber hinaus gibt es eine Vielzahl von Metaphern, die den Gedächtnisverlust beschreiben. Dieser wird metaphorisch als Dunkelheit, als dunkles Loch, als dunkles Fass oder hohle Kugel dargestellt.

Die Amnesie hat bedeutende Auswirkungen auf die Konzeptualisierung der Vergangenheit. Die Analyse zeigt, wie die Vergangenheit als ein verhüllter, nicht sichtbarer Bereich dargestellt wird, der sich hinter einem Vorhang oder einer Plane verbirgt.

Eine wesentliche Rolle bei der Konzeptualisierung von Denken und Erinnern spielen Bildkonzepte des Fließens. Das Denken der Protagonistin schwankt, schwebt oder treibt im Wasser, da es sich als Bewegung in einer fluiden Umgebung vollzieht.

Es gibt für sie einen wichtigen Aspekt, den man als Identitätsanker bezeichnen könnte: die Identität als Schriftstellerin. Die Verbindung zwischen dem Ich und der Rolle als Schriftstellerin ist durch die Schädigung des Gehirns infolge des Schlaganfalls unterbrochen.

Eine Besonderheit des vorliegenden Buches liegt in der Anwendung einer Außenperspektive, wobei das Subjekt des Erlebens, in casu die Protagonistin Helene Wesendahl, durch einen Beobachter zweiter Ordnung in dritter Person dargestellt wird.

Swobodniks Erzählung *Gaza im Kopf* ist eine Autopathographie, die mit der Feststellung der Diagnose eines Hirnaneurysmas beginnt. Ein Aneurysma ist eine Diagnose, die einem Todesurteil gleichkommt, denn die Ruptur eines Aneurysmas endet meist tödlich. Bei Swobodnik handelt es sich nicht um ein geplatztes Hirnaneurysma, sondern um eine akute Bedrohung und das Wissen, dass der Tod jederzeit eintreten kann. Emotionen wie Angst, Wut und Verzweiflung spielen hier eine große Rolle und werden im ständigen Ringen um Sagbarkeit entsprechend oft metaphorisch konzeptualisiert.

Den größten Raum in der Metaphernstruktur von Swobodniks Erzählung nehmen die Konzeptualisierungen von Erinnerung, Vergangenheit und Neubeginn ein, also Sinnbereiche, die eng mit der Problematik der personalen Identität verknüpft sind. Die wohl auffälligste metaphorische Konzeptualisierung von Identitätsstörungen ist die der Isolation. Sie wird in Swobodniks Erzählung durch das Bild einer Glasscheibe umgesetzt, die sich zwischen den Erzähler und die Welt schiebt und alle Verbindungen kappt.

Es ist bekannt, dass Krankheiten mit dem Bildfeld ‚Krieg' analogisiert werden. Dementsprechend wird das Aneurysma als ‚Zeitbombe' metaphorisiert, und zwar als eine mit einem Zeitzünder, der auf ‚unsicher' gestellt ist.

Zitate aus medizinischen Fachtexten oder Arztbriefen werden verwendet, sie werden typografisch entsprechend gekennzeichnet und die Quellen werden korrekt angegeben. Es werden aber auch andere Referenztexte unterschiedlicher Art integriert.

Literaturverzeichnis

Abbt, Christine. 2016. *Ich vergesse. Über Möglichkeiten und Grenzen des Denkens aus philosophischer Perspektive*. Frankfurt am Main: Campus Verlag.

Abels, Heinz. 2017. „Spiegel und Masken." In *Identität*, hrsg. von Heinz Abels, 283–293. Wiesbaden: Springer VS.

Albracht, Miriam. 2017. „Über das Leid sprechen. Krankheit und Tod in ausgewählten Werken von Thomas Mann." In *Sprache und Medizin: Interdisziplinäre Beiträge zur medizinischen Sprache und Kommunikation*, hrsg. von Sascha Bechmann, 351–372. Berlin: Frank & Timme.

Anz, Thomas. 1977. *Literatur der Existenz. Literarische Psychopathographie und ihre soziale Bedeutung im Frühexpressionismus*. Stuttgart: J. B. Metzler.

Anz, Thomas. 1989. *Gesund oder krank? Medizin, Moral und Ästhetik in der deutschen Gegenwartsliteratur*. Stuttgart: J. B. Metzler.

Anz, Thomas. 2018. „Krankheitsszenarien und ihre literarischen Emotionalisierungspotentiale." In *Vom Krankmelden und Gesundschreiben: Literatur und/als Psycho-Soma-Poetologie?*, hrsg. von Artur R. Boelderl, 29–45. Innsbruck – Wien – Bozen: Studien Verlag.

Aronson, Jeffrey K. 2000. „Autopathography: the patient's tale." *BMJ Clinical Research* 321: 23–30.

Asholt, Wolfgang – Ottmar Ette, hrsg. 2010. *Literaturwissenschaft als Lebenswissenschaft. Programm – Projekte – Perspektiven*. Tübingen: Narr Verlag.

Assmann, Aleida. 1993. „Zur Metaphorik der Erinnerung." In *Mnemosyne. Formen und Funktionen der kulturellen Erinnerung*, hrsg. von Aleida Assmann – Dietrich Harth, 13–35. Frankfurt am Main: Fischer.

Augustinus. 2009. *Confessiones/Bekenntnisse*. Übersetzt und herausgegeben von Kurt Flasch und Burkhard Mojsisch. Stuttgart: Reclam.

Bachelard, Gaston. 1993. *Epistemologie*, hrsg. von Dominique Lecourt, übers. von Henriette Beese. Frankfurt am Main: Fischer.

Bader, Alfred – Leo Navratil. 1976. *Zwischen Wahn und Wirklichkeit: Kunst, Psychose, Kreativität*. Luzern und Frankfurt am Main: Bucher.

Bauman, Zygmunt. 1997. *Flaneure, Spieler und Touristen. Essays zu postmodernen Lebensformen*, übers. von Martin Suhr. Hamburg: Hamburger Edition.

Beck, Dieter. 1985. *Krankheit als Selbstheilung. Wie körperliche Krankheiten ein Versuch zur seelischen Heilung sein können*. Frankfurt am Main: Suhrkamp.

Berger, Peter L. – Thomas Luckmann. 1966. *The Social Construction of Reality. A Treatise in the Sociology of Knowledge*. Garden City: Anchor Books.

Bericht der Untersuchungskommission des Gemeinderates über behauptete „Gravierende Missstände in der Versorgung von psychiatrischen PatientInnen im

Verantwortungsbereich der Gemeinde Wien. 2009. [abgerufen am 28.2.2025] https://www.wien.gv.at/mdb/uk/psychiatrie/uk-bericht.pdf

Bernlef, J. 1984. *Hersenschimmen.* Amsterdam: Querido.

Beta, Katharina. 1999. *Katharsis. Aus dem Wasser geboren.* Wien: Ibera.

Biese, Alfred. 1893. *Philosophie des Metaphorischen. In Grundlinien dargestellt.* Hamburg – Leipzig: Verlag von Leopold Voss.

Binczek, Natalie. 2009. „Systemtheorie." In *Methodengeschichte der Germanistik,* hrsg. von Jost Schneider, 701–721. Berlin – New York: Walter de Gruyter.

Birnbaum, Karl. 1933. „Methodologische Prinzipien der Pathographie." *Zeitschrift für die gesamte Neurologie und Psychiatrie* 143: 69–83.

Bischof, Karin. 2011. *EUropa-Metaphern im medialen Diskurs.* Dissertation. Wien: Universität Wien. Fakultät für Sozialwissenschaften.

Blumenberg, Hans. [1957] 2001. „Licht als Metapher der Wahrheit." In *Ästhetische und metaphorologische Schriften,* hrsg. von Anselm Haverkamp, 139–171. Frankfurt am Main: Suhrkamp.

Blumenberg, Hans. [1960] 2015. *Paradigmen zu einer Metaphorologie.* Frankfurt am Main: Suhrkamp.

Blumenberg, Hans. [1979] 2014. *Schiffbruch mit Zuschauer – Paradigma einer Daseinsmetapher.* Frankfurt am Main: Suhrkamp.

Blumenberg, Hans. [1981] 2012a. *Wirklichkeiten, in denen wir leben: Aufsätze und eine Rede.* Stuttgart: Reclam.

Blumenberg, Hans. [1981] 2012b. „Anthropologische Annäherung an die Aktualität der Rhetorik." In *Wirklichkeiten, in denen wir leben,* 104–136. Stuttgart: Reclam.

Blumenberg, Hans. [1981] 2014. *Die Lesbarkeit der Welt.* Frankfurt am Main: Suhrkamp.

Blumenberg, Hans. 2007. *Theorie der Unbegrifflichkeit,* hrsg. von Anselm Haverkamp. Frankfurt am Main: Suhrkamp.

Blumenberg, Hans. 2012. *Quellen, Ströme, Eisberge,* hrsg. von Ulrich von Bülow – Dorit Krusche. Frankfurt am Main: Suhrkamp.

Bock, Herbert. 1981. *Argumentationswert bildhafter Sprache im Dialog: Eine denkpsychologische Untersuchung der Wirkung von auf Analogien beruhenden Sprachbildern als Problemlöseheuristiken in argumentativen Dialogen.* Frankfurt am Main – Bern: Peter Lang.

Borgards, Roland – Harald Neumeyer. 2004. „Der Ort der Literatur in einer Geschichte des Wissens. Plädoyer für eine entgrenzte Philologie." In *Grenzen der Germanistik: Rephilologisierung oder Erweiterung? DFG-Symposion 2003,* hrsg. von Walter Erhart, 210–222. Stuttgart: J. B. Metzler.

Borsò-Borgarello, Vittoria. 1985. *Metapher: Erfahrungs- und Erkenntnismittel. Die metaphorische Wirklichkeitskonstitution im französischen Roman des XIX. Jahrhunderts.* Tübingen: Gunter Narr.

Bosančić, Saša – Reiner Keller, hrsg. 2019. *Diskursive Konstruktionen. Kritik, Materialität und Subjektivierung in der wissenssoziologischen Diskursforschung*. Wiesbaden: Springer.
Brandstetter, Gabriele – Gerhard Neumann, hrsg. 2004. *Romantische Wissenspoetik. Die Künste und die Wissenschaften um 1800*. Würzburg: Königshausen & Neumann.
Brünner, Gisela. 1987. „Metaphern für Sprache und Kommunikation in Alltag und Wissenschaft." *Diskussion Deutsch* 94, H. 18: 100–119.
Brünner, Gisela – Elisabeth Gülich, hrsg. 2002. *Krankheit verstehen: Interdisziplinäre Beiträge zur Sprache in Krankheitsdarstellungen*. Bielefeld: Aisthesis Verlag.
Buch, Robert – Daniel Weidner, hrsg. 2014. *Blumenberg lesen – Ein Glossar*. Frankfurt am Main: Suhrkamp.
Buchholz, Michael B., hrsg. 1993. *Metaphernanalyse*. Göttingen: Vandenhoeck & Ruprecht.
Buchholz, Michael B., hrsg. 1996. *Metaphern der ‚Kur'. Eine qualitative Studie zum psychotherapeutischen Prozeß*. Opladen: Westdeutscher Verlag.
Buchholz, Michael B. 1998. „Die Metapher im psychoanalytischen Dialog." *Psyche* 52: 545–571.
Buchholz, Michael B. 2012. „Worte hören, Bilder sehen: Seelische Bewegung und ihre Metaphern." In *Symbol & Metapher. Beiträge zum 12. Internationalen Kongress für KIP, Goldegg, Österreich, Mai 2011 in Imagination*, 34. Jahrgang, Nr. 1–2 / 2012, hrsg. von Reichmann Ingrid et al., 57–83. Wien: Facultas Verlags- und Buchhandels AG.
Bühler, Karl. [1934] 1965. *Sprachtheorie. Die Darstellungsfunktion der Sprache*. Stuttgart: Gustav Fischer Verlag.
Bühler, Pierre – Simon Peng-Keller. 2014. *Bildhaftes Erleben in Todesnähe. Hermeneutische Erkundungen einer heutigen Ars Moriendi*. Zürich: Theologischer Verlag.
Bührmann, Andrea D. – Werner Schneider. 2008. *Vom Diskurs zum Dispositiv. Eine Einführung in die Dispositivanalyse*. Bielefeld: transcript Verlag.
Butzer, Günter – Joachim Jacob, hrsg. [2008] 2012. *Metzler Lexikon literarischer Symbole*. Stuttgart: J. B. Metzler.
Claussen, Peter Cornelius. 1996. *Herzwechsel. Ein Erfahrungsbericht*. München – Wien: Carl Hanser Verlag.
Claussen, Peter Cornelius. 2001. „Herzwechsel." *Herz* 26, H. 5, Urban & Vogel: 305–315.
Coenen, Hans Georg. 2002. *Analogie und Metapher. Grundlegung einer Theorie der bildlichen Rede*. Berlin – New York: Walter de Gruyter.
Colli, Giorgio – Mazzino Montinari, 1978. *Nietzsche Werke. Kritische Gesamtausgabe*. Band III/4: *Friedrich Nietzsche. Nachgelassene Fragmente. Sommer 1872 bis Ende 1874*. Berlin – New York: Walter de Gruyter.
Compagnon, Antoine. 1979. *La seconde main: Ou, Le travail de la citation*. Paris: Éditions du Seuil.
Connerton, Paul. 2008. „Seven Types of Forgetting." *Memory Studies* 1., H. 1: 59–71.

Couser, Thomas. 1997. *Recovering bodies. Illness, disability, and life writing*. Madison: The University of Wisconsin Press.

Couser, Thomas. 2011. „Autopathography: Woman, Illness, and Lifewriting." In *On the Literary Nonfiction of Nancy Mairs. Studies in Gender, Sexuality, and Culture*, eds. Merri Lisa Johnson – Susannah B. Mintz, 133–144. New York: Palgrave Macmillan.

Crone, Katja. 2016. *Identität von Personen: Eine Strukturanalyse des biographischen Selbstverständnisses*, Berlin – Boston: De Gruyter.

Csatár, Péter. 2008. „Die introspektiv-intuitive Datensammlung und ihre Alternativen in der konzeptuellen Metapherntheorie." In *Neue Ansätze zur linguistischen Evidenz*, hrsg. von András Kertész – Csilla Rákosi, 109–150. Frankfurt am Main et al.: Peter Lang.

Czakert, Judith. 2016. „Demenz und Literatur. Eine wissenssoziologische Diskursanalyse zur Darstellung von Demenz in Arno Geigers 'Der alte König in seinem Exil' und Tilman Jens' 'Demenz: Abschied von meinem Vater'." In *Qualitative Methoden in der Sozialforschung*, hrsg. von Jeannine Winzer, 231–240. Berlin – Heidelberg: Springer.

Dackweiler, Meike. 2014. „Die Alzheimer-Narration am Beispiel von Arno Geigers *Der alte König in seinem Exil*." In *Merkwürdige Alte: Zu einer literarischen und bildlichen Kultur des Alter(n)s*, hrsg. von Henriette Herwig, 251–276. Bielefeld: transcript Verlag.

Dahlkvist, Tobias. 2012. „Genie, Entartung, Wahnsinn. Anmerkungen zu Nietzsche als Pathograph und Objekt der Pathographie." In *Einige werden posthum geboren*, hrsg. von Renate Reschke – Marco Brusotti, 173–182. Berlin – Boston: De Gruyter.

Davidson, Donald. 1999. „Was Metaphern bedeuten." In *Wahrheit und Interpretation*, 2. Aufl., 343–371. Frankfurt am Main: Suhrkamp.

Debatin, Bernhard. 1995. *Die Rationalität der Metapher. Eine sprachphilosophische und kommunikationstheoretische Untersuchung*. Berlin – New York: Walter de Gruyter.

Dedner, Burghard. 2001. „Biographie und Pathographie." In *Jahrbuch für Frauenforschung*, hrsg. von Irmela von der Lühe – Anita Runge, 55–69. Stuttgart: J. B. Metzler.

Dehler, Christina. 2013. *Vergessene Erinnerungen. Alzheimer-Demenz in Martin Suters „Small World" und Arno Geigers „Der alte König in seinem Exil"*. Bamberg: University of Bamberg Press.

Deleuze, Gilles. 1987. *Foucault*, übers. von Hermann Kocyba. Frankfurt am Main: Suhrkamp.

Dieckmann, Letizia. 2021. *Vergessen erzählen: Demenzdarstellungen der deutschsprachigen Gegenwartsliteratur*. Bielefeld: transcript Verlag.

Diez, Friedrich. 1887. *Etymologisches Wörterbuch der romanischen Sprachen*. 5. Ausgabe, Bonn: Adolph Marcus.

Dilthey, Wilhelm. 1924. *Gesammelte Schriften. Band 5. Die geistige Welt. Einleitung in die Philosophie des Lebens*. Leipzig – Berlin, darin: „Die Entstehung der Hermeneutik" (1900).

Doerr Wilhelm – Heinrich Schipperges, 1979. *Was ist Theoretische Pathologie?* Berlin – Heidelberg – New York: Springer.

Dotzler, Bernhard – Sigrid Weigel, hrsg. 2005. *„fülle der combination". Literaturforschung und Wissenschaftsgeschichte.* München: Fink.

Drews, Axel – Ute Gerhard – Jürgen Link. 1985. „Moderne Kollektivsymbolik. Eine diskurstheoretisch orientierte Einführung mit Auswahlbibliographie." In *Internationales Archiv für Sozialgeschichte der deutschen Literatur.* 1. Sonderheft. *Forschungsreferate*, 256–375.

DUDEN https://www.duden.de

Eggs, Ekkehard. 2001. „Metapher." In *Historisches Wörterbuch der Rhetorik*, hrsg. von Gert Ueding. Bd. 5 Tübingen, 1099–1183.

Engel, Manfred. 2001. „Kulturwissenschaft – Literaturwissenschaft als Kulturwissenschaft – Kulturgeschichtliche Literaturwissenschaft." *KulturPoetik: Zeitschrift für kulturgeschichtliche Literaturwissenschaft* 1: 8–36.

Engelhardt, Dietrich von. 1991. „Der Kranke und seine Krankheit in der Literatur." In *Der Mensch und seine Eigenwelt. Anthropologische Grundfragen einer Theoretischen Pathologie*, hrsg. von Wilhelm Doerr – Hans Schaefer – Heinrich Schipperges, 29–51. Berlin – Heidelberg: Springer.

Engelhardt, Dietrich von. 2002. „Pathographie – historische Entwicklung, zentrale Dimensionen." In *Wahn Welt Bild*, hrsg. von Thomas Fuchs et al., 199–212. Berlin – Heidelberg: Springer.

Engelhardt, Dietrich von. 2003. „Der chemie- und medizinhistorische Hintergrund von Goethes Wahlverwandtschaften (1809)." In *Erzählen und Wissen. Paradigmen und Aporien ihrer Inszenierung in Goethes „Wahlverwandtschaften"*, hrsg. von Gabriele Brandstetter, 279–306. Freiburg im Breisgau: Rombach-Wissenschaften.

Erikson, Erik H. [1959] 1973. *Identität und Lebenszyklus.* Frankfurt am Main: Suhrkamp.

Erikson, Erik H. 1964. *Einsicht und Verantwortung.* Stuttgart: Klett.

Ette, Ottmar – Uwe Wirth, hrsg. 2019. *Kulturwissenschaftliche Konzepte der Transplantation.* Berlin – Boston: De Gruyter.

Feuerbach, Ludwig. 1841. *Das Wesen des Christentums.* Leipzig: Otto Wigand.

Fichtner, Gerhard. 1968. „Das verpflanzte Mohrenbein. Zur Interpretation der Kosmas- und-Damian-Legende." *Medizinhistorisches Journal* 3, H. 2: 87–100.

Fiehler, Reinhard. 1990. „Kommunikation, Information und Sprache: Alltagsweltliche und wissenschaftliche Konzeptualisierungen und der Kampf um die Begriffe." In *Information ohne Kommunikation? Die Loslösung der Sprache vom Sprecher*, hrsg. von Rüdiger Weingarten, 99–128. Frankfurt am Main: Fischer.

Fleck, Ludwik. [1980] 2012. *Entstehung und Entwicklung einer wissenschaftlichen Tatsache. Einführung in die Lehre vom Denkstil und Denkkollektiv*, hrsg. von Lothar Schäfer – Thomas Schnelle. Frankfurt am Main: Suhrkamp.

Fleischer, Michael. 1997. *Das System der Russischen Kollektivsymbolik. Eine empirische Untersuchung.* München: Otto Sagner.

Fleischer, Michael. 2019. *Allgemeine Kommunikationstheorie*. Oberhausen: Athena-Verlag.

Foerster, Heinz von. 1997. *Wissen und Gewissen: Versuch einer Brücke*, hrsg. von Siegfried J. Schmidt, Frankfurt am Main: Suhrkamp.

Foucault, Michel. 1969. *L'archéologie du savoir*. Paris: Gallimard.

Frank, Arthur W. 1994. „Reclaiming an Orphan Genre: The First-Person Narrative of Illness." *Literature and Medicine* 13, H. 1: 1–21.

Frank, Arthur W. 1995. *The Wounded Storyteller. Body, Illness, and Ethics*. Chicago: The University of Chicago Press.

Freud, Sigmund. 1910. *Eine Kindheitserinnerung des Leonardo da Vinci*. Leipzig – Wien: Franz Deuticke.

Fürholzer, Katharina. 2019. *Das Ethos des Pathographen. Literatur- und medizinethische Dimensionen von Krankenbiographien*. Heidelberg: Universitätsverlag Winter.

Geeraerts, Dird – Grondelaers, Stef. 1995. „Looking Back at Anger: Cultural Traditions and Metaphorical Patterns." In *Language and the Cognitive Construal of the World*. eds. John R. Taylor – Robert E. MacLaury, 153–179. Berlin: De Gruyter.

Gehlen, Arnold [1940] 1993. *Der Mensch. Seine Natur und seine Stellung in der Welt*. Textkritische Edition, hrsg. von Karl-Siegbert Rehberg (= Arnold Gehlen: Gesamtausgabe, Band 3). Frankfurt am Main: Klostermann.

Gehring, Petra. 2014. „Metapher." In *Blumenberg lesen – Ein Glossar*, hrsg. von Robert Buch – Daniel Weidner, 201–213. Frankfurt am Main: Suhrkamp.

Geiger, Arno. 2011. *Der alte König in seinem Exil*. München: Carl Hanser Verlag.

Gertenbach, Lars. 2015. *Entgrenzungen der Soziologie: Bruno Latour und der Konstruktivismus*. Weilerswist: Velbrück Wissenschaft.

Gess, Nicola – Sandra Janßen, hrsg. 2014. *Wissens-Ordnungen: Zu einer historischen Epistemologie der Literatur*. Berlin – Boston: De Gruyter.

Gevaert, Caroline. 2005. „The ANGER IS HEAT Question: Detecting Cultural Influence on the Conceptualisation of Anger through Diachronic Corpus Analysis." In *Perspectives on Variation: Sociolinguistic, Historical, Comparative* [Trends in Linguistics. Studies and Monographs 163], eds. Nicole Delbecque – Johan van der Auwera – Dirk Geeraerts, 195–208. Berlin: De Gruyter.

Gibbs, Raymond W. 1994. *The Poetics of Mind: Figurative Thought, Language, and Understanding*. Cambridge: Cambridge University Press.

Glasenapp, Nicolai. 2023. *Normativität der Demenz? Ein Krankheitsdiskurs und seine Darstellung in der deutschsprachigen Gegenwartsliteratur* Paderborn: Brill-Fink.

Gleason, Philip. 1983. „Identifying Identity: A Semantic History." *The Journal of American History* 69, H. 4: 910–931.

Gödde, Susanne. 2016. „Pathos in der griechischen Tragödie." In *Handbuch Literatur & Emotionen*, hrsg. von Martin von Koppenfels – Cornelia Zumbusch, 209–243. Berlin – Boston: De Gruyter.

Goyal, Rishi. 2014. „Narration in Medicine." In *Handbook of Narratology*, eds. Peter Hühn – Jan Christoph Meister – John Pier – Wolf Schmid, 406–418. München – Boston: De Gruyter.

Groddeck, Georg. [1923] 2016. *Das Buch vom Es. Psychoanalytische Briefe an eine Freundin*. Berlin: Hofenberg.

Gunreben, Marie. 2021. „Am Rand der Erzählbarkeit: Demenz als narratives Krisenphänomen." In *Krisen erzählen*, hrsg. von Iuditha Balint – Thomas Wortmann, 299–320. Paderborn: Wilhelm Fink.

Haugen, Hayley Mitchell. 2011. „On Difficult Gifts: A Biographical Portrait of Nancy Mairs." In *On the Literary Nonfiction of Nancy Mairs. Studies in Gender, Sexuality, and Culture*, eds. Merri Lisa Johnson – Susannah B. Mintz, 25–41. Palgrave Macmillan's Critical. New York: Palgrave Macmillan.

Haverkamp, Anselm. 1986. „Die neueste Krankheit zum Tode – Das Werthersyndrom in der Verständigungsliteratur der siebziger Jahre: Fritz Zorn, Mars Mit einem Nachwort über Fiktion und Wirklichkeit." *Deutsche Vierteljahrsschrift für Literaturwissenschaft und Geistesgeschichte* 60, H. 4: 667–696.

Haverkamp, Anselm, hrsg. 1996. *Theorie der Metapher*. Darmstadt: Wissenschaftliche Buchgesellschaft.

Hecken, Thomas. 2011. „System/Umwelt – Beschränkungen der Kunstfreiheit." In *Systemtheoretische Literaturwissenschaft: Begriffe – Methoden – Anwendungen*, hrsg. von Niels Werber, 425–437. Berlin – New York: Walter de Gruyter.

Herwig, Henriette. 2014. „Alte und junge Paare im Pflegeheimroman der Gegenwart. Annette Pehnts *Haus der Schildkröten* und Jürg Schubigers *Haller und Helen*." In *Merkwürdige Alte: Zu einer literarischen und bildlichen Kultur des Alter(n)s*, hrsg. von Henriette Herwig, 229–250. Bielefeld: transcript Verlag.

Hetzel, Andreas. 2021. „Metapher, Metaphorizität, Figurativität." In *Handbuch Literatur & Philosophie*, hrsg. von Andrea Allerkamp – Sarah Schmidt, 125–136. Berlin – Boston: Walter de Gruyter.

Hilken, Susanne. 1993. *Wege und Probleme der Psychiatrischen Pathographie*. Aachen: Fischer.

Hirschmann, Eduard. 1919. *Gottfried Keller. Psychoanalyse des Dichters, seiner Gestalten und Motive*. Leipzig et al.: Internationaler psychoanalytischer Verlag.

Horst, Christoph auf der. 2006. „»... in der Medicin Freigeist«. Heines Krankheit, Therapie und Bewältigungsstrategie" In *Das Letzte Wort der Kunst*, hrsg. von Joseph A. Kruse, 278–293. Stuttgart: J. B. Metzler.

Horst, Christoph auf der. 2007. „Heinrich Heine and Syphilis." *Frontiers of Neurology and Neuroscience* 22: 105–120.

Hrdinová, Eva Marie. 2009. „Über die Wurzeln Katharina Betas oder darüber, wie sich religiöse Lexik übersetzen lässt." *Studia Germanistica*, H. 4: 5–16.

Hülsse, Rainer. 2003. „Sprache ist mehr als Argumentation: Zur wirklichkeitskonstituierenden Rolle von Metaphern." *Zeitschrift für internationale Beziehungen* 10, H. 2: 211–246.

Hülzer, Heike. 1999. „Metapher: Verständigungsfalle und Verstehenshilfe." *Psychotherapie und Sozialwissenschaft. Zeitschrift für qualitative Forschung* 1, 187–198.

Hume, David. 1989. *Ein Traktat über die menschliche Natur*. Teilband 1, Buch I. *Über den Verstand*. Übers. von Theodor Lipps, Hamburg: Meiner.

Hunsaker Hawkins, Anne. 1999. *Reconstructing Illness. Studies in Pathography*. West Lafayette: Purdue University Press.

Illich, Ivan. 2017. *Die Nemesis der Medizin – Die Kritik der Medizinalisierung des Lebens*. München: C. H. Beck Verlag.

Jäger, Margarete – Siegfried Jäger. 2007. *Deutungskämpfe. Theorie und Praxis Kritischer Diskursanalyse*. Wiesbaden: VS Verlag für Sozialwissenschaften.

Jagow, Bettina von – Florian Steger, hrsg. 2005. *Literatur und Medizin: ein Lexikon*. Göttingen: Vandenhoeck & Ruprecht.

Jagow, Bettina von – Florian Steger. 2009. *Was treibt die Literatur zur Medizin? Ein kulturwissenschaftlicher Dialog*. Göttingen: Vandenhoeck & Ruprecht.

Jäkel, Olaf. 1997. *Metaphern in abstrakten Diskurs-Domänen. Eine kognitiv-linguistische Untersuchung anhand der Bereiche Geistestätigkeit, Wirtschaft und Wissenschaft*. Frankfurt am Main et al.: Peter Lang.

Jäkel, Olaf. 2003. *Wie Metaphern Wissen schaffen. Die kognitive Metapherntheorie und ihre Anwendung in Modell-Analysen der Diskursbereiche Geistestätigkeit, Wirtschaft, Wissenschaft und Religion*. Hamburg: Verlag Dr. Kovač.

Jaspers, Karl. 1920. *Allgemeine Psychopathologie*. Berlin – Heidelberg: Springer.

Jens, Tilman. 2009. *Demenz. Abschied von meinem Vater*. Gütersloh: Gütersloher Verlagshaus.

Jünger, Sebastian. 2002. *Kognition, Kommunikation, Kultur. Aspekte integrativer Theoriearbeit*. Wiesbaden: Springer Fachmedien.

Jungert, Michael. 2013. *Personen und ihre Vergangenheit: Gedächtnis, Erinnerung und personale Identität*. Berlin – Boston: De Gruyter.

Kaminski, Andreas. 2014. „Was heißt es, dass eine Metapher absolut ist? Metaphern als Indizien." *Journal Phänomenologie. Schwerpunkt: Metaphern als strenge Wissenschaft* 41, hrsg. von Alexander Friedrich – Petra Gehring – Andreas Kaminski, 47–62.

Kamp, Harald. 2004. „Der Patient als Text – Metaphern in der Medizin. Skizzen einer dialogbasierten Medizin." *Zeitschrift für Allgemeinmedizin* 80: 438–442.

Käser, Rudolf. 2000. „Metaphern der Krankheit Krebs." In *Lesbarkeit der Kultur. Literaturwissenschaften zwischen Kulturtechnik und Ethnographie*, hrsg. von Gerhard Neumann – Sigrid Weigel, 323–342. München: W. Fink.

Kehl, Christoph. 2012. *Zwischen Geist und Gehirn. Das Gedächtnis als Objekt der Lebenswissenschaften*. Bielefeld: transcript Verlag.

Keller, Reiner – Hubert Knoblauch – Jo Reichertz, hrsg. 2013. *Kommunikativer Konstruktivismus. Theoretische und empirische Arbeiten zu einem neuen wissenssoziologischen Ansatz.* Wiesbaden: Springer VS.

Keller, Reiner. 2010. „Wissenssoziologische Diskursanalyse und Systemtheorie." In *Die Methodologien des Systems. Wie kommt man zum Fall und wie dahinter?* hrsg. von René John – Anna Henkel – Jana Rückert-John, 241–273. Wiesbaden: VS Verlag für Sozialwissenschaften.

Keller, Reiner. 2013. „Kommunikative Konstruktion und diskursive Konstruktion." In *Kommunikativer Konstruktivismus. Theoretische und empirische Arbeiten zu einem neuen wissenssoziologischen Ansatz*, hrsg. von Reiner Keller – Hubert Knoblauch – Jo Reichertz, 69–96. Wiesbaden: VS Verlag für Sozialwissenschaften.

Kispál, Tamás. 2013. *Methodenkombination in der Metaphernforschung. Metaphorische Idiome des Lebens*, Frankfurt am Main: Peter Lang.

Kleber, Jutta Anna. 2003. *Krebstabu und Krebsschuld. Struktur, Mensch, Medizin im 20. Jahrhundert.* Berlin: Reimer.

Klinke, Otto. 1903. *E.T.A. Hoffmanns Leben und Werke. Vom Standpunkte eines Irrenarztes.* Braunschweig – Leipzig: Sattler.

Klinkert, Thomas – Monika Neuhofer, hrsg. 2008. *Literatur, Wissenschaft und Wissen seit der Epochenschwelle um 1800: Theorie – Epistemologie – komparatistische Fallstudien.* Berlin – New York: Walter de Gruyter.

Klinkert, Thomas. 2008. „Literatur, Wissenschaft und Wissen – ein Beziehungsdreieck (mit einer Analyse von Jorge Luis Borges' *Tlön, Uqbar, Orbis Tertius*)." In *Literatur, Wissenschaft und Wissen seit der Epochenschwelle um 1800. Theorie – Epistemologie – komparatistische Fallstudien*, hrsg. von Thomas Klinkert – Monika Neuhofer, 65–88. Berlin – New York: Walter de Gruyter.

Klinkert, Thomas. 2011. „Literatur und Wissen. Überlegungen zur theoretischen Begründbarkeit ihres Zusammenhangs." In *Literatur und Wissen. Theoretisch-methodische Zugänge*, hrsg. von Tilmann Köppe, 116–139. Berlin – New York: Walter de Gruyter.

Kohl, Katrin. 2007. *Metapher.* Stuttgart: J. B. Metzler.

Kölle, Inge. 2021. „Gedanken zu einem Paradoxon." Abschlussarbeit der Gestaltausbildung am Gestaltinstitut Frankfurt am Main. Abrufbar unter: https://www.dvg-gestalt.de/wp-content/uploads/2021/06/Kopie-Endversion-fuer-DVG-Website.pdf [zit. 28. 2. 2025].

König, Peter. 2005. *Giambattista Vico.* München: C. H. Beck.

Köppe, Tilmann. 2007. „Vom Wissen in Literatur." *Zeitschrift für Germanistik* 17, H. 2: 398–410.

Köppe, Tilmann. 2008. *Literatur und Erkenntnis. Studien zur kognitiven Signifikanz fiktionaler literarischer Werke.* Paderborn: mentis.

Köppe, Tilmann. hrsg. 2011. *Literatur und Wissen. Theoretisch-methodische Zugänge.* Berlin – New York: Walter de Gruyter.

Koppenfels, Martin von – Cornelia Zumbusch, hrsg. 2016. *Handbuch Literatur & Emotionen*. Berlin – Boston: De Gruyter.

Korotin, Ilse, hrsg. 2016. *biografiA. Lexikon österreichischer Frauen*. Wien – Körn – Weimar: Böhlau Verlag.

Kovács, László. 2008. *Medizin – Macht – Metaphern. Sprachbilder in der Humangenetik und ethische Konsequenzen ihrer Verwendung*. Frankfurt am Main: Peter Lang.

Kövecses, Zoltán. 1986. *Metaphors of Anger, Pride, and Love: A Lexical Approach to the Structure of Concepts*. Amsterdam – Philadelphia: John Benjamins.

Kövecses, Zoltán. 1990. *Emotion Concepts*. New York, Berlin u. a.: Springer-Verlag.

Kövecses, Zoltán. 1995. „Anger: Its Language, Conceptualisation and Physiology in the Light of Cross-Cultural Evidence." In *Language and the Cognitive Construal of the World*, eds. John R. Taylor – Robert E. MacLaury, 181–196. Berlin – New York: Mouton de Gruyter.

Kövecses, Zoltán. 2000a. *Metaphor and Emotion: Language, Culture, and Body in Human Feeling*. Cambridge: Cambridge University Press.

Kövecses, Zoltán. 2000b. „The Concept of Anger: Universal or Culture Specific?" *Psychopathology* 33, H. 4: 159–170.

Kövecses, Zoltán. 2015. *Where metaphors come from. Reconsidering context in metaphor*. Oxford: Oxford Univ. Press.

Kraft, Volker. 2003. „Die psychoanalytische Biographik." In *Aus der Werkstatt der Psychoanalytiker*, hrsg. Hubert von Speidel, 161–171. Wiesbaden: VS Verlag für Sozialwissenschaften.

Kraft, Volker. 2008. „Methodische Probleme der Psychoanalytischen Biographik." In *Erinnerung – Reflexion – Geschichte*, hrsg. von Margret Dörr et al., 35–48. Wiesbaden: VS Verlag für Sozialwissenschaften.

Krahe, Susanne. 1999. *Adoptiert: Das fremde Organ. Transplantation als Grenzerfahrung*. Gütersloh: Gütersloher Verlagshaus.

Krämer, Olav. 2011. „Intention, Korrelation, Zirkulation. Zu verschiedenen Konzeptionen der Beziehung zwischen Literatur, Wissenschaft und Wissen." In *Literatur und Wissen. Theoretisch-methodische Zugänge*, hrsg. von Tilmann Köppe, 77–115. Berlin – New York: Walter de Gruyter.

Krüger-Fürhoff, Irmela Marei. 2004. „Vernetzte Körper. Zur Poetik der Transplantation." In *Netzwerke. Eine Kulturtechnik der Moderne*, hrsg. von Jürgen Barkhoff – Hartmut Böhme – Jeanne Riou, 107–126. Köln: Böhlau Verlag.

Krüger-Fürhoff, Irmela Marei. 2012. *Verpflanzungsgebiete. Wissenskulturen und Poetik der Transplantation*. München: Wilhelm Fink Verlag.

Kütemeyer, Mechthilde. 2002. „Metaphorik in der Schmerzbeschreibung." In *Krankheit verstehen. Interdisziplinäre Beiträge zur Sprache in Krankheitsdarstellungen*, hrsg. von Gisela Brünner – Elisabeth Gülich, 191–208. Bielefeld: Aisthesis Verlag.

Lachmann, Renate. 2007. *Mnemonische Konzepte*. In *Arbeit am Gedächtnis*, hrsg. von Michael C. Frank – Gabriele Rippl, 131–146. Paderborn, München: Fink.

Lakoff, George. 1987. *Women, Fire and Dangerous Things: What Categories Reveal about the Mind*. Chicago: University of Chicago Press.

Lakoff, George – Mark Johnson. 1999. *Philosophy in the Flesh: The Embodied Mind and Its Challenge to Western Thought*. New York: Basic Books.

Lakoff, George – Mark Johnson. 2000. *Leben in Metaphern: Konstruktion und Gebrauch von Sprachbildern*. Heidelberg: Carl-Auer-Systeme Verlag.

Langeheine, Volker. 1983. „Textpragmatische Analyse schriftlicher Kommunikation am Beispiel des Briefes." In *Schriftsprachlichkeit*, hrsg. von Siegfried Grosse, 190–211. Düsseldorf: Pädagogischer Verlag Schwamm.

León-Villagrá, Diego. 2022. „Der Krebs des Autors. Autopathographie und Autoethographie als autobiographische Schreibweisen der Krankheit in der Gegenwart." *Zeitschrift für Germanistik* 32, H. 2: 305–320.

Lepenies, Wolf [1985] 2002. *Die drei Kulturen: Soziologie zwischen Literatur und Wissenschaft*. Frankfurt am Main: Fischer.

Link, Jürgen. 1983. *Elementare Literatur und generative Diskursanalyse*. München: Fink.

Link, Jürgen. 1984. „Einfluß des Fliegens! – Auf den Stil selbst! Diskursanalyse des Ballonsymbols." In *Bewegung und Stillstand in Metaphern und Mythen. Fallstudien zum Verhältnis von elementarem Wissen und Literatur im 19. Jahrhundert*, hrsg. von Jürgen Link – Wolf Wülfing, 149–163. Stuttgart: Klett-Cotta.

Link, Jürgen. 1986. „Die Revolution im System der Kollektivsymbolik. Elemente einer Grammatik interdiskursiver Ereignisse." *Aufklärung* 1, H. 2: 5–23.

Link, Jürgen. 1988. „Literaturanalyse als Interdiskursanalyse. Am Beispiel des Ursprungs literarischer Symbolik in der Kollektivsymbolik." In *Diskurstheorien und Literaturwissenschaft*, hrsg. von. Jürgen Fohrmann – Harro Müller, 284–307. Frankfurt am Main: Suhrkamp.

Link, Jürgen – Ursula Link-Heer. 1994. „Kollektivsymbolik und Orientierungswissen. Das Beispiel des ‚Technisch-medizinischen Vehikel-Körpers'." *Der Deutschunterricht* 4: 44–55.

Link, Jürgen. 1996. *Versuch über den Normalismus. Wie Normalität produziert wird*. Opladen: Westdeutscher Verlag.

Link, Jürgen. 2020. „Dispositiv". In *Foucault-Handbuch. Leben. Werk. Wirkung*, 278–281. Stuttgart – Weimar: J. B. Metzler.

Link, Jürgen. 2008. „Sprache, Diskurs, Interdiskurs und Literatur (mit einem Blick auf Kafkas Schloß)." In *Sprache – Kognition – Kultur: Sprache zwischen mentaler Struktur und kultureller Prägung*, hrsg. von Heidrun Kämper – Ludwig M. Eichinger, 115–134. Berlin – New York: Walter de Gruyter.

Link, Jürgen – Rolf Parr. 2007. „Projektbericht: diskurs-werkstatt und kultuRRevolution. zeitschrift für angewandte diskurstheorie." In *Forum: Qualitative Sozialforschung / Forum: Qualitative Social Research*. Band 8. Ausgabe 2, unpaginiert.

Link, Jürgen. 2013. „Diskurs, Interdiskurs, Kollektivsymbolik. Am Beispiel der aktuellen Krise der Normalität." *Zeitschrift für Diskursforschung* 1: 7–23.

Locke, John. 1981. *Versuch über den menschlichen Verstand.* Bd. II: Buch III und IV. Übers. von Carl Winckler, Hamburg: Meiner.

Lubkoll, Christine. 2003. „Wahlverwandtschaft. Naturwissenschaft und Liebe in Goethes Eheroman." In *Erzählen und Wissen. Paradigmen und Aporien ihrer Inszenierung in Goethes „Wahlverwandtschaften",* hrsg. von Gabriele Brandstetter, 261–278. Freiburg im Breisgau: Rombach-Wissenschaften.

Luhmann, Niklas. 1971. „Sinn als Grundbegriff der Soziologie." In *Theorie der Gesellschaft oder Sozialtechnologie – Was leistet die Systemforschung?* hrsg. von Jürgen Habermas – Niklas Luhmann, 25–100. Frankfurt am Main: Suhrkamp.

Luhmann, Niklas. [1984] 1991. *Soziale Systeme. Grundriß einer allgemeinen Theorie.* Frankfurt am Main: Suhrkamp.

Luhmann, Niklas. 1997a. *Die Gesellschaft der Gesellschaft.* Frankfurt am Main: Suhrkamp.

Luhmann, Niklas. 1997b. *Die Kunst der Gesellschaft.* Frankfurt am Main: Suhrkamp.

Luhmann, Niklas. [1991/1992] 2004. *Einführung in die Systemtheorie,* hrsg. von Dirk Baecker. Heidelberg: Carl-Auer-Systeme-Verlag.

Luhmann, Niklas. 2008. *Ideenevolution. Beiträge zur Wissenssoziologie.* Frankfurt am Main: Suhrkamp.

Macho, Thomas H. 1987. *Todesmetaphern. Zur Logik der Grenzerfahrung.* Frankfurt am Main: Suhrkamp.

Markowitsch, Hans – Harald Welzer. 2006. *Das autobiographische Gedächtnis. Hirnorganische Grundlagen und biosoziale Entwicklung.* Stuttgart: Klett-Cotta.

Maturana, Humberto R. – Francisco J. Varela. 1980. *Autopoiesis and Cognition. The Realization of the Living.* Dordrecht: D. Reidel Publishing Company.

Mauthner, Fritz. [1901/1902] 1912. *Beiträge zu einer Kritik der Sprache. Zweiter Band: Zur Sprachwissenschaft.* Stuttgart – Berlin: J. G. Gotta'sche Buchhandlung Nachfolger.

Mayer-Gross, Wilhelm. 1924. *Selbstschilderungen der Verwirrtheit. Die oneiroide Erlebnisform psychopathologisch-klinische Untersuchungen.* Berlin – Heidelberg: Springer-Verlag.

Mead, George Herbert. 1934. *Mind, Self, and Society.* Chicago: The University of Chicago Press.

Mikuláš, Roman. 2017. „Poznámky k teóriám metafory: Giambattista Vico." *Philologia* XXVII, 2: 107–120.

Mikuláš, Roman. 2018. „Konštrukcia skutočnosti v metafore (s odkazmi na listy a záznamy snov Ingeborg Bachmann v *Male oscuro. Aus der Zeit der Krankheit*)." In *Snímanie závojov z priestorov, miest a faktov: zborník k jubileu a personálna bibliografia Libuše Vajdovej.* eds. Judit Görözdi, Dobrota Pucherová. 143–168, Bratislava: Ústav svetovej literatúry SAV.

Mikuláš, Roman. 2020. „Oswald Wieners interdiskursive Produktionspraxis: Anmerkungen zu ‚die verbesserung von mitteleuropa. roman.'" *Slowakische Zeitschrift für Germanistik* 12, H. 1: 45–58.

Mikuláš, Roman. 2021a. „Zur bildlichen Darstellung von psychischen und physischen Krankheiten in deutschsprachigen Autopathographien. Ingeborg Bachmann, Fritz Zorn." *Philologia* 31, H. 2: 79–92.

Mikuláš, Roman. 2021b. „Zur poietischen Funktion von Analogien und Metaphern im interdiskursiven Blickpunkt der Transplantationsmedizin." *World Literature Studies* 13, H. 4: 117–130.

Mikuláš, Roman. 2022. „Die Sprache der Demenz. Zur Literarisierung des Erinnerns an das Vergessen." In *Analysen zur Interdiskursivität*, hrsg. von Andrea Mikulášová – Roman Mikuláš, 66–94. Nümbrecht: Kirsch Verlag.

Mikulášová, Andrea – Mikuláš, Roman. 2018. „Wirklichkeitskonstruktion durch Metaphern bei Ingeborg Bachmann." *World Literature Studies* 10, H. 3: 47–67.

Mikulášová, Andrea – Roman Mikuláš. 2020. „Metaphorische Konstruktionen der Lebenswelt in den autobiographischen Werken von Thomas Bernhard unter besonderer Berücksichtigung der Metaphorisierung von Krankheiten und der Krankheitsmetaphorik." In *Metaphernforschung in interdisziplinären und interdiskursiven Perspektiven*, hrsg. von Roman Mikuláš, 73–97, Paderborn: Brill | mentis.

Mitscherlich, Alexander. 1966. *Krankheit als Konflikt. Studien zur psychosomatischen Medizin 1*. Frankfurt am Main: Suhrkamp.

Mitscherlich, Alexander. [1967] 1975. *Krankheit als Konflikt. Studien zur psychosomatischen Medizin 2*. Frankfurt am Main: Suhrkamp.

Mitscherlich, Alexander. 1977. *Freiheit und Unfreiheit in der Krankheit – Studien zur psychosomatischen Medizin 3*. Frankfurt am Main: Suhrkamp.

Moamai, Marion. 1997. *Krebs schreiben: Deutschsprachige Literatur der siebziger und achtziger Jahre*. St. Ingbert: Mannheimer Studien zur Literatur- und Kulturwissenschaft (MLK). Röhrig Universitätsverlag.

Möbius, Paul Julius. 1898. *Über das Pathologische bei Goethe*. Leipzig: J. A. Barth.

Müller-Nienstedt, Hans-Rudolf. 1996. *Geliehenes Leben. Tagebuch einer Transplantation*. Zürich, Düsseldorf: Walter-Verlag.

Muschg, Adolf. [1977] 1994. „Vorwort". *Mars*. Roman von Fritz Zorn, 7–22, Frankfurt am Main: Fischer.

Nancy, Jean-Luc. 2000. *Der Eindringling / L'intrus. Das fremde Herz*. Übers. von Alexander Garcia Düttmann. Berlin: Merve Verlag.

Neumann, Birgit. 2005. „Literatur, Erinnerung, Identität." In *Gedächtniskonzepte der Literaturwissenschaft: Theoretische Grundlegung und Anwendungsperspektiven*, hrsg. von Astrid Erll – Ansgar Nünning – Hanne Birk – Birgit Neumann, 149–178. Berlin – New York: De Gruyter.

Niedermair, Klaus. 2001. „Metaphernanalyse." In *Wie kommt Wissenschaft zu Wissen? Bd. 2. Einführung in die Forschungsmethodik und Forschungspraxis*, hrsg. von Theo Hug, 144–165. Baltmannsweiler: Schneider-Verl. Hohengehren.

Nietzsche, Friedrich. [1873] 1988. „Über Wahrheit und Lüge im außermoralischen Sinne." In *Friedrich Nietzsche. Sämtliche Werke. Kritische Studienausgabe*, hrsg. von

Giorgio Colli – Mazzino Montinari. Band 1. *Nachgelassene Schriften 1870–1873*, 873–890. München – Berlin: Walter de Gruyter.

Nietzsche, Friedrich. [1873] 2009. „Über Wahrheit und Lüge im außermoralischen Sinne." In *Friedrich Nietzsche. Digital Critical Edition of the Complete Works and Letters*, hrsg. von Paolo D'Iorio. Berlin – New York: Walter de Gruyter.

Noll, Peter. [1984] 1989. *Diktate über Sterben und Tod*. München: Piper.

Nünning, Ansgar, hrsg. 2004. *Grundbegriffe der Literaturtheorie*. Stuttgart – Weimar: J. B. Metzler.

Obermüller, Klara. 2006. „Das schleichende Vergessen." In *Es schneit in meinem Kopf: Erzählungen über Alzheimer und Demenz*, hrsg. Klara Obermüller, 5–13. Fribourg, Schweiz: Nagel & Kimche.

Parfit, Derek [1984] 1987. *Reasons and Persons*. Oxford: Clarendon Press.

Parr, Rolf. 2003. „Punktuelle Affinitäten, ungeklärte Verhältnisse: (Inter-)Diskursanalyse und Systemtheorie. Zur Einführung in die überfällige Debatte ‚Luhmann und/oder Foucault'." *kultuRRevolution – zeitschrift für angewandte diskurstheorie* 45/46: 55–57.

Parr, Rolf. 2009. „Diskursanalyse." In *Methodengeschichte der Germanistik*, hrsg. von Jost Schneider, 90–107. Berlin: De Gruyter.

Parr, Rolf. 2013. „Räume, Symbole und kulturelle Konfrontationen. Kollektivsymbolsysteme als ‚mental maps'." In *Räumliche Darstellung kultureller Begegnungen*, hrsg. von Carla Dauven-van Knippenberg – Christian Moser – Rolf Parr, 15–35. Heidelberg: Synchron.

Parr, Rolf. 2014. „Wie konstituieren Kollektivsymbole Narrationen des Ökonomischen? Zum Verhältnis von Diskursivität und Narrativität." In *Ökonomie – Narration – Kontingenz*, hrsg. von Wilhelm Amann – Natalie Bloch – Georg Mein, 57–73. Paderborn: Brill, Fink.

Paul-Horn, Ina. 2015. *Aktualität der Metapher. Das Meer, die Metapher und die Sprache*. Frankfurt am Main et al.: Peter Lang.

Pêcheux, Michel. 1984. „Metapher und Interdiskurs." In *Bewegung und Stillstand in Metaphern und Mythen*, hrsg. von Jürgen Link – Wulf Wülfing, 93–99. Stuttgart: Klett-Cotta.

Peng-Keller, Simon. 2016. „Visionäres Erleben in Todesnähe. Phänomenologische und hermeneutische Annäherungen." *Grenzgebiete der Wissenschaft* 65, H. 4: 303–319.

Pethes, Nicolas. 2003. „Literatur- und Wissenschaftsgeschichte. Ein Forschungsbericht." *Internationales Archiv für Sozialgeschichte der deutschen Literatur* 28, H. 1: 181–231. Berlin: Walter de Gruyter.

Pethes, Nicolas. 2004. „Poetik/Wissen – Konzeptionen eines problematischen Transfers." In *Romantische Wissenspoetik. Die Künste und die Wissenschaften um 1800*, hrsg. von Gabriele Brandstetter – Gerhard Neumann, 341–372. Würzburg: Königshausen & Neumann.

Pethes, Nicolas. 2009. „Vergessen." In *Historisches Wörterbuch der Rhetorik*. Band 9, 46–53. Tübingen: Max Niemeyer Verlag.

Pethes, Nicolas – Sandra Richter, hrsg. 2008. *Medizinische Schreibweisen. Ausdifferenzierung und Transfer zwischen Medizin und Literatur (1600–1900)*. Berlin: De Gruyter.

Piaget, Jean. [1973] 2015. *Der Strukturalismus*. Aus dem Französischen übers. von Lorenz Häfliger. Überarbeitet von Richard Kohler. Mit einer Einführung von Richard Kohler. (= Jean Piaget. *Schlüsseltexte in 6 Bänden*, hrsg. von Richard Kohler, Band 6.) Stuttgart: Klett-Cotta.

Pielenz, Michael. 1993. *Argumentation und Metapher*. Tübingen: Niemeyer.

Pott, Hans-Georg. 2014. Altersdemenz als kulturelle Herausforderung. In *Merkwürdige Alte: Zu einer literarischen und bildlichen Kultur des Alter(n)s*, hrsg. von Henriette Herwig, 135–202. Bielefeld: transcript Verlag.

Pritzel, Monika – Hans J. Markowitsch. 2017. *Warum wir vergessen. Psychologische, natur- und kulturwissenschaftliche Erkenntnisse*. Berlin: Springer.

Rahmer, Sigismund. 1903. *Das Kleistproblem auf Grund neuer Forschungen zur Charakteristik und Biographie Heinrich von Kleists*. Berlin: Reimer.

Reulecke, Anne-Kathrin. 2018. „Neue Pathographien. Transplantation als Grenzerfahrung in David Wagners Text ‚Leben'." *Zeitschrift für Germanistik* 28, H. 3: 465–485.

Reulecke, Anne-Kathrin – Ulrike Vedder. 2018. „Grenzen des Humanen. Biotechnologie und Medizin in der Gegenwartsliteratur. Vorwort." *Zeitschrift für Germanistik*. Neue Folge, 28, H. 3: 459.

Ricœur, Paul. [1983] 1988. *Zeit und Erzählung. Band I: Zeit und historische Erzählung*. Übers. von Rainer Rochlitz. München: Wilhelm Fink Verlag.

Ricœur, Paul. [1985] 1991. *Zeit und Erzählung. Band III: Die erzählte Zeit*. Übers. von Andreas Knop. München: Wilhelm Fink Verlag.

Ricœur, Paul [1996] 2005. *Das Selbst als ein Anderer*. Übers. von Jean Greisch. München: Wilhelm Fink Verlag.

Rolf, Eckard. 2005. *Metapherntheorien: Typologie, Darstellung, Bibliographie*. Berlin – New York: Walter de Gruyter.

Roth, Gerhard. 2009. *Aus Sicht des Gehirns*. Frankfurt am Main: Suhrkamp.

Sadger, Isidor. 1912. „Von der Pathographie zur Psychographie." *Imago* 1: 158–175.

Schacter, Daniel L. – Anthony D. Wagner – Randy L. Buckner. 2000. „Memory systems of 1999." In *The Oxford Handbook of Memory*. Eds. Daniel L. Schacter – Anthony D. Wagner – Randy L. Buckner, 627–643. Oxford: Oxford University Press.

Schacter, Daniel L. – Endel Tulving, eds. 1994. *Memory Systems*. Cambridge: The MIT Press.

Schäfer, Lothar – Thomas Schnelle. [1935] 2012. „Ludwik Flecks Begründung der soziologischen Betrachtungsweise in der Wissenschaftstheorie." In *Entstehung und Entwicklung einer wissenschaftlichen Tatsache. Einführung in die Lehre vom Denkstil und Denkkollektiv*, VII–XLIX. Frankfurt am Main: Suhrkamp.

Schmaus, Marion. 2009. *Psychosomatik: literarische, philosophische und medizinische Geschichten zur Entstehung eines Diskurses (1778–1936)*. Tübingen: Niemeyer.

Schmid, Wilhelm. 1996. „Der Versuch, die Identität des Subjekts nicht zu denken." In *Identität, Leiblichkeit und Normativität. Neue Horizonte anthropologischen Denkens*, hrsg. von Anette Barkhaus – Matthias Mayer – Neil Roughley – Donatus Thürnau, 370–379. Frankfurt am Main: Suhrkamp.

Schmidt, Kathrin. 2009. *Du stirbst nicht*. Köln: Kiepenheuer und Witsch.

Schmidt, Siegfried J. 1988. „Diskurs und Literatursystem. Konstruktivistische Alternativen zu diskurstheoretischen Alternativen." In *Diskurstheorien und Literaturwissenschaft*, hrsg. von Jürgen Fohrmann – Harro Müller, 134–158. Frankfurt am Main: Suhrkamp.

Schmidt, Siegfried J. 1992. *Kognition und Gesellschaft. Der Diskurs des Radikalen Konstruktivismus 2*. Frankfurt am Main: Suhrkamp.

Schmidt, Siegfried J. 1994. *Kognitive Autonomie und soziale Orientierung. Konstruktivistische Bemerkungen zum Zusammenhang von Kognition, Kommunikation, Medien und Kultur*. Frankfurt am Main: Suhrkamp.

Schmidt, Siegfried J. 1995. „Konstruktivismus, Systemtheorie und Empirische Literaturwissenschaft: Anmerkungen zu einer laufenden Debatte." In *Differenzen. Systemtheorie zwischen Dekonstruktion und Konstruktivismus*, hrsg. von Henk de Berg – Matthias Prangel, 213–246. Tübingen – Basel: Francke.

Schmidt, Siegfried J. 2003. *Geschichten & Diskurse: Abschied vom Konstruktivismus*. Reinbek bei Hamburg: rowohlts enzyklopädie.

Schmidt, Siegfried J. 2013: „Kognitive Ordnung: Zur Selbstorganisation ästhetischer Kommunikation." In *Die Kunst der Systemik. Systemische Ansätze der Literatur- und Kunstforschung in Mitteleuropa*, hrsg. von Roman Mikuláš – Sibylle Moser – Karin S. Wozonig, 13–20. Berlin u. a.: LIT-Verlag.

Schmidt, Siegfried J. 2017. *Geschichten und Diskurse*. Berlin: LIT-Verlag.

Schmidt-Degenhard, Michael. 1992. „Epilog: Die Wirklichkeit des Imaginären." In *Die oneiroide Erlebnisform. Monographien aus dem Gesamtgebiete der Psychiatrie*, vol. 70, 229–232. Berlin, Heidelberg: Springer Verlag.

Schmidt-Degenhard, Michael. 2004. „Die oneiroide Erlebnisform – Ein Bewältigungsversuch von Extremsituationen." *Anästhesiologie und Intensivmedizin* 45: 648–653.

Schoer, Markus. 2006. „Selbstthematisierung. Von der (Er-)Findung des Selbst und der Suche nach Aufmerksamkeit." In *Die Ausweitung der Bekenntniskultur – neue Formen der Selbstthematisierung?*, hrsg. von Günter Burkhart, 41–72. Wiesbaden: VS Verlag für Sozialwissenschaften.

Schößler, Franziska. 2006. *Literaturwissenschaft als Kulturwissenschaft. Eine Einführung*. Tübingen – Basel: A. Francke Verlag.

Schröder, Berenike. 2017. „Den Tod überschreiben. Demenz in der deutschsprachigen Literatur der Gegenwart." In *Krankheit, Sterben und Tod im Leben und Schreiben europäischer Schriftsteller*, hrsg. von Roland Berbig – Richard Faber – Christof Müller-Busch, 287–301. Bd. 2. Würzburg: Königshausen und Neumann.

Schröder, Ulrike. 2012. *Kommunikationstheoretische Fragestellungen in der kognitiven Metaphernforschung. Eine Betrachtung von ihren Anfängen bis zur Gegenwart*. Tübingen: Narr Verlag.

Schwarz, Reinhold. 1994. *Die Krebspersönlichkeit: Mythos und klinische Realität*. Stuttgart, New York: Schattauer.

Schwarz-Friesel, Monika. 2007. *Sprache und Emotion*. Tübingen und Basel: Francke.

Seidler, Andreas. 2004. „Können psychosoziale Faktoren vor der späteren Entwicklung einer Demenzerkrankung schützen?" In *Jahrbuch für kritische Medizin*. Band 40. Magdeburg: 40–48.

Skirl, Helge. 2009. *Emergenz als Phänomen der Semantik am Beispiel des Metaphernverstehens*. Tübingen: Gunter Narr.

Skirl, Helge. 2011. „Zur Verbalisierung extremer Angst und Trauer: Metaphern in der Holocaustliteratur." In *Emotionale Grenzgänge: Konzeptualisierungen von Liebe, Trauer und Angst in Sprache und Literatur*, hrsg. von Lisanne Ebert et al., 183–200. Würzburg: Verlag Königshausen und Neumann.

Sloterdijk, Peter. 1983. *Kritik der zynischen Vernunft*. Frankfurt am Main: Suhrkamp.

Sontag, Susan. 1977/1978. *Illness as Metaphor*. New York: Farrar, Straus and Giroux.

Sontag, Susan. 1989. *Aids und seine Metaphern*. München – Wien: Carl Hanser Verlag.

Stählin, Wilhelm. 1914. „Zur Psychologie und Statistik der Metaphern: Eine methodologische Untersuchung." *Archiv für die gesamte Psychologie* 31: 297–425.

Stern, Wilhelm. 1910. „Über Aufgabe und Anlage der Psychographie." *Zeitschrift für angewandte Psychologie und psychologische Sammelforschung* 3: 166–190.

Straub, Jürgen. 2000. „Identitätstheorie, empirische Identitätsforschung und die ‚postmoderne' armchair psychology." *Zeitschrift für qualitative Bildungs-, Beratungs- und Sozialforschung (ZBBS)* 1: 167–194.

Straub, Jürgen. 2019a. *Das erzählte Selbst. Konturen einer interdisziplinären Theorie narrativer Identität. Ausgewählte Schriften. Band 1: Historische und aktuelle Sondierungen autobiografischer Selbstartikulation*. Gießen: Psychosozial-Verlag.

Straub, Jürgen. 2019b. *Das erzählte Selbst. Konturen einer interdisziplinären Theorie narrativer Identität. Ausgewählte Schriften. Band 2: Begriffsanalysen und pragmasemantische Verortungen der Identität*. Gießen: Psychosozial-Verlag.

Strauss, Anselm. 1974. *Spiegel und Masken. Die Suche nach Identität*. Frankfurt am Main: Suhrkamp.

Sukrow, Bianca. 2011. „Die sinnliche Metapher. Zur interdisziplinären Anschlussfähigkeit eines erneuerten Konzepts." In *Neuroästhetik. Perspektiven auf ein interdisziplinäres Forschungsgebiet*, hrsg. von Karin Herrmann, 96–102. Kassel: Kassel University Press.

Sukrow, Bianca. 2016. *Der Fall des Falles: Literarische Phänomene in psychiatrischen, neurowissenschaftlichen und autobiografischen Fallgeschichten*. Hildesheim: Georg Olms Verlag

Surmann, Volker. 2002. „Wenn der Anfall kommt: Bildhafte Ausdrücke und metaphorische Konzepte im Sprechen anfallskranker Menschen." In *Krankheit verstehen. Interdisziplinäre Beiträge zur Sprache in Krankheitsdarstellungen*, hrsg. von Gisela Brünner – Elisabeth Gülich, 95–120. Bielefeld: Aisthesis Verlag.

Swobodnik, Sobo. 2015. *Gaza im Kopf*. Hamburg: Marta Press.

Tanner, Jakob. 2007. „Zur Kulturgeschichte des Schmerzes." In *Schmerz. Perspektiven auf eine menschliche Grunderfahrung*, hrsg. von Georg Schönbächler, 51–75. Zürich: Cgronos Verlag.

Thompson, Evan. 2001. *Between Ourselves. Second-person Issues in the Study of Consciousness*, ed. Evan Thompson. Thorverton: Imprint Academic.

Titzmann, Michael. 1989. „Kulturelles Wissen – Diskurs – Denksystem: Zu einigen Grundbegriffen der Literaturgeschichtsschreibung." *Zeitschrift für französische Sprache und Literatur* 99, H. 1: 47–61.

Titzmann, Michael. 1991. „Skizze einer integrativen Literaturgeschichte und ihres Ortes in einer Systematik der Literaturwissenschaft." In *Modelle des literarischen Strukturwandels*, hrsg. von Michael Titzmann, 395–438. Tübingen: De Gruyter.

Toepfer, Georg. 2019. „Individualität, Autonomie, Transplantation – und die Kollektivierung der Biomacht." In *Kulturwissenschaftliche Konzepte der Transplantation*, hrsg. von Ottmar Ette – Uwe Wirth, 67–80. Berlin – Boston: De Gruyter.

Tulving, Endel. 1983. *Elements of Episodic Memory*. Oxford – New York: Clarendonpress, University Press.

Tulving, Endel. 1985. „How many memory systems are there?" *The American Psychologist* 40: 385–398.

Tulving, Endel – Craik, Fergus I. M., eds. 2000. *The Oxford Handbook of Memory*. Oxford: Oxford University Press.

Tulving, Endel. 2005. Episodic memory and autonoesis: Uniquely human? In *The missing link in cognition: Self-reflective consciousness in man and animals*, eds. Herbert S. Terrace – Janet Metcalfe, 3–56. New York: Oxford University Press.

Tulving, Endel. 2006. „Das episodische Gedächtnis: Vom Geist zum Gehirn." In *Warum Menschen sich erinnern können: Fortschritte in der Interdisziplinären Gedächtnisforschung*, hrsg. von Harald Welzer – Hans Markowitsch, 50–77. Stuttgart: Klett- Cotta.

Ungerer, Friedrich – Schmid, Hans-Jörg. 1996. *An Introduction to Cognitive Linguistics*. London and New York: Longman.

Valk, Thorsten. 2003. „Poetische Pathographie. Goethes 'Werther' im Kontext zeitgenössischer Melancholie-Diskurse." In *Goethe-Jahrbuch*, hrsg. von Jochen Golz – Edith Zehm, 14–22. Weimar – Stuttgart: Verlag Hermann Böhlaus Nachfolger.

Varela, Francisco. 2001. „Intimate distances: Fragments for a phenomenology of organ transplantation." *Journal of Consciousness Studies* 8 (5–7): 259–271.

Vedder, Ulrike. 2012. „Erzählen vom Zerfall. Demenz und Alzheimer in der Gegenwartsliteratur." *Zeitschrift für Germanistik, Neue Folge* 22, H. 2: 274–289.

Vico, Giambattista. 1744. *Principi di Scienza Nuova d'intorno alla commune Natura delle Nazioni*. Napoli: Nella Stamperia Muziana.

Vogl, Joseph. 1997. „Für eine Poetologie des Wissens." In *Die Literatur und die Wissenschaften 1770–1930*, hrsg. von Karl Richter – Jörg Schönert – Michael Titzmann, 107–127. Stuttgart: M&P.

Vogl, Joseph. [1999] 2010. *Poetologien des Wissens um 1800*. München: Fink.

Voßkamp, Wilhelm. 2008. „Literaturwissenschaft als Kulturwissenschaft." In *Einführung in die Kulturwissenschaften: Theoretische Grundlagen – Ansätze – Perspektiven*, hrsg. von Ansgar Nünning – Vera Nünning, 73–81. Stuttgart – Weimar: J. B. Metzler.

Wagner, David. 2008. „Für neue Leben." *Merkur* 62, H. 715: 1113–1122.

Wagner, David. 2013. *Leben*. Reinbek bei Hamburg: Rowohlt.

Wagner, David. 2019. *Der vergessliche Riese*. Hamburg: Rowohlt.

Wallner, Fritz – Kurt Greiner. 2018. „Chinesische Medizin und Konstruktivismus – ein neuer Weg in der Psychotherapie." *Nervenarzt* 89: 979–985.

Watzlawick, Paul et al., hrsg. [1969] 2011. *Menschliche Kommunikation: Formen, Störungen, Paradoxien*. Bern: Verlag Hans Huber.

Weber, Angelika. 1993. *Autobiographische Erinnerungen und Persönlichkeit*. Frankfurt am Main: Peter Lang.

Weber, Angelika. 2001. „Autobiographisches Gedächtnis." In *Gedächtnis und Erinnerung. Ein interdisziplinäres Lexikon*, hrsg. von Nicolas Pethes – Jens Ruchatz, 67–70. Reinbek: Rowohlt.

Wegener, Philipp. 1885. *Untersuchungen über die Grundfragen des Sprachlebens*. Halle: Max Niemeyer.

Weinrich, Harald. 1976. *Sprache in Texten*. Stuttgart: Ernst Klett Verlag.

Weinrich, Harald. 2005. *Lethe. Kunst und Kritik des Vergessens*. München: C. H. Beck.

Weizsäcker, Viktor von. 1957. *Pathosopie*. Göttingen: Vandenhoeck & Ruprecht.

Welzer, Harald, hrsg. 2001. *Das soziale Gedächtnis. Geschichte, Erinnerung, Tradierung*. Hamburg: Hamburger Edition.

Welzer, Harald. 2002. *Das kommunikative Gedächtnis. Eine Theorie der Erinnerung*. München: C. H. Beck.

Welzer, Harald – Hans Markowitsch. 2005. „Towards a bio-psycho-social model of autobiographical memory." *Memory* 13: 63–78.

Wengler, Joannah Caborn – Britta Hoffarth – Łukasz Kumięga. 2013. *Verortungen des Dispositiv-Begriffs. Analytische Einsätze zu Raum, Bildung, Politik*. Wiesbaden: VS Verlag.

Werner, Heinz. 1919. *Die Ursprünge der Metapher*. Leipzig: W. Engelmann.

Wiener, Oswald. 1969. *die verbesserung von mitteleuropa. roman*, Reinbek bei Hamburg: Rowohlt.

Wiener, Oswald. 2013. *die verbesserung von mitteleuropa. roman*, hrsg. von Thomas Eder. Salzburg – Wien: Jung und Jung.

Wild, Elke. 1998. „Adoption – Familienleben mit doppelter Elternschaft." In *Verwandtschaft: Sozialwissenschaftliche Beiträge zu einem vernachlässigten Thema*, hrsg. von Michael Wagner – Yvonne Schütze, 263–282. Berlin – Boston: De Gruyter Oldenbourg.

Willms, Weertje. 2008. „Wissen um Wahn und Schizophrenie bei Nikolaj Gogol und Georg Büchner. Vergleichende Textanalyse von *Zapiski sumasšedšego (Aufzeichnungen eines Wahnsinnigen)* und *Lenz*." In *Literatur, Wissenschaft und Wissen seit der Epochenschwelle um 1800*, hrsg. von Thomas Klinkert – Monika Neuhofer, 89–109. Berlin: Walter de Gruyter.

Winckelmann, Johann Joachim. 1866. *Versuch einer Allegorie besonders für die Kunst*, hrsg. von Albert Dressel. Leipzig: Hermann Mendelssohn.

Wirth, Uwe. 2019. „Konzepte und Metaphern der Transplantation." In *Kulturwissenschaftliche Konzepte der Transplantation*, hrsg. von Ottmar Ette – Uwe Wirth, 9–28. Berlin – Boston: De Gruyter.

Wübben, Yvonne. 2012. *Verrückte Sprache. Psychiater und Dichter in der Anstalt des 19. Jahrhunderts*. Konstanz: Konstanz University Press.

Zeisberg, Johanna. 2017. „Verortungen des Selbst in Demenznarrationen der Gegenwart." In *Dementia and Subjectivity/Demenz und Subjektivität. Aesthetic, Literary and Philosophical Perspectives*, hrsg. von Daniela Ringkamp – Sara Strauß – Leonie Süwolto, 41–56. Frankfurt am Main u. a.: Peter Lang.

Zeisberg, Johanna. 2018. „Zwischen Rettung und Unrettbarkeit. Biochemische Ich-Irritationen in Autopathographien der Gegenwart." *Zeitschrift für Germanistik* 28, H. 3: 502–518.

Zorn, Fritz. [1977] 1994. *Mars. Mit einem Vorwort von Adolf Muschg*. Frankfurt am Main: Fischer.

Zürcher, Urs. 2018. *Alberts Verlust*. Zürich: bilgerverlag.

Namensregister

Abbt, Christine 135
Albracht, Miriam 13
Anz, Thomas 22, 23, 28, 46, 47, 58
Aquin, Thomas von 86
Aronson, Jeffrey K. 25, 32
Assmann, Aleida 133, 192
auf der Horst, Christoph 27
Augustinus 134

Bader, Alfred 105
Bauman, Zygmunt 50
Beck, Dieter 13, 58
Benjamin, Walter 90
Beta, Katharina ix, 129, 146–155, 193
Birnbaum, Karl 30
Black, Max 36
Blumenberg, Hans 40, 168
Borgards, Roland 10
Borsò-Borgarello, Vittoria 36, 46
Braam, Stella 127
Brünner, Gisela 44
Buchholz, Michael B. 44
Bühler, Karl 37, 41, 57
Bühler, Pierre 101

Camus, Albert 177, 179
Claussen, Peter Cornelius ix, 97–104, 106, 189
Coenen, Hans Georg 41, 42
Compagnon, Antoine 85
Connerton, Paul 134
Couser, G. Thomas 25, 31, 32
Craik, Fergus I. M. 53
Crone, Katja 136, 137
Czakert, Judith 112, 113

Dackweiler, Meike 108, 113, 116, 117
Dahlkvist, Tobias 29
Davidson, Donald 35
Dehler, Christina 111, 112
Descartes, René 163
Dieckmann, Letizia 113, 126
Dunglison, Robley 25
Dürrenmatt, Friedrich 70

Engelhardt, Dietrich von 21, 25, 26, 27, 28, 29
Erikson, Erik H. 51, 52, 159
Ette, Ottmar 90, 130

Feuerbach, Ludwig 83
Fichtner, Gerhard 90
Foucault, Michel 5, 8, 10, 16, 17, 18
Frank, Arthur W. 30, 32
Frisch, Max 65, 77
Fürholzer, Katharina 26, 30

Galenos von Pergamon 62, 186
Geiger, Arno ix, 109, 114–118, 119, 120, 122, 125, 126, 127, 140, 190, 191, 192
Gess, Nicola 6
Glasenapp, Nicolai 39, 108
Gleason, Philip 49
Goethe, Johann Wolfgang von 28, 59
Groddeck, Georg 36, 47
Groeger, Guido N. 107
Gülich, Elisabeth 44
Gunreben, Marie 111

Handke, Peter 151, 177
Haugen, Hayley Mitchell 32
Hebbel, Friedrich 29
Heidegger, Martin 67, 177
Heraklit 129
Hippokrates 25, 62, 186
Höfer, Anja 165
Hoffmann, E. T. A. 29
Hrdinová, Eva Marie 147, 152
Hülsse, Rainer 37
Hume, David 49

Illich, Ivan 57

Jäger, Margarete 40
Jäger, Siegfried 40
Jagow, Bettina von 28, 43, 58, 62, 184
Janßen, Sandra 6
Jaspers, Karl 26
Jens, Tilman ix, 112, 113, 117, 123–127, 191
Jens, Walter 112, 123, 135, 191

Johnson, Mark   35, 37, 38, 40, 46
Jungert, Michael   143

Kamp, Harald   43
Käser, Rudolf   58, 59, 61, 63, 64
Kehl, Christoph   131, 137
Keller, Gottfried   29
Kleber, Jutta Anna   62, 63
Kleist, Heinrich von   29, 89
Klinkert, Thomas   9, 10, 11
Kölle, Inge   50, 94
Köppe, Tilmann   9, 12
Korotin, Ilse   147
Krahe, Susanne   ix, 93–97, 188
Krämer, Olav   8, 10
Krüger-Fürhoff, Irmela Marei   30, 78, 79, 80, 81, 83, 84, 85, 94, 95, 103, 105
Kütemeyer, Mechthilde   44, 45, 73, 74

Lakoff, George   35, 37, 38, 40, 46
Lange-Eichbaum, Wilhelm   26
Lawson, Mark   32
León-Villagrá, Diego   30, 31, 33
Lessing, Gotthold Ephraim   75, 76
Link, Jürgen   6, 7, 16, 17, 18, 19, 24, 38, 39, 40, 41, 183
Link-Heer, Ursula   40, 41
Locke, John   49
Luhmann, Niklas   5, 9, 10, 11, 182
Luther, Martin   68

Macho, Thomas   75, 76
Markowitsch, Hans   129, 131, 132, 133, 134, 135, 136, 142
Mayer-Gross, Wilhelm   98, 101
Mead, George Herbert   49
Meyerhoff, Joachim   ix, 156, 164–169, 194, 195, 197
Mitscherlich, Alexander   47, 48, 59, 60, 62
Moamai, Marion   31, 63
Möbius, Paul Julius   25, 26, 28
Montaigne, Michel de   67, 180
Müller-Nienstedt, Hans-Rudolf   ix, 103, 104–107, 189
Murdoch, Iris   141
Muschg, Adolf   59, 60, 62, 63

Nancy, Jean-Luc   100
Navratil, Leo   105
Neer, René van   127
Neuhofer, Monika   9
Neumeyer, Harald   10
Nietzsche, Friedrich   28, 154
Noll, Peter   ix, 57, 60, 65–77, 93, 186, 187
Noll, Rebekka   77

Oates, Joyce Carol   31

Parfit, Derek   88, 96
Parr, Rolf   38, 177, 183
Paterok, Irmhild   146
Pêcheux, Michel   16
Peng-Keller, Simon   101, 102
Pethes, Nicolas   6, 7, 10, 13, 134
Piaget, Jean   114
Pott, Hans-Georg   14, 111, 114
Pritzel, Monika   129, 131, 132, 133, 134, 135, 136, 142

Reich, Wilhelm   47, 63
Reulecke, Anne-Kathrin   31, 78, 128
Richter, Sandra   13
Ricœur, Paul   52, 53, 82, 104

Sacks, Oliver   33
Schelling, Friedrich Wilhelm Joseph   86
Schleiermacher, Friedrich   90
Schmaus, Marion   43, 44
Schmid, Wilhelm   51, 185
Schmidt, Kathrin   ix, 156, 169–175, 176, 180, 195
Schmidt-Degenhard, Michael   98, 101, 102, 103
Schoer, Markus   51, 185
Schopenhauer, Arthur   28
Schröder, Berenike   113, 124, 125
Seneca   67
Sloterdijk, Peter   162
Snow, Charles Percy   6, 7
Solhdju, Katrin   86
Sontag, Susan   35, 46, 47, 59, 60, 63, 124
Starzl, Thomas E.   84, 87
Steger, Florian   28, 43, 58, 62, 184

NAMENSREGISTER

Straub, Jürgen 52, 53, 111, 172, 173, 174, 175, 177, 185
Sukrow, Bianca 35, 109
Surmann, Volker 45
Swobodnik, Sobo ix, 156, 176–181, 196

Tanner, Jakob 73, 74, 93
Titzmann, Michael 101
Toepfer, Georg 82
Tulving, Endel 53, 131, 132, 133, 142

Varela, Francisco 81
Vedder, Ulrike 110, 128
Vogl, Joseph 10

Wagner, David ix, 78, 82–93, 96, 97, 119–123, 125, 140, 188, 191, 192

Watzlawick, Paul 71
Weber, Angelika 133
Weinrich, Harald 36, 129, 132, 133
Weizsäcker, Viktor von 36, 47
Welsh, Renate ix, 68, 156, 157–164, 166, 169, 193, 194
Welzer, Harald 53, 54, 114, 132, 133
Werner, Heinz 41
Wiener, Oswald 89, 90
Wild, Elke 94
Wirth, Uwe 85, 90, 91
Wolf, Christa 163, 164

Zaruches, Judith 32
Zeisberg, Johanna 31, 110, 111
Zorn, Fritz ix, 29, 57, 58–65, 69, 86, 164, 186
Zürcher, Urs ix, 137–146, 192, 193